全国中医药行业高等教育"十二五"规划教材

全国高等中医药院校规划教材（第九版）

营养与食疗学

（新世纪第二版）

（供中医学、中西医临床医学、护理学等专业用）

主　编　吴翠珍（山东中医药大学）

　　　　张先庚（成都中医药大学）

副主编　周　俭（北京中医药大学）

　　　　石　晶（河北医科大学）

　　　　尚云青（云南中医学院）

中国中医药出版社

·北　京·

图书在版编目（CIP）数据

营养与食疗学 / 吴翠珍，张先庚主编 . —2 版 . —北京：中国中医药出版社，
2012.7（2022.10重印）

全国中医药行业高等教育"十二五"规划教材

ISBN 978 – 7 – 5132 – 0909 – 0

Ⅰ . ①营…　Ⅱ . ①吴…②张…　Ⅲ . ①营养学 – 高等学校 – 教材
②食物疗法 – 高等学校 – 教材　Ⅳ . ① R151 ② R247.1

中国版本图书馆 CIP 数据核字（2012）第 104423 号

中国中医药出版社出版

北京经济技术开发区科创十三街 31 号院二区 8 号楼
邮政编码　100176
传真　010–64405721
保定市中画美凯印刷有限公司印刷
各地新华书店经销

开本 787×1092　1/16　印张 20.5　字数 456 千字
2012 年 7 月第 2 版　2022 年 10 月第 13 次印刷
书号　ISBN 978 – 7 – 5132 – 0909 – 0

定价　58.00 元
网址　www.cptcm.com

服 务 热 线　010–64405510
购 书 热 线　010–89535836
维 权 打 假　010–64405753

微信服务号　zgzyycbs
微商城网址　https://kdt.im/LIdUGr
官 方 微 博　http://e.weibo.com/cptcm
天猫旗舰店网址　https://zgzyycbs.tmall.com

如有印装质量问题请与本社出版部联系（010–64405510）

全国中医药行业高等教育"十二五"规划教材
全国高等中医药院校规划教材（第九版）
专家指导委员会

全国中医药行业高等教育"十二五"规划教材
全国高等中医药院校规划教材（第九版）

《营养与食疗学》编委会

前　言

　　"全国中医药行业高等教育'十二五'规划教材"（以下简称："十二五"行规教材）是为贯彻落实《国家中长期教育改革和发展规划纲要（2010—2020）》《教育部关于"十二五"普通高等教育本科教材建设的若干意见》和《中医药事业发展"十二五"规划》的精神，依据行业人才培养和需求，以及全国各高等中医药院校教育教学改革新发展，在国家中医药管理局人事教育司的主持下，由国家中医药管理局教材办公室、全国中医药高等教育学会教材建设研究会，采用"政府指导，学会主办，院校联办，出版社协办"的运作机制，在总结历版中医药行业教材的成功经验，特别是新世纪全国高等中医药院校规划教材成功经验的基础上，统一规划、统一设计、全国公开招标、专家委员会严格遴选主编、各院校专家积极参与编写的行业规划教材。鉴于由中医药行业主管部门主持编写的"全国高等中医药院校教材"（六版以前称"统编教材"），进入2000年后，已陆续出版第七版、第八版行规教材，故本套"十二五"行规教材为第九版。

　　本套教材坚持以育人为本，重视发挥教材在人才培养中的基础性作用。充分展现我国中医药教育、医疗、保健、科研、产业、文化等方面取得的新成就，力争成为符合教育规律和中医药人才成长规律，并具有科学性、先进性、适用性的优秀教材。

　　本套教材具有以下主要特色：

　　1. 坚持采用"政府指导，学会主办。院校联办，出版社协办"的运作机制

　　2001年，在规划全国中医药行业高等教育"十五"规划教材时，国家中医药管理局制定了"政府指导，学会主办，院校联办，出版社协办"的运作机制。经过两版教材的实践，证明该运作机制科学、合理、高效，符合新时期教育部关于高等教育教材建设的精神，是适应新形势下高水平中医药人才培养的教材建设机制，能够有效解决中医药事业人才培养日益紧迫的需求。因此，本套教材坚持采用这个运作机制。

　　2. 整体规划，优化结构，强化特色

　　"'十二五'行规教材"，对高等中医药院校3个层次（研究生、七年制、五年制）、多个专业（全覆盖目前各中医药院校所设置专业）的必修课程进行了全面规划。在数量上较"十五"（第七版）、"十一五"（第八版）明显增加，专业门类齐全，能满足各院校教学需求。特别是在"十五""十一五"优秀教材基础上，进一步优化教材结构，强化特色，重点建设主干基础课程、专业核心课程、增加实验实践类教材，推出部分数字化教材。

　　3. 公开招标，专家评议，健全主编遴选制度

　　本套教材坚持公开招标、公平竞争、公正遴选主编的原则。国家中医药管理局教材办公室和全国中医药高等教育学会教材建设研究会，制订了主编遴选评分标准，排除各种可能影响公正的因素。经过专家评审委员会严格评议，遴选出一批教学名师、教学一线资深教师担任主编。实行主编负责制，强化主编在教材中的责任感和使命感，为教材质量提供保证。

　　4. 进一步发挥高等中医药院校在教材建设中的主体作用

　　各高等中医药院校既是教材编写的主体，又是教材的主要使用单位。"十二五'行规教材"，得到各院校积极支持，教学名师、优秀学科带头人、一线优秀教师积极参加，凡被选中参编的教师都以高涨的热情、高度负责、严肃认真的态度完成了本套教材的编写任务。

5. 继续发挥教材在执业医师和职称考试中的标杆作用

我国实行中医、中西医结合执业医师资格考试认证准入制度，以及全国中医药行业职称考试制度。2004年，国家中医药管理局组织全国专家，对"十五"（第七版）中医药行业规划教材，进行了严格的审议、评估和论证，认为"十五"行业规划教材，较历版教材的质量都有显著提高，与时俱进，故决定以此作为中医、中西医结合执业医师考试和职称考试的蓝本教材。"十五"（第七版）行规教材、"十一五"（第八版）行规教材，均在2004年以后的历年上述考试中发挥了权威标杆作用。"十二五"（第九版）行业规划教材，已经并继续在行业的各种考试中发挥标杆作用。

6. 分批进行，注重质量

为保证教材质量，"十二五"行规教材采取分批启动方式。第一批于2011年4月，启动了中医学、中药学、针灸推拿学、中西医临床医学、护理学、针刀医学6个本科专业112种规划教材，于2012年陆续出版，已全面进入各院校教学中。2013年11月，启动了第二批"'十二五'行规教材"，包括：研究生教材、中医学专业骨伤方向教材（七年制、五年制共用）、卫生事业管理类专业教材、中西医临床医学专业基础类教材、非计算机专业用计算机教材，共64种。

7. 锤炼精品，改革创新

"'十二五'行规教材"着力提高教材质量，锤炼精品，在继承与发扬、传统与现代、理论与实践的结合上体现了中医药教材的特色；学科定位更准确，理论阐述更系统，概念表述更为规范，结构设计更为合理；教材的科学性、继承性、先进性、启发性、教学适应性较前八版有不同程度提高。同时紧密结合学科专业发展和教育教学改革，更新内容，丰富形式，不断完善，将各学科的新知识、新技术、新成果写入教材，形成"十二五"期间反映时代特点、与时俱进的教材体系，确保优质教材进课堂。为提高中医药高等教育教学质量和人才培养质量提供有力保障。同时，"十二五"行规教材还特别注重教材内容在传授知识的同时，传授获取知识和创造知识的方法。

综上所述，"十二五"行规教材由国家中医药管理局宏观指导，全国中医药高等教育学会教材建设研究会倾力主办，全国各高等中医药院校高水平专家联合编写，中国中医药出版社积极协办，整个运作机制协调有序，环环紧扣，为整套教材质量的提高提供了保障，打造"十二五"期间全国高等中医药教育的主流教材，使其成为提高中医药高等教育教学质量和人才培养质量最权威的教材体系。

"十二五"行规教材在继承的基础上进行了改革和创新，但在探索的过程中，难免有不足之处，敬请各教学单位、教学人员及广大学生在使用中发现问题及时提出，以便在重印或再版时予以修正，使教材质量不断提升。

国家中医药管理局教材办公室

全国中医药高等教育学会教材建设研究会

中国中医药出版社

2014年12月

编写说明

《营养与食疗学》是全国中医药行业高等教育"十二五"规划教材。该教材是遵循"既要保持中医药与护理专业学科体系及教育模式的系统性、完整性，又要体现中医药院校办学特色"的思路，为"培养系统掌握中医学和护理学基础理论、基本知识及基本技能，掌握相关人文学科知识和自然科学知识，具有中医与护理特长，有社会主义觉悟，德才兼备，综合素质高，富有创新精神，具有临床、护理能力，并具备一定的教育、管理、科研能力的高级中医药与护理人才"而编写的。

《营养与食疗学》是研究人体从外界摄取必需的营养物质以维持人体生长发育，以及与疾病发生发展的关系，并通过饮食营养来促进健康和防治疾病的一门重要学科。病人的治疗、康复不仅需要用药物和手术等治疗，而且需要饮食营养调理。作为中医药与护理专业的学生，不仅要掌握医疗方法和护理知识，而且应学好营养知识，尤其是临床营养治疗和中医食疗的内容。

《营养与食疗学》第一版作为新世纪全国高等中医药院校规划教材，于2005年8月出版。2006年被评为教育部普通高等教育"十一五"国家级规划教材。本书在编写过程中以第一版为基础，补充了国家最新营养政策和最新研究成果，并对有关疾病作了调整。本书包括绪论和上、中、下三篇。绪论主要介绍营养与食疗学的概念、发展简史、营养食疗和健康的关系，以及对临床治疗和护理的重要性；上篇介绍营养学基础，包括人体需要的营养素和热能、各类食物的营养价值、不同生理条件人群与特殊作业人群的合理营养与膳食、人群营养状况的评价和医院膳食管理制度；中篇主要阐述常见疾病的营养治疗原则、食谱制定和应用方法等；下篇为中医食疗，根据中医临床病症进行辨证施食，对常见疾病每一证型给出取材方便、制作简单、疗效较好的食疗方。书末附有食物营养成分表、治疗食品制作方法、膳食营养成分计算与评价等。

本教材除供高等中医药院校中医、护理等专业学生使用外，也可供从事中西医临床工作的医师、营养师及食品专业工作人员参考。

本教材由山东中医药大学、成都中医药大学、北京中医药大学、河北医科大学与云南中医学院等20所高等中医药院校联合编写。其中绪论和第一、二章由吴翠珍编写，第三、四章由石晶编写，第五章由刘启玲编写，第六章由王晓波编写，第七章由周俭编写，第八章由戴霞编写，第九章由孙贵香编写，第十、十一章由谢华民编写，第十二章由李晓霞编写，第十三章由尚云青编写，第十四章由闫国立编写，第十五章由黄惠榕编写，第十六章由麻晓玲编写，第十七章由陈学芬编写，第十八章和第十九章一～四节由周俭编写，五~十一节由张先庚编写，十二~十四节由钱占红编写，十五、十六节由张瑞雪编写，十七~十九节由史丽萍编写，二十~二十二节由叶然编写，二十三、二十四节由张瑞雪编写，二十五~三十节由聂宏编写。在教材编写过程中，得到全国高等中医药教材建设研究会、中国中医药出版社领导与编审的关心和指导，得到各有关院校的热情支持和协助，在此一并致谢。本教材的内容是在上一版的基础上进一步修订和完善的，因而要特别感谢第一版的所有编写人员，他们在先期工作中付出了大量心血。

由于我们的业务水平和编写经验有限，不足之处仍在所难免，敬请广大读者、使用本教材的教师和同学提出宝贵意见。

《营养与食疗学》编委会

2012 年 7 月

目　录

上篇　营养学基础

中篇　常见疾病的营养治疗

下篇　中医食疗

绪　　论

　　人类为了维持生命和健康，保证正常生长发育和各种活动，必须从外界摄取食物。食物进入机体后，经过消化、吸收、分解、代谢等一系列生化过程，从中吸取营养物质，通常把这个过程称为"营养"，所以"营养"是人类摄取食物满足自身生理需要的生物学过程。营养学是研究食物及各种营养素在人体生理过程中的作用及生理和疾病状态下营养需要、来源及其提供方法，并通过饮食营养来防治疾病，为人体健康提供有效措施的一门学科。食疗学是在中医药理论指导下，利用食物的特性或调节膳食中的营养成分等，达到防治疾病的目的。食疗的作用和药物疗法基本一致，主要体现在治疗和预防两方面。近年来食疗取得不少成果，也逐渐被现代科学所证实，被广大医务工作者所接受，如临床应用燕麦防治高脂血症、糖尿病，芹菜防治高血压，花生红衣防治贫血，马齿苋、苦瓜抗菌消炎等，皆取得显著成绩。

一、营养与食疗学发展简史

　　营养与食疗学的发展过程与其他许多学科一样，是人类在漫长的生活实践中，逐渐由感性认识上升到理性认识的过程。中医饮食疗法已有数千年历史，历代医家的著作中对食疗均有论述，积累了丰富的理论知识和经验，为我国人民的保健事业作出了很大的贡献。

　　《素问·五常政大论》指出："谷肉果蔬，食养尽之，勿使过之，伤其正也。"在饮食营养中首先强调饮食不偏。《素问·脏气法时论》指出："五谷为养，五果为助，五畜为益，五菜为充，气味合而服之，以补益精气。"说明各种食物合理搭配方能扶助人体正气。这和现代营养学提出的平衡膳食、合理营养的要求是一致的。其次强调饮食要有节制，不可贪食过饱，不过食膏粱厚味和醇酒肥甘。《素问·痹论》云："饮食自倍，肠胃乃伤。"《素问·奇病论》云："肥者令人内热，甘者令人中满。"《素问·生气通天论》云："膏粱厚味，足生大疔。"《韩非子·杨权》说："夫香美脆味，厚酒肥肉，甘口而病形。"另外要求饮食生熟冷热有度，饮食营养要适应环境，要因时、因地、因人而异。《灵枢·师传》篇指出："食饮者，热无灼灼，寒无沧沧，寒温中适，故气将持，乃不致邪僻也。"王冰注释说："春食凉，夏食寒，以养于阳；秋食温，冬食熟，以养于阴。"元代忽思慧在其《饮膳正要》中说："春气温，宜食麦以凉之；夏气热，宜食菽以寒之；秋气燥，宜食麻以润其燥；冬气寒，宜食黍以热性治其寒。"强调饮食要符合四时气候变化的自然规律，这与现代营养学提出的营养素的供给量要根据气候、地区、劳动强度及生理特点等因素的变化而有所不同，使人体的能量代谢和物质代谢与外界环境达到平衡，以维持人体健康的观点基本一致。

我国古代不仅有专门从事饮食治疗的"食医"，而且有论述饮食治疗和营养卫生的专著50余部，如《食疗本草》、《食医心鉴》、《食性本草》、《千金要方·食治》、《救荒本草》等，都是非常有价值的宝贵历史遗产，反映了我国历代营养学和食疗学方面的成就。

近来中医食疗学得到了长足的发展，合理饮食以及在中医理论指导下的食疗方对预防、治疗和疾病恢复的良好效果，越来越受到人们的喜爱和认可，涌现了大量的研究论文和著作，主要有钱伯文等主编的《中国食疗学》、施奠邦主编的《中国食疗营养学》、施杞、夏翔主编的《中国食疗大全》、姜超主编的《实用中医营养学》。特别是近年来用中西医结合的方法进行研究，在食疗方面取得了不少新的研究成果。

随着社会的发展和科学技术的进步，现代营养学逐步形成，并不断壮大和发展。从18世纪中叶到19世纪初，因碳、氢、氧、氮定量分析方法的确定，以及由此而建立的食物组成和物质代谢的概念、氮平衡学说等，为现代营养学的形成和发展奠定了坚实的基础。19世纪初至20世纪中叶，对氨基酸、蛋白质、脂肪酸、维生素及各种营养物质等的发现和认识，使现代营养学得到迅速发展。

我国的现代营养学在20世纪初创立，1941年第一次全国营养学术会议召开，1945年中国营养学会正式成立。1949年以后，营养学的发展很快，全国营养状况的调查、营养缺乏症的防治、热能及维生素需要量的制订、婴儿食品及代乳品的制备等都取得了巨大成就。尤其近年来，临床营养学更是得到迅猛发展，使我国的现代营养学进入了一个新的发展阶段。

二、营养与食疗和健康的关系

营养是保证机体健康的条件，也可以说人体健康依赖于营养。食物中各种营养素的含量多少，机体消化、吸收和利用程度的高低，与健康关系密切，因为营养素对人体具有提供热能、构成人体组织和调节生理功能的作用。在营养素充足的情况下，才能保证人体健康，使人具有旺盛的精力用于学习与工作，提高机体对疾病的抵抗力和免疫力，防止疾病发生，延长寿命。如果营养素摄入不足或不当，会对机体带来影响或者发生疾病，例如热能、蛋白质不足会使儿童生长发育迟滞，智力受到影响，成人则表现为精力不充沛，抵抗力降低等。维生素缺乏时会出现相应的缺乏病，如维生素A缺乏时，眼睛暗适应能力下降，甚至患夜盲症；维生素D与钙缺乏时，儿童易得佝偻病，成人可出现骨质疏松症；缺锌时儿童发育迟缓，味觉降低，第二性征发育不良；缺碘可出现地方性甲状腺肿或者克汀病等。但营养素的摄入也不是多多益善，有些营养素摄入过多也有不利影响，例如热能、脂肪摄入过多，可引起肥胖、高脂血症、动脉粥样硬化，高盐和低纤维素膳食可引起高血压等。大量研究表明，营养过剩不仅是人群中某些慢性疾病发病率增高的因素，而且还和某些肿瘤，如结肠癌、乳腺癌、胃癌等有明显关系。

　　传统医学对饮食营养与健康的关系早有深刻认识，认为保证健康、延年益寿首先要注意营养。有关饮食营养的重要著作颇多，《难经》中载"人赖饮食以生，五谷之味，熏肤（滋养肌肤），充身，泽毛"，说明我国在两千多年以前已十分重视饮食的营养作用。《金匮要略》中用当归生姜羊肉汤治疗妇人产后血虚受寒引起的腹痛，《肘后备急方》中记载用海藻酒治瘿病，猪胰治消渴病，《千金要方》首用猪肝治疗夜盲症等，均为中医食疗的典型事例。无论传统医学还是现代医学都非常重视营养与健康的关系，我们必须结合人体营养需要，对正常人或是患者进行合理营养，达到保健、康复、延年益寿的目的。

三、营养与食疗学对临床治疗和护理的重要性

　　营养与食疗学是保证人体健康和防治疾病的一门重要学科，作为医学专业的学生，不仅掌握医疗方法和护理知识，还应学好营养知识，尤其是临床营养治疗和中医食疗的内容，因为在临床工作中，患者的治疗、康复不仅靠药物治疗，饮食营养护理在疾病治疗和康复方面也非常重要。因此，在采用各种治疗方法和手段治疗疾病的同时，必须加强临床营养护理。

　　现代研究发现，许多疾病如糖尿病、高脂血症、冠心病、肥胖等都与营养过剩有关。在疾病过程中，如外科手术、癌症后期及许多虚劳性疾病，营养不足又严重地影响着身体的康复，因此如何合理饮食、正确营养，在疾病预防、治疗和康复过程中是非常重要的。如何指导患者饮食、保证营养供给是临床护理的一个重要方面。食物与食品有寒热温凉之异，有补养、泻下、发散、收敛之特性，在临床护理时，应根据疾病性质和个体差异来指导患者饮食，或利用食物的特性来治疗疾病，重视食疗、加强食疗，从而提高临床治疗效果。

　　卫生部在关于加强临床营养工作的意见中指出，临床营养工作是医疗工作的重要组成部分。利用食物中的营养成分治疗疾病，在我国已有悠久历史。随着现代医学的发展，营养学在临床医疗中的作用，早已受到医学界的重视，在医院工作中处于不容忽视的地位。中医食疗是祖国医药学的宝贵财产，应努力发掘。中医药院校、中医研究机构及有条件的中医院，可适当安排人力，搞好这方面的研究，为临床提供更加广泛的营养疗法。提高对临床营养工作重要性的认识，使各级领导充分认识到，患者的膳食不单纯是吃饭问题，而是通过科学合理的膳食，增强体质，加速康复的一项必不可少的综合治疗措施。因此学好营养与食疗学对于提高临床质量，促进患者康复，具有重要意义。

上篇 营养学基础

第一章 人体需要的营养素和热能

食物中具有营养功能的物质称为营养素，包括蛋白质、脂类、碳水化合物、矿物质、维生素、水、膳食纤维。这些营养素对人体具有独特的生理营养功能，其中蛋白质、脂类和碳水化合物还能为机体提供热能。

第一节 蛋白质

蛋白质是生命的物质基础。人体的组织细胞都含有蛋白质，约占人体重量的15%~18%。蛋白质分子中除含碳、氢、氧外，还含有氮，故也称含氮有机物，其功能绝非碳水化合物和脂类所能替代。

蛋白质的基本构成单位是氨基酸，组成蛋白质的氨基酸有20多种。其中在人体内不能合成或合成速度不能满足人体需要，必须由食物供给的氨基酸称为必需氨基酸。成人必需氨基酸有8种，即缬氨酸、苏氨酸、亮氨酸、异亮氨酸、蛋氨酸、苯丙氨酸、色氨酸、赖氨酸。婴幼儿必需氨基酸有9种，除了成人必需的8种氨基酸外，还有组氨酸。其余的氨基酸称为非必需氨基酸。非必需氨基酸并非机体不需要，而是指体内可以利用一些前体物质来合成的氨基酸。

一、蛋白质的生理功能

1. 构成、更新和修补组织 蛋白质是构成人体细胞和脏器的重要成分，而体内细胞又不断地在分解、破坏、修复和更新蛋白质。青少年的生长发育，人体组织器官损伤和疾病过程中均需用蛋白质来补充和修复。

2. 调节生理机能 人体内有1000多种酶，化学本质无一不是单纯蛋白质或结合蛋白质，对体内各种化学反应的进行起到催化作用。体内激素、抗体也都是由蛋白质组成，可调节人体的生命活动和新陈代谢，提高机体抵抗力。

3. 供给热能　蛋白质在体内分解代谢时，产生能量供给机体，是人体的能量来源之一。1g 蛋白质在体内彻底氧化分解可释放 16.7kJ（4kcal）的能量。机体所消耗的热能，约 14%由蛋白质供给。

4. 体内其他含氮物质的合成原料　嘌呤、嘧啶、肌酸、胆碱等体内重要的含氮化合物，都需要氨基酸做原料。

二、食物蛋白质的营养价值评价

食物蛋白质营养价值的高低，主要是看该食物蛋白质含量及其氨基酸组成与机体的吸收利用程度。常用的评价指标有如下几种：

1. 食物中蛋白质的含量　是评价食物蛋白质营养价值的基础。一般采用凯氏定氮法测定食物中的含氮量。多数蛋白质的平均含氮量为 16%，所以测得的含氮量乘以6.25，即为食物蛋白质的含量。一般动物性食物含蛋白质的量较高，达到 20%左右，而植物性食物蛋白质的含量除豆类较高外，其他均较低。

2. 蛋白质消化率　是指蛋白质被消化酶分解的程度。消化率高表明该蛋白质被利用的可能性大，其营养价值也高。以吸收氮量与摄入氮量的比值表示：

$$蛋白质消化率(\%)=\frac{吸收氮}{摄入氮}=\frac{摄入氮-(粪氮-粪代谢氮)}{摄入氮}\times100(\%)$$

摄入氮指从食物中摄入的氮；吸收氮需以摄入氮减去粪氮及粪代谢氮的差求得；粪氮指食物中未被消化的氮与粪代谢氮之和；粪代谢氮指来自消化道脱落的肠黏膜细胞、死亡的肠道微生物及由肠黏膜分泌的消化液中所含的氮，亦即摄入无氮膳食时的粪氮。如果不计算粪代谢氮，所得结果为表观消化率。通常表观消化率易于测定，其数值比实际消化率低，应用时具有较大安全性，故较多采用。

食物蛋白质的消化率受食物种类及加工、烹调方法等因素的影响，如植物性食物蛋白质比动物性食物蛋白质消化率低，植物蛋白质的消化率只有 80%左右，而动物性食物蛋白质的消化率在 90%以上。整粒大豆消化率为 60%，加工成豆腐或豆浆后消化率提高到 90%以上。按常用方法烹调食物时，奶类的蛋白质消化率为 97%~98%，肉类为92%~94%，蛋类 98%，大米 82%，玉米面 66%，马铃薯 74%，混合膳食可提高蛋白质消化率。

3. 蛋白质生物价　是指食物蛋白质吸收后在体内储留被利用的氮量与被吸收氮量的比值，用以反映蛋白质在体内被利用的程度。生物价越高，该蛋白质的利用率越高。

$$蛋白质生物价=\frac{氮储留量}{氮吸收量}\times100=\frac{氮吸收量-(尿氮-尿内源氮)}{摄入氮-(粪氮-粪代谢氮)}\times100$$

尿内源氮是指机体不摄入氮时，尿中所含有的氮。它主要来自组织蛋白的分解。

一般动物性食物蛋白质的生物价都显著高于植物性食物蛋白质的生物价。几种常用食物蛋白质的生物价分别为：鸡蛋 94，牛奶 85，猪肉 74，牛肉 76，虾 77，大豆 64，绿豆 58，蚕豆 58，马铃薯 67，花生 59，大米 77，小麦 67，面粉 52，玉米 60，小米 57。

4. 必需氨基酸的含量与比值 食物中蛋白质营养价值的高低还取决于必需氨基酸的含量与比值。食物中蛋白质必需氨基酸的含量及比值越接近人体需要的模式，越容易被人体吸收利用，该食物营养价值就越高，这种蛋白质称为优质蛋白质（完全蛋白质）。如动物蛋白质的必需氨基酸模式与人体氨基酸模式接近，而大米和面粉中的赖氨酸含量较低，大豆中蛋氨酸含量较低。将大米或面粉与大豆混合食用，可以使食物中的氨基酸互相补充，这就是蛋白质的互补作用。通过蛋白质的互补作用，可以提高蛋白质的利用率。表 1-1 为几种食物蛋白质必需氨基酸含量及比值。

表 1-1 几种食物蛋白质必需氨基酸含量（mg/g）及比值

必需氨基酸	人体氨基酸模式		全鸡蛋蛋白质		牛奶蛋白质		牛肉蛋白质		大豆蛋白质		面粉蛋白质		大米蛋白质	
	含量	比值	含量	比值	含量	比值	含量	比值	含量	比值	含量	比值	含量	比值
异亮氨酸	40	4.0	54	3.2	47	3.4	53	4.4	60	4.3	42	3.8	52	4.0
亮氨酸	70	7.0	86	5.1	95	6.8	82	6.8	80	5.7	71	6.4	82	6.3
赖氨酸	55	5.5	70	4.1	78	5.6	87	7.2	68	4.9	20	1.8	32	2.3
蛋氨酸+胱氨酸	35	3.5	57	3.4	32	2.4	38	3.2	17	1.2	31	2.8	30	2.3
苯丙氨酸+酪氨酸	60	6.0	93	5.5	102	7.3	75	6.2	53	3.2	79	7.2	50	3.8
苏氨酸	40	4.0	47	2.8	44	3.1	43	3.6	39	2.8	28	2.5	38	2.9
色氨酸	10	1.0	17	1.0	14	1.0	12	1.0	14	1.0	11	1.0	13	1.0
缬氨酸	50	5.0	66	3.9	64	4.6	55	4.6	53	3.2	42	3.8	62	4.8
总计	360		490		476		445		384		324		359	

三、蛋白质缺乏

蛋白质缺乏常与能量缺乏同时存在，称蛋白质-能量营养不良。此病多发于婴幼儿，是影响儿童健康、引起死亡的重要原因之一。临床上有消瘦型和水肿型之分。前者是长期蛋白质和能量严重缺乏引起，表现为生长发育迟缓、明显消瘦、体重减轻、皮下脂肪减少或消失、肌肉萎缩、皮肤干燥、毛发细黄无光泽，对疾病的抵抗力降低。后者是蛋白质严重缺乏而能量勉强维持机体需要的极度营养不良症，表现为精神萎靡、冷淡、哭声低弱、食欲减退、体重减轻、下肢凹陷性水肿、皮肤干燥、色素沉着、毛发稀少无光泽、肝脾肿大。成人缺乏蛋白质则出现消瘦，肌肉萎缩，血浆蛋白浓度降低，严重时可出现营养不良性水肿。

四、蛋白质的来源

蛋白质的来源主要有两大类食品：一类为动物性食品，如牛奶、鸡蛋、瘦肉、鱼类等，这类食品所含蛋白质为优质蛋白质。另一类食品为粮谷类和大豆，属植物性食品。

除大豆所含蛋白质为优质蛋白质外，其余均为非优质蛋白质。但我国膳食以粮谷类为主，所以蛋白质的主要来源是粮谷类食品。

五、蛋白质的需要量和供给量

蛋白质的需要量是维持人体正常生理功能和健康所需要的数量，低于这个数量将会对人体产生不利的影响；供给量则是在已知需要量的前提下，根据当地人们的饮食习惯、食物的构成和个体差异等因素，同时考虑到群体的绝大多数所设置的个人安全量，因此供给量高于需要量。蛋白质的供给量标准一般情况下每人每日每 kg 体重 1.0～1.2g，或按热量计算，蛋白质产热占总热能的 10%～15%。优质蛋白质约占总蛋白质的 30%左右。2000 年中国营养学会公布了中国居民膳食营养素参考摄入量（Chinese DRIs），其中包括营养素推荐摄入量（RNI）。蛋白质推荐摄入量（RNI）见表 1-2。

表 1-2　中国居民膳食蛋白质推荐摄入量（RNI ＊ ）

年龄（岁）	RNI（g/d）		年龄（岁）	RNI（g/d）	
	男	女		男	女
0～	1.5～3.0g/kg · d		10～	70	65
1～	35	35	11～	75	75
2～	40	40	14～	85	80
3～	45	45	18～		
4～	50	50	轻体力劳动	75	65
5～	55	55	中体力劳动	80	70
6～	55	55	重体力劳动	90	80
7～	60	60	孕妇		+5，+15，+20
8～	65	65	乳母		+20
9～	65	65	60～	75	65

＊ RNI 为营养素推荐摄入量（recommend nutrient intake），是健康个体每日摄入营养素的目标值，相当于传统使用的 RDA，它可以满足某一特定群体中绝大多数（97%～98%）个体的需要。长期摄入 RNI 水平，可以维持组织中有适当的储备。

第二节　脂类

脂类包括中性脂肪和类脂。人体脂类总量约占体重的 10%～20%，肥胖者可占体重的 30%。中性脂肪是甘油和三分子脂肪酸组成的甘油三酯，主要储存在皮下、肌肉、腹腔及内脏周围包膜中，占体内总脂量的 95%左右。类脂主要是磷脂和固醇类，约占全身脂类总量的 5%左右，存在于细胞原生质和细胞膜内，是大脑神经组织的组成成分。

脂肪酸在自然界中约有 40 多种，但能为人体吸收与利用的却只有偶数碳原子的脂肪酸。根据碳原子的价键不同，可把脂肪酸分为三类：①饱和脂肪酸。②单不饱和脂肪酸。③多不饱和脂肪酸。其中 n-6 型亚油酸和 n-3 型 α-亚麻酸在体内不能够合成，必须由食物来提供，因此称为必需脂肪酸。早在 1929 年就提出了必需脂肪酸的概念，认为亚油酸、亚麻酸和花生四烯酸是必需脂肪酸。但根据必需脂肪酸的结构要求，即含有 2 个以上不饱和键、顺式结构 n-6 系脂肪酸才是必需脂肪酸。亚麻酸（$C_{18:3}$，n-3）在结构上不属 n-6 系列，不认为是必需脂肪酸；花生四烯酸可由亚油酸合成，也不是必需脂肪酸。而近年来研究表明，n-3 系脂肪酸如亚麻酸虽然对于生长和生殖并非需要，但是亚麻酸加多不饱和脂肪酸和加长碳链可形成二十碳五烯酸（$C_{20:5}$，n-3，EPA）和二十二碳六烯酸（$C_{22:6}$，n-3，DHA），在体内具有重要的生物作用；花生四烯酸虽然可由亚油酸在体内转化而成，但其生物活性最强，体内含量最高，营养功能不可忽视。

一、脂类的生理功能

1. 供给热能　脂肪供能是三大产热营养素中最高的。1g 脂肪在体内氧化产生 37.7kJ（9kcal）热能。正常情况下，脂肪氧化提供的热能应占每日摄入总能量的 20%~25%。

2. 构成人体细胞和组织　磷脂和固醇类是细胞的主要成分。细胞膜就是由磷脂、糖脂和胆固醇组成的类脂层，尤其在脑髓及神经细胞中含有较多的磷脂和糖脂，一些固醇类亦是体内合成固醇类激素的必需物质。

3. 供给人体必需脂肪酸　脂肪中的亚油酸和 α-亚麻酸是维持人体正常生长发育和健康所必需的，对皮肤和微血管有保护作用。亚油酸可在体内合成前列腺素，促进局部血管扩张和减少血小板黏附性，有防止血栓形成的作用，还可促进乳汁分泌及精子发育。缺乏必需脂肪酸时，线粒体结构发生改变，皮肤细胞对水的通透性增加，可引起婴幼儿湿疹，生长停滞，器官发生慢性退行性病变，并可发生血尿、脂肪肝。

4. 促进脂溶性维生素的吸收　脂肪是维生素 A、D、E、K 等的良好溶剂。有些脂肪含量高的食物本身就含有丰富的脂溶性维生素，如鱼油和肝脏的油脂中含丰富的维生素 A、维生素 D，麦胚油含丰富的维生素 E，这些维生素随着脂肪的吸收而被吸收。当膳食中脂肪缺乏时，脂溶性维生素亦缺乏。

5. 其他　在饥饿或患病时，机体先氧化体脂与糖原提供热能，节约蛋白质；油脂在烹调食物时具有美味，可增进食欲；脂肪还具有饱腹感。但脂肪摄入过多也对人体健康不利，可导致高血压、心血管病、糖尿病等的患病增加。

二、脂类的来源

各种食物都含有脂类。动物性食物主要含饱和脂肪酸和类脂。如肥肉主要含饱和脂肪酸；动物的脑、心、肝、肾、蛋黄等含有丰富的磷脂和胆固醇；植物油中含有丰富的单不饱和脂肪酸，尤其富含必需脂肪酸；坚果中的花生、核桃、杏仁等含有丰富的脂类；深海冷水动物含有二十碳五烯酸（EPA）和二十二碳六烯酸（DHA）。部分食物中胆固醇含量见表 1-3。

表 1-3　部分食物中胆固醇含量（食部 100g）

食物名称	胆固醇（mg）	食物名称	胆固醇（mg）	食物名称	胆固醇（mg）
猪肉（瘦）	77	牛肉（瘦）	63	羊肉（瘦）	65
猪肉（肥）	107	牛肉（肥）	194	羊肉（肥）	173
猪脑	3100	牛舌	102	鸡肝	429
猪舌	116	牛心	125	鸡肉	117
猪心	158	牛肝	257	鸡血	149
猪肝	368	牛肺	234	鸭肉（填鸭）	101
猪肺	314	牛肚	132	鸭肉（普通）	80
猪肾	405	牛肉松	178	鸭肝	515
猪肚	159	牛乳	13	鸭蛋（全）	634
猪大肠	180	鸡蛋（全）	680	鸭蛋（咸）	742
猪肉松	163	鸡蛋黄	1705	鸭蛋黄	1522
青鳝	186	带鱼	97	松花蛋	649
大黄鱼	79	草鱼	81	鸽肉	110

三、脂类的供给量标准

一般成年男子每人每天摄入 40～50g 脂类为宜，女子可适量减少。一般可根据年龄、劳动强度增减，也可按脂肪产热占总热能的 20%～25% 折算。其中饱和脂肪酸、单不饱和脂肪酸和多不饱和脂肪酸的比例以 1：1：1 为宜。

第三节　碳水化合物

碳水化合物又称糖类，是由碳、氢、氧三种元素组成的一大类化合物，包括单糖、双糖和多糖等。它们在自然界中构成植物骨架并作为能源储备，对人体具有重要的生理作用。

一、碳水化合物的分类

1. 单糖　单糖是由 3～7 个碳原子构成的糖。食物中常见的单糖主要有葡萄糖、果糖和半乳糖，是糖类中最简单的组成形式，易溶于水，可不经消化酶的作用，直接被人体吸收和利用。

2. 双糖　双糖是由两分子单糖去掉一分子水而成的糖。食物中的双糖有蔗糖、麦芽糖、乳糖和海藻糖。双糖易溶于水，进入机体并分解为单糖后，才能被机体吸收利用。

3. 多糖　多糖是分子结构复杂的糖类物质，由多个葡萄糖分子组成，无甜味，不易溶于水，但经消化酶作用可分解为单糖。按其能否被人体消化吸收可分为两大类：

（1）能被人体消化吸收的多糖　有淀粉、糊精、糖原和海藻多糖。我国居民膳食构成以谷类为主。谷类含有丰富的淀粉，是供给能量的最主要营养物质。主要存在于植物的种子、根茎和果实中。糊精是淀粉水解过程中的中间产物，进一步消化，可变为麦芽糖和葡萄糖，因其甜度低，目前在临床上可用于某些特殊疾病的治疗。糖原也称动物淀粉，是人和动物体内储存碳水化合物的一种形式。正常成人体内含糖原约500g，其中1/3存于肝脏中，称为肝糖原；另外2/3存于肌肉中，称为肌糖原。当体内缺糖时，糖原就分解为葡萄糖，供给身体需要。海藻多糖包括琼脂和藻酸，多用于食品加工。

（2）不能被人体消化吸收的多糖　主要是膳食纤维。膳食纤维是指未被人体胃肠道消化吸收的植物食物的残余物，包括纤维素、半纤维素、木质素和果胶。膳食纤维虽然不能被人体吸收利用，但在人体内具有特殊的生理功能。

二、碳水化合物的生理功能

1. 供给热能　1g碳水化合物在体内氧化可产生16.7kJ（4kcal）的热能。在我国居民膳食中，有60%～70%的热能是由碳水化合物供给的。心脏活动主要靠磷酸葡萄糖和糖原供给热能，脑组织所需要的能源几乎全部由葡萄糖氧化来供应。所以，糖类对维持心脏、神经系统的正常功能，提高工作效率具有重要意义。当血糖降低时，就会出现头晕、心悸、出冷汗甚至昏迷等症状。

2. 构成身体组织　糖蛋白、核酸、糖脂等都有糖参与组成，糖蛋白是抗体、某些酶和激素的组成成分。核糖和脱氧核糖是生物遗传物质核酸的重要组成成分。

3. 保肝解毒作用　摄入足够的糖类可增加肝糖原的储存。肝糖原能增强肝细胞的再生能力，对某些化学毒物如四氯化碳、酒精、砷等有较好的解毒作用，并能分解某些细菌毒素。

4. 保护蛋白质及防止酸中毒　碳水化合物充足，可减少蛋白质的消耗，使蛋白质用于最需要的地方，这种作用称为蛋白质的保护作用。此外，碳水化合物可防止脂肪氧化产生过多的酮体而造成酸中毒。

5. 促进消化与肠内容物的排泄　多糖中的纤维素与果胶能刺激胃肠道蠕动，促进消化液分泌，有助于正常消化和排便功能，防止便秘，减少粪便中有害物质在肠道中滞留、吸收，防止结肠癌的发生。

三、碳水化合物的来源与供给量

碳水化合物主要来源于植物性食品，如谷类、薯类、根茎类、水果、糖类和蔬菜等。谷类含碳水化合物为70%～75%，薯类为20%～25%，根茎类为10%～15%。

一般每人每天约需300～400g粮谷类食品，也可根据体力活动情况及经济条件，按碳水化合物产热占总热能的60%～70%折算。

第四节　热能

人体每时每刻都在消耗热能，这些热能主要靠食物中的脂肪、碳水化合物和蛋白质来提供。

一、热能的表示方法

常用的热能单位一般以千卡（kcal）表示，就是指1kg的水由15℃升温至16℃时所需要的能量。1984年改用国际单位制，以焦耳（Joule，简称为J）表示，1J表示用1牛顿的力将1kg重的物体移动1米所需要的能量，常用其1000倍（千焦耳，kJ）或10^6倍（兆焦耳，MJ）作为单位，两种单位的换算方法为：

1千卡（kcal）= 4.184千焦耳（kJ）　　1千焦耳（kJ）= 0.239千卡（kcal）

1000千卡（kcal）= 4184千焦耳（kJ）　　1000千焦耳（kJ）= 239千卡（kcal）

1000千卡（kcal）= 4.184兆焦耳（MJ）　　1兆焦耳（MJ）= 239千卡（kcal）

二、热能来源与产热比

来源	产热系数	占总热能百分比
脂肪	37.7kJ（9kcal）/g	20%~25%
碳水化合物	16.7kJ（4kcal）/g	60%~70%
蛋白质	16.7kJ（4kcal）/g	10%~15%

三、人体热能的消耗

人体每日的能量消耗包括三方面，即维持机体的基础代谢、食物特殊动力作用和各种体力活动所需要的热能。

1. 基础代谢所需要的热能　基础代谢是指人体在空腹（进餐后12~14小时）、清醒、静卧、适宜气温（18℃~25℃）状态下用以维持生命最基本活动所消耗的热能。例如心脏跳动、肺的呼吸、腺体分泌、神经活动等所需要的热能。单位时间内人体每平方米体表面积所消耗的基础代谢热能称为基础代谢率。基础代谢率的高低受年龄、性别、气候和内分泌器官功能的影响。年龄越小，基础代谢率越高；随年龄的增加，基础代谢率缓慢降低；机体发热与甲状腺功能亢进时，基础代谢率明显增高。

基础代谢所消耗的热能一般为40kcal/m²·h或1kcal/kg·h。

$M^2 = 0.00659H + 0.0126W - 0.1603$

式中M^2、H、W分别代表体表面积、身高、体重，分别以m²、cm及kg为单位。

2. 食物的特殊动力作用　是指摄入食物后引起体内热能消耗增加的现象。即摄食使基础代谢率升高，约3~4小时后恢复正常。能量消耗增加的多少随食物种类而异，摄入脂肪消耗的能量相当于本身产能的4%~5%，摄入碳水化合物为5%~6%。蛋白质的特殊动力作用最大，相当于本身产能的30%。成人摄入一般的混合性膳食时，食物的特殊动力作用所消耗的热能相当于基础代谢的10%。

3. 各种体力活动所消耗的热能 体力活动分为职业劳动、社会活动、家务活动和休闲活动，其能量消耗与活动强度、时间长短、动作的熟练程度有关，职业劳动消耗的能量差别最大。WHO将职业劳动强度分为三个等级，以估算不同等级劳动强度的综合能量指数。我国也参照此分级方法，将体力活动由以前的5级调整为3级，具体见表1-4。

表1-4　中国成人活动水平分级（physical activity level，PAL）

活动水平	职业工作时间分配	工作内容举例	PAL* 男	PAL* 女
轻	75%时间坐或站立 25%时间站着活动	办公室工作、修理电器钟表、售货员 酒店服务员、化学实验操作、讲课等	1.55	1.56
中	25%时间坐或站立 75%时间特殊职业活动	学生日常活动、机动车驾驶、电工安装 车床操作、金工切割等	1.78	1.64
重	40%时间坐或站立 60%时间特殊职业活动	非机械化农业劳动、炼钢、舞蹈、 体育运动、装卸、采矿等	2.10	1.82

*中国营养学会.中国居民膳食营养素参考摄入量.北京：中国轻工业出版社，2000：33.

四、热能不足和过多对机体的影响

当人体摄入的食物所产生的热能不足时，体内储存的糖原和脂肪被用来氧化供能，发生饮食性营养不良，临床表现为体重减轻、消瘦、贫血、精神不振、神经衰弱、皮肤干燥，甚至发生肌肉和内脏萎缩，影响健康和工作效率。这些症状的出现不一定由于单纯热量不足，也可能由于蛋白质缺乏引起。因为热能不足时，也需要蛋白质氧化供能，这就加重了蛋白质缺乏。热能摄入过多，体内消耗太少，多余的产热营养素就会在体内转化为脂肪储存起来，形成肥胖。如果脂肪沉积在内脏，就会出现相应的疾病，如脂肪肝、动脉粥样硬化。肥胖容易并发糖尿病、胆石症、胰腺炎等。热能过多尤其对中老年人的健康不利。因此，肥胖者应控制热量摄入，主要控制主食，多摄入含纤维素高的蔬菜、水果，减少脂肪和胆固醇的摄入量，达到热能收支平衡，使身体健康。

五、热能的供给量

因为热能的消耗受很多因素的影响，所以应根据不同年龄、性别、劳动强度、生理、病理状况等供给，见表1-5。

表 1-5　中国居民膳食能量推荐摄入量（RNIs）

年龄（岁）	能量 MJ（kcal）/d		年龄（岁）	能量 MJ（kcal）/d	
	男	女		男	女
0~	0.4MJ/kg（95kcal/kg）*		中体力劳动	11.29（2700）	9.62（2300）
1~	4.60（1100）	4.40（1050）	重体力劳动	13.38（3200）	11.30（2700）
2~	5.02（1200）	4.81（1150）	孕妇（4~9 个月）		+0.84（+200）
3~	5.64（1350）	5.43（1300）	乳母		+2.09（+500）
4~	6.06（1450）	5.83（1400）	50~		
5~	6.70（1600）	6.27（1500）	轻体力劳动	9.62（2300）	8.00（1900）
6~	7.10（1700）	6.67（1600）	中体力劳动	10.87（2600）	8.36（2000）
7~	7.53（1800）	7.10（1700）	重体力劳动	13.00（3100）	9.20（2200）
8~	7.94（1900）	7.53（1800）	60~		
9~	8.36（2000）	7.94（1900）	轻体力劳动	7.94（1900）	7.53（1800）
10~	8.80（2100）	8.36（2000）	中体力劳动	9.20（2200）	8.36（2000）
11~	10.04（2400）	9.20（2200）	70~		
14~	12.00（2900）	10.04（2400）	轻体力劳动	7.94（1900）	7.10（1700）
18~			中体力劳动	8.80（2100）	8.00（1900）
轻体力劳动	10.03（2400）	8.80（2100）	80~	7.94（1900）	7.10（1700）

　　*为适宜摄入量（Adequate Intake，AI），非母乳喂养应增加20%。AI是通过观察或实验获得的健康人群某种营养素的摄入量。AI的准确性远不如RNI，可能高于RNI。AI主要用作个体的营养素摄入目标，同时用作限制过多摄入的标准。当健康个体的摄入量达到AI时，出现营养缺乏的危险性很小。如长期摄入超过AI，则有可能产生毒副作用。

第五节　矿物质

　　人体由许多元素组成，在这些元素中，除碳、氢、氧、氮以有机化合物的形式出现外，其余各种元素统称为矿物质或无机盐。矿物质在人体内的种类和数量与外界环境中的种类和数量密切相关。已发现有 20 多种矿物质是人体所必需的。为便于研究，将占人体总重量的 0.01% 以上的矿物质称为常量元素或宏量元素，有钙、镁、钾、钠、磷、硫和氯 7 种。将占人体总重量的 0.01% 以下者的矿物质称为微量元素或痕量元素，有铁、锰、锌、铜、碘、硒、氟、钼、铬、镍、锡、矾、硅、钴 14 种。它们是酶系统或蛋白系统的关键成分，可激活人体新陈代谢中多种物质的活性，调整人体的生理机能，是人体的必需微量元素。1990 年 FAO、IAEA、WHO 三个国际组织的专家委员会重新界定了必需微量元素的定义，并按其生物学的作用分为三类：①人体必需微量元素，共 8 种，包括碘、锌、硒、铜、钼、铬、钴和铁；②人体可能必需的微量元素，共 5 种，包括锰、硅、硼、钒和镍；③具有潜在的毒性，但在低剂量时可能具有人体必需功能的微量元素，包括氟、铅、镉、汞、砷、铝和锡，共 7 种。

一、钙与磷

钙是人体含量最多的元素之一。成人体内钙含量为 1000~1200g，其中约 99% 的钙集中在骨骼和牙齿中。磷在体内的含量仅次于钙。正常人骨中含磷总量为 600~900g，约占体内磷总量的 80%。

1. 生理功能与临床意义　钙与磷是构成骨骼和牙齿的成分，可支撑身体、坚固牙齿，是神经活动、核酸和能量代谢不可缺少的物质。若钙的摄入偏低，每天低于 400mg，而磷摄入远多于钙时，会影响钙被吸收的效率；食物中草酸、植酸过多也影响钙的吸收。如果钙缺乏，儿童易患佝偻病，成人可出现骨质疏松症，老年人骨骼受到外伤后易骨折。

2. 来源与供给量　钙含量较丰富的食物有奶及其制品，海产品中的虾皮、虾米、海带，乳类、蛋类等，植物中大豆及其制品，芝麻酱、雪里红、油菜等均含钙。磷在食物中含量丰富，一般不易缺乏。

钙与磷供给量见表 1-6。

二、镁

人体约含镁 20~30g，是常量元素中含量最少的，其中 60%~65% 集中在骨骼和牙齿，剩余的大部分存在于细胞内液和软组织中。分布于细胞外液的镁仅占总量的 1%，但却发挥着极为重要的生理作用，如唾液、胆汁、肠液、胰液等都含有镁。

1. 生理功能与临床意义　镁与钙、磷构成骨盐。钙与镁既协同又拮抗。当钙不足时，镁可略为代替钙；而当镁过多时，又阻止骨骼的正常钙化。镁是多种酶的激活剂，在体内许多重要的酶促反应中，镁像辅基一样起着决定性的作用。镁离子浓度降低，可阻止脱氧核糖核酸的合成和细胞生长，使蛋白质的合成与利用减少，血浆白蛋白和免疫球蛋白含量降低。镁是心血管系统的保护因子，为维护心脏正常功能所必需。缺镁易发生血管硬化，心肌损害。补充镁盐可减少心肌梗死的死亡率。镁是细胞内液的主要阳离子，与钙、钾、钠一起和相应的负离子协同，维持体内酸碱平衡和神经肌肉的应激性，保持神经肌肉兴奋与抑制平衡。血清镁浓度下降，镁钙失去平衡，可出现易激动，心律不齐，神经肌肉兴奋性极度增强，幼儿可发生癫痫、惊厥。

2. 来源与供给量　镁的来源主要是植物性食品。粗粮、大豆、坚果及绿叶蔬菜中均含丰富的镁，动物性食品、加工精致的食品及油脂镁的含量较低。镁的推荐摄入量（AI），成人为 350mg/d。详见表 1-6。

表 1-6　常量和微量元素的 RNIs 或 AIs

年龄(岁)	钙 Ca AI (mg)	磷 P AI (mg)	钾 K AI (mg)	钠 Na AI (mg)	镁 Mg AI (mg)	铁 Fe AI (mg)		碘 I RNI (μg)	锌 Zn RNI (mg)		硒 Se RNI (μg)	铜 Cu AI (mg)	氟 F AI (mg)	铬 Cr AI (μg)	锰 Mn AI (mg)	钼 Mo AI (mg)
						男	女		男	女						
0~	300	150	500	200	30	0.3		50	1.5		15 (AI)	0.4	0.1	10		
0.5~	400	300	700	500	70	10		50	8.0		20 (AI)	0.6	0.4	15		
1~	600	450	1000	650	100	12		50	9.0		20	0.8	0.6	20		15
4~	800	500	1500	900	150	12		90	12.0		25	1.0	0.8	30		20
7~	800	700	1500	1000	250	12		90	13.5		35	1.2	1.0	30		30
11~	1000	1000	1500	1200	350	16	18	120	18	15	45	1.8	1.2	40		50
14~	1000	1000	2000	1800	350	20	25	150	19	15.5	50	2.0	1.4	40		50
18~	800	700	2000	2200	350	15	20	150	15	11.5	50	2.0	1.5	50	3.5	60
50~	1000	700	2000	2200	350	15		150	11.5		50	2.0	1.5	50	3.5	60
妊娠早期	800	700	2500	2200	400	15		200	11.5		50					
妊娠中期	1000	700	2500	2200	400	25		200	16.5		50					
妊娠晚期	1200	700	2500	2200	400	35		200	16.5		50					
乳母	1200	700	2500	2200	400	25		200	21.5		65					

（表中数字缺如之处表示未制定该参考值）

三、铁

铁是人体必需的微量元素。成人体内含铁量为 4~6g，72%以血红蛋白、3%以肌红蛋白、0.2%以其他化合物形式存在。其余为储存铁，以铁蛋白、含铁血黄素的形式存在于肝、脾和骨髓中。在人体的各部位中，肝、脾含铁量最高，其次为肾、心、骨骼肌与脑。在传染病及恶性病变时，肝脏含铁量大增，可高达 10g。

1. 生理功能与临床意义　铁是血红蛋白、肌红蛋白、细胞色素和其他呼吸酶的重要成分，参与氧的运输和组织的呼吸过程。如果机体缺铁，可使血红蛋白减少，发生营养性贫血。临床表现为食欲减退、烦躁、乏力、心悸、头晕、眼花、免疫功能低下、指甲脆薄、反甲。儿童出现虚胖、精力不集中而影响学习等。

2. 来源与供给量　食物中的铁以血红素铁和非血红素铁的形式存在。血红素铁主要来自肉、禽和鱼类的血红蛋白与肌红蛋白，吸收率为 10%~30%；非血红素铁主要存在于植物性食物中，吸收率仅为 5%。因为非血红素铁必须在十二指肠和空肠上段被酸性胃液离子化，还原为二价铁状态才能被吸收。食物中的柠檬酸、维生素 C、维生素 A、动物蛋白质等可促进铁的吸收，植物性食品中的植酸、茶中的鞣酸和咖啡则降低铁的吸收。含血红素铁较多的食物有动物血、肝脏、瘦肉（牛肉、羊肉、猪肉）等。植物性食品含铁较高的有豆类、黑木耳、芝麻酱等。供给量见表 1-6。

四、锌

锌是人类和许多动物生长发育必需的微量元素之一，在人体内的含量为 1.4~2.3g，分布在人体所有组织、器官、体液及分泌物中。95%以上的锌存在于细胞内。

1. 生理功能与临床意义　锌主要参与体内多种酶的组成，促进酶的活性。锌与核酸、蛋白质的合成，碳水化合物、维生素 A 的代谢，以及胰腺、性腺和脑下垂体活动都有密切关系。缺锌时，生长发育迟缓，性成熟受抑制；食欲减退，味觉异常，有异食癖；伤口不易愈合等。

2. 来源与供给量　锌的食物来源较广泛，但含量差异较大。牡蛎、鲱鱼等海产品含锌丰富，其次为牛肉、肝、蛋类食品。牛乳的锌含量高于人乳，但人乳的吸收率高于牛乳。植物食品锌吸收率低。锌的供给量见表 1-6。

五、碘

人体内含碘约为 20～50mg，其中 70%～80% 存在于甲状腺，参与甲状腺激素的合成。其余存在于皮肤、骨骼、内分泌腺及中枢神经系统等。

1. 生理功能与临床意义　碘是甲状腺的主要成分。甲状腺素能调节体内的基础代谢，维持人体的生长发育，促进三羧酸循环中的生物氧化过程，维持脑正常发育和骨骼生长，保持身体健康。缺碘时甲状腺肿大，孕妇早期缺碘可使小儿生长发育迟缓、智力低下、聋哑、身体矮小，即所谓"克汀病"。

2. 来源与供给量　碘的来源主要为海带、紫菜、海蛤及海蜇等海产品。有的食物本身存在抗甲状腺素物质，如洋白菜、菜花、苤蓝、萝卜、木薯等。在缺碘的地区还应改良水土，提高环境碘的质量，并摄入碘盐进行预防。

中国营养学会推荐碘的摄入量为成人 150μg/d，孕妇、乳母 200μg/d，见表 1-6。

第六节　维生素

维生素是维持人体正常生理功能和细胞内特异代谢反应所必需的一类微量低分子有机化合物。维生素的种类很多，根据其溶解性可分为两大类，即脂溶性维生素和水溶性维生素。多种维生素具有某些共同的特性：是酶或辅酶的重要组成成分；人体不能合成或合成量不能满足机体需要，必须由食物来提供；不构成组织，不提供能量，但在调节物质代谢过程中有重要作用。

一、脂溶性维生素

脂溶性维生素包括维生素 A、维生素 D、维生素 E 和维生素 K，在食物中与脂肪共存，吸收时与肠道中的脂类相关。主要贮存于肝脏中。过量摄入可造成体内积聚，导致中毒；摄入过少，又会出现营养缺乏病。

（一）维生素 A

维生素 A 又称视黄醇。天然存在的维生素 A 有两种类型：即维生素 A_1（视黄醇）和维生素 A_2（3-脱氢视黄醇）。维生素 A_1 主要存在于海鱼和哺乳动物的肝脏中；维生

素 A_2 存在于淡水鱼中，其生物活性仅为维生素 A_1 的40%。植物中的胡萝卜素具有与维生素 A 相似的化学结构，能在体内转化为维生素 A。目前已知至少有 10 种以上类胡萝卜素可转化为维生素 A，故又称为维生素 A 原，其中主要有 α - 胡萝卜素、β - 胡萝卜素、γ - 胡萝卜素和隐黄素四种，以 β - 胡萝卜素的活性最高。

1. 特性   维生素 A 对热、酸和碱均稳定，但经空气氧化后极易失去生理作用，紫外线照射亦可破坏其活性。一般烹调方法对其影响较小。食物中所含的磷脂、维生素 E、维生素 C 及其他抗氧化物质有助于维生素 A 和类胡萝卜素的稳定。

2. 单位   维生素 A 常用国际单位（IU）来表示，世界卫生组织提出用视黄醇当量（RE）来表示。

1IU 维生素 $A=0.3\mu gRE$ $1\mu g$ 视黄醇 $=1.0\mu gRE$

$1\mu g\beta$ - 胡萝卜素 $=0.167\mu gRE$ $1\mu g$ 其他维生素 A 原 $=0.084\mu gRE$

3. 生理功能与临床意义

（1）维持上皮细胞的正常生长与分化   维生素 A 能保护全身内外的一切上皮，包括内分泌腺体的上皮。当缺乏维生素 A 时，腺体分泌减少，上皮组织细胞萎缩，皮肤粗糙、干燥、发生鳞状角化等变化，以臂、腿、肩等部位较为明显；皮肤防御能力降低，易感染疾病。

（2）参与视紫质的合成，维持正常视觉   维生素 A 可保护夜间视力，维持视紫质的正常功能。当缺乏时，暗适应能力下降，严重时可致夜盲症。角膜、结膜上皮组织、泪腺等的退行性变，可致角膜干燥、发炎、溃疡等一系列变化，在球结膜上出现毕脱氏斑（泡状银灰色斑点）。

（3）促进人体正常生长和骨骼发育   维生素 A 可以促进蛋白质的合成和骨组织的正常分化，有助于细胞的增殖和生长。孕妇缺乏时，胎儿生长发育障碍，甚至引起胎儿死亡。幼儿缺乏时发育停滞或不良。

（4）维持机体的免疫功能，有抑癌作用。

（5）改善铁的吸收和运转。

摄入过多的维生素 A 可引起中毒，一般多发生在服用维生素 A 过多或食入过多含维生素 A 量高的食物，如狗肝、鲨鱼肝。维生素 A 过多症的表现为：头痛、头晕、厌食、腹泻、激动；骨质脱钙，骨脆性增加，骨关节疼痛；皮肤干燥而粗糙、鳞皮，脱发，指（趾）甲易脆；肝肿大等。

4. 来源与供给量   维生素 A 最好的来源是动物肝脏、鱼肝油、蛋黄、奶油及含有 β - 胡萝卜素和各种类胡萝卜素的蔬菜，如胡萝卜、西兰花、菠菜、油菜、苋菜等。

中国居民膳食维生素 A 推荐摄入量（RNI）规定：14 岁以上的青少年、成人和老年男性为 $800\mu gRE/d$，女性为 $700\mu gRE/d$，孕妇及乳母、儿童膳食维生素 A 推荐摄入量（RNI）见表1-7。

膳食中总视黄醇当量（μgRE）=视黄醇（μg）+β - 胡萝卜素（μg）× 0.167+其他维生素 A 原（μg）× 0.084。

表 1-7 中国居民膳食维生素 RNIs 或 AIs

年龄(岁)	维生素 A (μgRE) RNI 男/女	维生素 D (μg) RNI	维生素 E (mg) AI	维生素 B₁ (mg) RNI 男/女	维生素 B₂ (mg) RNI 男/女	烟酸 (mgNE) RNI 男/女	维生素 B₆ (mg) AI	维生素 B₁₂ (μg) AI	叶酸 (μgDFE) RNI	维生素 C (mg) RNI	泛酸 (mg) AI	生物素 (μg) AI	胆碱 (mg) AI
0~	400(AI)	10	3	0.2(AI)	0.4(AI)	2(AI)	0.1	0.4	65(AI)	40	1.7	5	100
0.5~	400(AI)	10	3	0.3(AI)	0.5(AI)	3(AI)	0.3	0.5	80(AI)	50	1.8	6	150
1~	500	10	4	0.6	0.6	6	0.5	0.9	150	60	2.0	8	200
4~	600	10	5	0.7	0.7	7	0.6	1.2	200	70	3.0	12	250
7~	700	10	7	0.9	1.0	9	0.7	1.2	200	80	4.0	16	300
11~	700	5	10	1.2	1.2	12	0.9	1.8	300	90	5.0	20	350
14~	800/700	5	14	1.5/1.2	1.5/1.2	15/12	1.1	2.4	400	100	5.0	25	450
18~	800/700	5	14	1.4/1.3	1.4/1.2	14/13	1.2	2.4	400	100	5.0	30	500
50~	800/700	10	14	1.3	1.4	13	1.5	2.4	400	100	5.0	30	450
妊娠早期	800	5	14	1.5	1.7	15	1.9	2.6	600	100	6.0	30	500
妊娠中期	900	10	14	1.5	1.7	15	1.9	2.6	600	130	6.0	30	500
妊娠晚期	900	10	14	1.5	1.7	15	1.9	2.6	600	130	6.0	30	500
乳母	1200	10	14	1.8	1.7	18	1.9	2.8	500	130	7.0	35	500

（二）维生素 D

维生素 D 是类固醇的衍生物，包括维生素 D_2（麦角钙化醇）与维生素 D_3（胆钙化醇），分别由麦角固醇和 7-脱氢胆固醇经紫外线照射后转化而成。人和动物的皮肤和脂肪组织中都含有 7-脱氢胆固醇，故皮肤经紫外线照射后可形成维生素 D_3，然后被运送到肝、肾，转化成具有活性的形式后，再发挥其生理作用。

1. 特性 维生素 D 为白色结晶，无气味，溶于脂肪和脂溶剂。性质比较稳定，在中性和碱性环境中耐高温和氧化。一般食物烹调加工过程中不会损失，但脂肪酸败可影响维生素 D 的含量。

2. 生理功能与临床意义 维生素 D 可促进钙和磷的吸收、利用，以构成健全的骨骼和牙齿。体内缺乏维生素 D 时，钙、磷代谢紊乱，血液中钙、磷含量降低，影响骨骼钙化，致骨质软化、变形。婴幼儿易致佝偻病，表现为多汗、烦躁不安、手足抽搐，骨质脱钙、软化，骨骼明显畸形。成人可出现骨质软化症和骨质疏松症，尤其是孕产期妇女，可出现长骨、扁骨、软骨变形，易骨折，全身疼痛，尤以夜间为甚，多在腰背部，沿脊椎放射。X 线检查可见骨质疏松、骨皮质变薄、骨盆畸形。

维生素 D 过多会引起中毒，主要由于长期大剂量服用浓缩鱼肝油所致。临床表现为食欲不振，恶心呕吐，腹泻，多尿，体重下降，易疲劳，烦躁不安。血清钙、磷浓度明显升高，使动脉、心肌、肺、肾等软组织出现转移性钙化及肾结石，结石阻塞肾小管可引起继发性肾水肿，严重时可致肾功能衰竭。

3. 来源与供给量 维生素 D 的良好来源是鱼肝油、各种动物肝脏和蛋黄，奶类也含有少量的维生素 D。成人因为经常接受日光照射，一般无需补充维生素 D。婴幼儿经常晒太阳是获得维生素 D_3 的最好途径。

"中国居民膳食维生素 D 推荐摄入量（RNI）"规定：在钙、磷供给充足的情况下，11~49 岁人群宜摄入维生素 D $5\mu g$/d，儿童及中、老年人 $10\mu g$/d。世界卫生组织建议 6 岁以下儿童、孕妇、乳母每日摄入维生素 D 为 400IU，相当于 $10\mu g$（100IU = $2.5\mu g$）。

（三）维生素 E

维生素 E 又称生育酚或生育醇，作为"抗不育维生素"是来自早期的动物实验。由于大鼠缺乏维生素 E 可引起不育现象，故称为生育酚。维生素 E 是 α、β、γ、δ-生育酚和 α、β、γ、δ-三烯生育酚等八种物质的总称。它们都具有维生素 E 的活性，其中以 α-生育酚的活性最高。

1. 特性 维生素 E 在无氧条件下，对热及酸性环境稳定。紫外线、碱、氧及铁、铜盐能使其迅速破坏。脂肪酸败可加速维生素 E 的破坏。

2. 生理功能与临床意义 维生素 E 作用于性腺的上皮和生殖细胞，以维持生殖机能。它又是一种重要的抗氧化物质，可以抵御体内对人体不利的过氧化物，因而可延缓人体的衰老进程，对预防疾病的发生有一定作用。维生素 E 缺乏时，可引起红细胞数量减少及红细胞的生存时间缩短，出现大细胞性溶血性贫血。临床上经常应用维生素 E 治疗溶血性贫血、习惯性流产和不孕症。

3. 来源与供给量　维生素 E 主要存在于各种油料种子及植物油中。麦胚油、芝麻油、花生油、坚果类和绿叶菜中均含有丰富的维生素 E。

人体对维生素 E 的需要量受膳食中其他成分的影响，特别是膳食中多不饱和脂肪酸摄入量增加时，应相应增加维生素 E 的摄入量。一般膳食中维生素 E 与多不饱和脂肪酸的比值为 0.4~0.5。此外，服用避孕药、阿司匹林及饮用酒精饮料时，应增加维生素 E 的摄入量。维生素 E 与维生素 C 亦有协同关系。具体摄入量见表 1-7。

二、水溶性维生素

水溶性维生素主要有维生素 B 族和维生素 C 两大类。维生素 B 族包括硫胺素（维生素 B_1）、核黄素（维生素 B_2）、尼克酸（维生素 B_5、维生素 PP）、吡哆素（维生素 B_6）、钴胺素（维生素 B_{12}）、叶酸、泛酸（维生素 B_3）和生物素（维生素 H）8 种。其共同特点是易溶于水，不溶于脂肪及脂溶剂；在体内不易贮存，过量时很快从尿中排出，供给不足时易出现缺乏症；在体内绝大多数是以辅酶或酶基的形式参与各种酶的功能活动。

（一）维生素 B_1

1. 特性　维生素 B_1 又称硫胺素、抗神经炎因子或抗脚气病因子。维生素 B_1 溶于水，在酸性环境中很稳定，加热至 120℃ 仍不分解，一般烹调温度下破坏较少，但油炸食物时极易破坏。在碱性溶液中不稳定，室温下即迅速分解，加热会全部被破坏。

2. 生理功能与临床意义　维生素 B_1 是脱羧酶的辅酶成分，主要作用于糖代谢。缺乏时，糖代谢以及有关的代谢不能正常进行，需要糖来支持的组织就会受到损害，如神经组织。缺乏时易患脚气病，该病有以下几种类型：①干性脚气病：以上行性对称性周围神经炎为主，表现为指趾麻木、肌肉酸痛、压痛或功能障碍，尤以腓肠肌为甚；②湿性脚气病：以急性心力衰竭、下肢水肿为主；③混合型脚气病：既有神经炎，又有心力衰竭和水肿的症状。婴幼儿的脚气病多发生在 2~5 月龄，表现为紫绀、水肿、心力衰竭，可引起心脏性猝死。此外，维生素 B_1 还可抑制胆碱酯酶的活性，对于促进食欲、维持胃肠道的正常功能和消化液的分泌等起重要的作用。

3. 来源与供给量　硫胺素广泛存在于天然食物中，含量较丰富的食物有谷类、豆类、酵母、坚果、动物内脏、瘦肉类、蛋类、芹菜、白菜等。食物中维生素 B_1 的含量与谷类的碾磨程度、水洗次数、浸泡时间、烹调方法有关。推荐摄入量见表 1-7。

（二）维生素 B_2

1. 特性　维生素 B_2 又称核黄素。耐热，在酸性和中性溶液中较稳定，但遇光和碱易被破坏。因此应避光保存，烹调食物时不宜加碱。

2. 生理功能与临床意义　维生素 B_2 是体内各种代谢中氧化-还原传递氢的重要物

质，又是多种酶的辅酶。能促进生长，维护皮肤和黏膜的完整性。对眼的感光过程、晶状体的角膜呼吸过程具有重要作用。缺乏时会影响细胞的氧化作用，物质代谢发生障碍，可引起各种炎症，如口腔炎、口唇炎、舌炎和眼睑炎，出现怕光、流泪、视力模糊等症状，还可出现脂溢性皮炎、男性的阴囊炎、女性的外阴炎。

3. 来源与供给量 富含维生素 B_2 的食物主要有动物的肝脏、肾脏、心脏及乳类、蛋黄、河蟹、鳝鱼、口蘑，绿叶蔬菜中维生素 B_2 的含量高于其他蔬菜。烹调食品时损失较大，应采用合理的烹调方法。推荐摄入量见表1-7。

（三）维生素 PP

1. 特性 维生素 PP 又称烟酸、尼克酸、抗癞皮病因子，在体内以具有生理活性的尼克酰胺形式存在。维生素 PP 易溶于水，耐热，在酸、碱性溶液中比较稳定。

2. 生理功能与临床意义 尼克酸是辅酶 Ⅰ 和辅酶 Ⅱ 的重要组成成分，辅酶 Ⅰ 和辅酶 Ⅱ 在组织细胞氧化-还原过程中起到传递氢的作用，是氢的供体或受体。此外，尼克酸还可促进消化，维持神经与皮肤的健康。缺乏时出现癞皮病：发病初有乏力、口腔及舌烧灼感、食欲不振、腹痛、腹泻；以后出现皮肤角化、晒斑、变黑，有干燥、脱屑现象，双颊呈蝴蝶样色素沉着；神经精神系统出现肌肉震颤、精神失常或痴呆，即所谓"三D"（皮炎 dermatitis、腹泻 diarrhoea 和痴呆 dementia）症状。

3. 来源与供给量 尼克酸广泛存在于动植物食物中，含量较丰富的食物有肉类、肝脏、豆类、大米、花生等。玉米含量也不低，甚至高于大米，但以玉米为主食的地区容易发生癞皮病，原因是玉米中的尼克酸为结合型，不能被吸收利用。所以食用玉米时可加入0.6%的碳酸氢钠（小苏打），使尼克酸呈游离型，以便充分吸收。推荐摄入量见表1-7。

（四）维生素 C

1. 特性 维生素 C 又称抗坏血酸，可防治坏血病，是一种白色结晶状的有机酸，易溶于水，对氧很敏感，遇碱易破坏，但在酸性溶液中稳定。由于铜盐有促进抗坏血酸的氧化作用，所以烹调蔬菜时，应避免使用铜锅。

2. 生理功能与临床意义 维生素 C 是一种活性很强的还原性物质，对机体内多种羟化反应起重要作用，可促进组织中胶原的形成。维生素 C 可将运铁蛋白中的三价铁还原为二价铁，利于铁的吸收，促进贫血的恢复。维生素 C 能促进无活性的叶酸转化为有活性的亚叶酸，有效地防止婴儿患巨幼红细胞性贫血。维生素 C 还可与各种金属离子络合，减少铅、汞、镉、砷等毒物的吸收。维生素 C 参与肝脏内胆固醇的羟化作用，形成胆酸，降低血中胆固醇的含量。维生素 C 缺乏时可出现坏血病，早期症状为食欲不振、乏力、肌肉痉挛、精神烦躁，口腔出现齿龈发炎、红肿、出血。重者可见皮下、肌肉、关节出血及血肿形成，毛囊角化，主要部位在大腿后侧、小腿、臀部、腹部及上肢。儿童缺乏维生素 C 常见下肢肿胀、疼痛，出血症状较成人严重，有时出现胸膜腔及骨膜下出血等。

3. 来源与供给量 维生素 C 主要来源为蔬菜及水果，特别是绿叶蔬菜、番茄、桔子、酸枣等含量丰富。只要经常吃到足够的蔬菜和水果，并注意采用合理的烹调方法，不会出现维生素 C 的缺乏。推荐摄入量见表1-7。

第七节 水

水是生命之源，是人类赖以生存的重要营养物质。无食物摄入时，机体可消耗自身的组织维持生命一周或更长。而没有水，任何生物均不能生存。

一、水的生理功能

1. 构成人体组织 水是人体中含量最多的组成成分，占成人体重的50%~70%，主要分布在细胞、细胞外液和机体的各种组织中，保持每个细胞的外形和构成体液。年龄越小体内含水量越多，胚胎含水约为98%，婴儿含水约75%，成年女性约为50%，男性约为60%。机体脂肪含量增加时含水量下降。

2. 参与机体代谢和运送营养物质 水在体内直接参与物质代谢。体内的各种营养物质和代谢产物大部分溶于水，水作为载体将营养物质运送到体内各组织和细胞中，发挥其生理作用，同时又把体内代谢废物通过呼吸、汗液和消化道排出体外。

3. 调节体温 水的比热大，它能吸收体内分解代谢产生的大量热能而使体温维持在37℃左右的正常范围。当外界气温增高或体内产热过多时，可通过皮肤蒸发水分或出汗的形式散热，使体温恒定；而在寒冷时，由于水储备热量的潜力大，人体不致因外界温度低而使体温发生明显波动。

4. 维持消化吸收功能 食物进入胃肠道后，必须依靠消化器官分泌的消化液进行消化，包括唾液、胃液、肠液、胰液和胆汁，而这些消化液含水量高达90%。

5. 作为润滑剂 水在体内起到润滑作用，如唾液有助于食物吞咽，泪液有保护眼睛的作用，滑液具有关节润滑作用，浆膜腔液可减少器官摩擦等。

二、水的分类

根据所含的物质不同，水分为以下几种：

1. 普通饮用水 包括河水、湖水、泉水、井水和自来水，这些均为淡水，可通过过滤、物理或化学消毒后饮用。水中含有许多矿物质，是人体所需盐类的一个重要来源。

2. 矿泉水 分为天然矿泉水和人工矿泉水。天然矿泉水是从地下深处自然涌出的或经人工开采的未受污染的地下矿水，含有一定量的矿物质和二氧化碳气体，其化学成分、流量、水温等应相对稳定。人工矿泉水是使天然地下水流经人为的矿石层或通过加用食用级的元素化合物，使其达到天然矿泉水的饮用水标准（引自中华人民共和国国家标准 GB8537-1995）。

（1）天然矿泉水界限指标和限量指标 见表1-8，9。

表1-8　国家饮用天然矿泉水的标准界限指标∗

项目	指标	项目	指标
锂	0.20~5.0mg/L	锌	0.20~5.0mg/L
锶	0.20~5.0mg/L（含量在0.20~0.40mg/L时，水温必须在25℃以上）	溴化物	≥1.0mg/L
		碘化物	0.20~0.50mg/L
偏硅酸	≥25.0mg/L（含量在25.0~30.0mg/L时，水温必须在25℃以上）	硒	0.01~0.05mg/L
		游离二氧化碳	≥250mg/L
溶解性总固体	≥1000mg/L		

∗ 界限指标必须有一项或一项以上符合表1-8的规定。

表1-9　国家饮用天然矿泉水的限量指标∗

项目	指标	项目	指标
铜	<1.0mg/L	汞	<0.0010mg/L
钡	<0.70mg/L	银	<0.050mg/L
镉	<0.010mg/L	硼（以H_3BO_3计）	<30mg/L
铬（C_r^{6+}）	<0.050mg/L	砷	<0.050mg/L
铅	<0.010mg/L	氟化物（以F^-计）	<2.0mg/L
耗氧量（以O_2计）	<3.0mg/L	硝酸盐（以NO_3^-计）	<45.0mg/L
^{226}镭放射性	<1.10B_q/L		

∗ 各项限量指标必须符合表1-9的规定。

（2）微生物指标　矿泉水的各项微生物指标必须符合表1-10的规定。

表1-10　矿泉水的微生物指标

项目	指标	
	水源水	灌装产品
菌落总数	<3cfu/ml	<50cfu/ml
大肠菌群	0个/100ml	

（3）污染物指标　各项污染物指标必须符合表1-11的规定。

表1-11　矿泉水的污染物指标

项目	指标
挥发性酚（以苯酚计）	<0.002mg/L
氰化物（以CN^-计）	<0.010mg/L
亚硝酸盐（以NO_2^-计）	<0.0050mg/L
总β放射性	<1.5B_q/L

3. 纯净水　一般以自来水为原水，采用反渗透法、蒸馏法、离子交换树脂等组合水处理工艺，除去水中的矿物质、有机成分、有害物质及微生物等加工制作而成，且不

加任何添加剂，可直接饮用，是卫生、无污染的水。但是，纯净水（包括蒸馏水、太空水等）在生产中除去有害有机物和细菌的同时，也除去了对人体健康有益的矿物质，失去了饮水的营养功能。

4. 活性水　又称负离子水，是通过科学手段将水中氢氧分子重新排列，使其发生变化，氢键断裂，通过彼此交换形成新的氢键，使水溶解度大大增强。活性水渗透力强，含氧量高，溶解力比自来水高出一倍，极易被人体吸收，有利于人体健康。

此外，还有氟化水、加氯水和苏打水等。

三、水的需要量及来源

1. 水的需要量　人每天的需水量因气温、身体状况和劳动条件而异。一般情况下，健康成年人每日经肾脏排出尿液1000~2000ml，随粪便排出水分50~200ml，经肺脏呼出水分250~350ml，经皮肤蒸发水分350~700ml，总计排出水分约为2500ml，所以，每日水的需要量约为2500ml。气温高、劳动强度大，排汗增加，水分和电解质丢失多时，应增加水量和盐类。

2. 水的来源　人体水分的主要来源有三方面：①每天从饮水和饮料中获取水分约为1000~1500ml。②摄入食物（饭菜与水果）可获得水分1000ml左右。③蛋白质、脂肪、碳水化合物分解代谢时产生水分250~300ml。

人体对水分的需求和代谢有复杂而完善的调节机制，通过调节系统维持水的平衡。在疾病情况下，水的需求或排泄超出此调节，就会引起脱水或水肿。

第八节　膳食纤维

膳食纤维是指食物在人的消化道内不能被消化利用的植物性物质，是由上万种不同的碳水化合物组成的多糖和木质素。从化学分析观点膳食纤维可分为不溶性膳食纤维和可溶性膳食纤维两大类。常见食物中的膳食纤维含量见表1-12。

表1-12　常见食物中膳食纤维含量*（g/100g）

食物名称	膳食纤维含量	食物名称	膳食纤维含量
小麦粉（标准粉）	2.1	甘薯（白心、红皮山芋）	1.0
小麦粉（富强粉）	0.6	甘薯（红心、红薯）	1.6
小麦粉（特二粉）	1.6	马铃薯	0.7
小麦胚粉	5.6	木薯	1.6
麸皮	31.3	白萝卜（莱菔）	1.0
大麦（元麦）	9.9	苤蓝（球茎甘蓝）	1.3
荞麦	6.5	冬笋	0.8
苦荞麦粉	5.8	玉兰片	11.3

食物名称	膳食纤维含量	食物名称	膳食纤维含量
莜麦面	4.6	大白菜（$\bar{x}$）	0.8
小米面	0.7	小白菜	1.1
玉米面（白）	6.2	卷心菜	1.0
玉米面（黄）	5.6	油菜	1.1
玉米糁（黄）	3.6	西兰花	1.6
高粱米	4.3	芥菜（雪里蕻）	1.6
薏米	2.0	芹菜茎	1.2
薏米面	4.8	苋菜	1.8
稻米（$\bar{x}$）	0.7	木瓜（番木瓜）	0.8
粳米（标二，标三）	0.4	葡萄（$\bar{x}$）	0.4
糯米（江米$\bar{x}$）	0.8	橙	0.6
黄豆（大豆）	15.5	苹果（$\bar{x}$）	1.2
黑豆（黑大豆）	10.2	红富士苹果	2.1
绿豆	6.4	鸭梨	1.1
豆腐（$\bar{x}$）	0.4	桃（$\bar{x}$）	1.3

*杨月欣，王光亚，潘兴昌．中国食物成分表2002．北京：北京医科大学出版社，2002．

一、膳食纤维的分类

1. 不溶性膳食纤维　包括纤维素、半纤维素和木质素，它们是植物细胞壁的组成成分。来源于谷类、杂粮和豆类种子的外皮（如麦麸、豆皮、豆渣、米糠）及蔬菜的茎和叶。

2. 可溶性膳食纤维　包括果胶、豆胶和藻胶等。主要存在于细胞间质，其中果胶来源于水果，豆胶来源于豆类，藻胶取自于海藻等。膳食中食物纤维含量因摄入食物的数量、种类和蔬菜部位不同而不同。

二、膳食纤维的化学组成与特性

1. 纤维素　是由许多葡萄糖单体聚合而成的多糖。有弹性，能吸水膨胀，在肠内捕捉电解质和有机酸。

2. 半纤维素　半纤维素和纤维素不同，是一类含多种戊糖和己糖聚合的多糖。部分可被结肠细菌分解为单糖。多数为不溶性的，少数为可溶性的。他们在肠道内吸收水分，并能与阳离子结合。

3. 木质素　由苯丙烷单体聚合而成，不属于多糖类，在结肠内不被消化吸收。能与胆盐和其他有机物质结合，可延缓和减少小肠对某些营养素的吸收。

4. 果胶　由半乳糖醛酸所组成，在结肠中几乎全部被消化。豆胶是半乳糖和甘露糖的聚合物，藻胶是甘露糖醛酸与古洛糖醛酸的聚合物。这些植物胶有很强的吸水性和离子交换能力，具有形成胶冻的重要性能。在食品工业中常用作胶凝剂和增稠剂。如果冻、洋粉冻、果酱、杏仁豆腐等。豆胶在小肠中可与胆汁酸及其他有机物质结合，用于饮食治疗。

膳食纤维在肠内相对的不溶解，但结肠中的细菌酶可以使之分解。其中一部分分解为短链脂肪酸、水、二氧化碳、氢气和甲烷。一般有50%~90%的食物纤维可被降解。

三、膳食纤维的生理功能

膳食纤维是一类重要的非营养素，是人体在消化过程中必不可少的物质。

1. 促进肠蠕动 纤维有一定体积，可促进肠蠕动，缩短食物残渣及有毒物质在肠道内的存留时间，有利通便，防止便秘，又起到解毒防癌的作用。

2. 预防疾病 纤维素能抑制机体对胆固醇的吸收和增加胆酸的排泄，显著降低血清胆固醇的作用。纤维素在肠道影响血糖的吸收，可预防心血管疾病、糖尿病的发生。

3. 控制肥胖 纤维素热量少，体积大，具有一定的饱腹感，可减少热量摄入，防止肥胖。但摄入过多可影响钙、磷、铁、镁等离子的吸收，并易产生肠胀气，引起大便次数过多等不适现象。

四、膳食纤维的供给

关于膳食纤维的供给量，一般成人每日在12~24g，但由于不同人群饮食习惯差别很大，不同年龄、性别、生理特点及身体状况等对增加膳食纤维的反应也不一样，应灵活掌握。人们日常膳食中只要不吃得过于精细，不偏食，粗、细粮合理搭配，多吃些蔬菜和水果，膳食纤维一般能够满足机体的需要。

第二章 各类食物的营养价值

食物的营养价值是指某种食品所含热能和各种营养素满足人体营养需要的程度，主要取决于摄入食品的种类、数量，进入机体后的消化、吸收、利用情况和烹调方法等。因为每类食物都有其特定的营养素构成，了解它们各自的营养价值，就可合理地选择、利用、烹调，使其满足人体需要。依据我国人民的饮食习惯及国情，可将食物大体分为以下五类。

第一节 粮谷类和薯类

粮谷类是我国人民的主要食物，包括大米、小麦、小米、玉米及高粱等。薯类包括马铃薯、红薯、木薯等。粮谷类的主要成分为淀粉，膳食中 60%~70% 的热量、70% 的碳水化合物、50% 左右的蛋白质以及膳食纤维、B 族维生素和矿物质是由粮谷类提供的。小米、玉米中含有胡萝卜素，谷类的胚芽、谷皮中含有维生素 E。这些营养素在体内发挥着不同的营养作用和功能，如中医认为小麦能养心安神、清热除烦，麦片能温健脾胃、补益心气，糯米能补中益气、健脾止泻，薏苡仁能健脾除湿、消痈除痹等。

粮谷类食品在加工和烹调时会损失营养素，应加以注意。例如谷物不要加工太细，烹调时避免淘洗次数太多，不要加碱，以免损失水溶性维生素。为提高其营养价值，可与豆类混合食用，也可以对食品进行营养素强化。

第二节 豆类和坚果类

豆类主要为大豆，还有绿豆、红小豆、豇豆、蚕豆等，主要提供蛋白质、脂肪、矿物质及维生素。尤其是黄豆和青大豆含蛋白质较高，约为 40%，为优质蛋白质。豆类富含植物油脂，为不饱和脂肪酸，其中必需脂肪酸亚油酸含量高达 50% 以上。经常摄入大豆可预防心血管疾病的发生，有益健康。绿豆除以上营养作用外，还具有清热解毒、清暑防暑的作用；赤小豆具有清热利水、散血消肿、通乳的作用。

豆类及其制品加工和烹调方法不同，消化率也不一样。如将大豆制成豆腐，加工过程中减少了膳食纤维，提高了消化吸收率；如再制成腐乳，经过发酵，会使蛋白质分解，不但能提高消化吸收率，而且会增加维生素 B_{12} 和核黄素的含量。将豆类发芽会增加维生素 C 的含量。生大豆中含有抗胰蛋白酶，将大豆加热煮熟后可使其破坏，提高蛋白质的消化率。整粒大豆熟食，消化率为 65%，豆腐的消化率则为 92%。如果加工方法不当，会降低食物的营养价值，如在加工豆腐的过程中，大量的 B 族维生素会流失。

坚果类包括花生、核桃、松子、葵花子及榛子等，含脂肪及蛋白质较丰富，油脂可高达 50%~70%，蛋白质为 15%~20%。此类食品可滋补肝肾，强健筋骨，所含脂肪由不饱和脂肪酸组成，是构成脑组织的物质，并可为脑组织的活动提供能量，是天然的健脑食品，对老年人及脑力劳动者很有益处。

第三节　蔬菜和水果

蔬菜和水果是人们膳食中不可缺少的重要食品，约占每日食物摄入量的 40%。根据蔬菜的结构性状及可食部位的不同，分为：叶菜类，如大白菜、小白菜、菠菜、韭菜、油菜、香菜等；根茎类，如萝卜、胡萝卜、土豆、芋头、葱等；瓜果类，如黄瓜、冬瓜、苦瓜、茄子、西葫芦、西红柿等；鲜豆类，如扁豆、毛豆、芸豆、蚕豆等；花菜及食用蕈类，如菜花、黄花菜、香菇、木耳等。

蔬菜类碳水化合物含量不高，蛋白质、脂肪含量更少，但却富含矿物质，如钙、磷、铁、镁、铜、钾、锰等。油菜、小白菜、芹菜、雪里蕻等不仅含钙高，利用也较好。扁豆可健脾化湿，对脾虚有湿、体倦乏力、食少便溏或泄泻、妇女脾虚带下、暑湿吐泻等有治疗作用。菠菜、空心菜、茭白、葱头中因含有较多的草酸，影响钙的吸收，食用时当予以注意。蔬菜类是维生素特别是维生素 C 和胡萝卜素的重要来源，如辣椒、苦瓜、大白菜、油菜含维生素 C 丰富，莴苣叶、芹菜叶、胡萝卜含丰富的胡萝卜素。黄花菜、香椿、甘蓝含有维生素 B_2 和尼克酸。

水果如鲜枣、山楂、柑橘、草莓、柠檬含有丰富的维生素 C；香蕉、苹果、海棠等含有丰富的纤维素、果胶、有机酸、维生素和矿物质，可刺激消化液分泌，增进胃肠的蠕动，减少毒物吸收及防止便秘。枸杞滋补肝肾、明目、润肺，对肝肾阴虚之头晕耳鸣、腰膝酸软、遗精消渴，精血不足之眼目昏花、视力减退，以及阴虚劳嗽等有治疗作用。

但是，蔬菜和水果可受到农药和人畜粪便中寄生虫卵的污染，食用时要注意清洗和杀菌。

第四节　肉类和蛋类

肉类包括猪、牛、羊、鸡、鸭、鹅、马、驴、狗肉及其内脏等。蛋类指鸡蛋、鸭蛋、鹅蛋、鸽蛋和鹌鹑蛋。肉类中的蛋白质含量占 10%~20%，其中必需氨基酸含量和利用率均较高。肉类中所含的脂肪因部位不同而异，一般为 10%~30% 不等，主要成分是甘油三酯和少量的胆固醇、卵磷脂。肉类碳水化合物含量较少，但含有丰富的 B 族维生素。畜类动物内脏一般含脂肪较少，肝脏、肾脏等维生素 A 含量极丰富，还含有维生

素 B_{12} 和叶酸。蛋类蛋白质生物价高达94%以上，是蛋白质及铁的主要来源。蛋黄中含有维生素 A、维生素 D、维生素 B_1 和维生素 B_2，并含磷、镁、钙、铁、锌等。生蛋清中含有一种抗生物素蛋白，或称卵白素，能够与生物素在肠管内结合成难以消化吸收的化合物，引起体内生物素缺乏，影响身体健康。另外，生吃蛋类也不卫生，所以应当煮熟食用。

不同的肉类具有不同的作用，如牛肉补脾胃，益气血，强筋骨；羊肉补益精血，温中暖肾；猪肝养肝明目补血；猪肾补肾止遗，止汗利水；乌骨鸡养阴退热，益脾补中；鸡子黄益阴除烦等。

肉类加工、烹调时除水溶性维生素（主要为维生素 B_1）有损失外，其他营养素损失很少，且各种炖、煮的方法可提高其营养价值。

第五节 奶类、鱼类及其制品

奶类、鱼类及其制品是优质蛋白质、脂溶性维生素和矿物质的良好来源。这些食物中蛋白质的氨基酸组成更适合人体需要，且赖氨酸含量较高，有利于补充植物蛋白质中赖氨酸的不足。奶类含钙量丰富，且吸收、利用程度高，是极好的钙来源。鱼类特别是海鱼所含的不饱和脂肪酸有降低血脂和防止血栓形成的作用，如金枪鱼中含有多不饱和脂肪酸。

传统医学认为不同的鱼类具有不同的功能，如黄花鱼具有补虚益精、开胃消食、调中止痢的作用，用以治疗久病体虚、面黄羸瘦、目昏神倦、脾胃虚弱、少食腹泻或营养不良、脾虚水肿等。鲤鱼健脾益气，利水消肿，下气通乳。牡蛎可滋阴养血，养心安神。牡蛎肉含有丰富的微量元素锌，对儿童智力有促进作用。鲫鱼健脾利湿，主治脾虚食少、乏力、浮肿、小便不利等。

第三章　不同生理条件人群的营养与膳食

人体在生长发育、成熟和逐渐衰老的不同生命阶段，对热能和各种营养素的需求是不同的。为适应人体的这种变化，不同生理条件的人群应采取相应的膳食方案，使机体处于健康状态，亦有利于预防疾病。

第一节　合理营养

随着经济的发展和人民生活水平的不断提高，我国的食品供应和饮食条件也大大改善。如何指导人群科学地用膳，合理地搭配食物，经济、高效地利用食物，是时代赋予营养工作者新的使命。

一、合理营养的概念

自古以来，我国就有关于合理营养的叙述。如《黄帝内经》中就论述了"五谷为养，五畜为益，五果为助，五菜为充"的膳食理念，即以粮食为主，供给能量、碳水化合物和蛋白质，动物性食品补充蛋白质和脂肪，用水果和蔬菜补充维生素和矿物质。有关记载中还有"饮食有节，饮食以时，饥饱得中"的观点，均与现代营养学的要求符合。但由于经济发展和营养知识宣传等方面的原因，人群中仍然存在着"吃大鱼、大肉就有营养"，"价格越贵的食品营养价值越高"，"食物加工的越精越好"等错误认识，营养过剩、营养缺乏和"文明病"的患病情况不容乐观。那么，什么才是科学的营养观？如何合理地调配膳食呢？

合理营养是指通过平衡膳食和科学的烹调加工，提供给机体种类齐全、数量充足、比例合适的热能和各种营养素，并使之与机体的需要保持均衡。而平衡膳食是合理营养的物质基础，是合理营养在膳食方面的具体体现。

二、平衡膳食的基本要求

1. 供给足量的能量和营养素，并保持各种营养素之间数量上的平衡　除了母乳能满足 4 个月以内婴儿的营养需求外，没有任何一种食物能提供机体所需的各种营养素和能量。因而，只有摄入多种食物，才能满足合理营养的要求。食物分为谷类与薯类、动物性食品、豆类和坚果、蔬菜水果和菌藻类、纯能量食物五大类，建议每天膳食中都应包含这五大类食物，每类食物中选 2~4 种，以保持各种营养素的平衡。由于不同性别、年龄、劳动强度和生理状态的个体对营养需要有差异，膳食提供的能量及营养素的量应与此相适应。

2. 食物的储存、加工、烹调手段合理 烹调加工可使食物具有良好的感官性状，提高食物的消化率，达到消毒的目的。从营养角度考虑，还应注意最大限度地减少营养素的损失。如尽量使用蒸、煮，少用煎、炸的烹调方法；蒸馒头与煮粥时少放碱；蔬菜应先洗后切、急火快炒，并可采用勾芡、上浆、加醋等方法。

3. 合理的膳食制度 就是把每天的食物定时、定量、定质地分配到各餐中，使食物中的营养素能充分消化、吸收和利用，并使进餐与日常生活和生理状况相适应。一般情况下，大多数人的膳食为一日三餐。早餐补充夜间的消耗和提供上午活动的需要，可选择奶、蛋、蔬菜、水果及适量的主食。午餐前后均是消耗能量的时间，除谷物外，可摄入含蛋白质、脂肪较高的食物。晚餐食物体积可与中餐相近，但要减少蛋白质、脂肪的摄入。对于儿童和老人，由于消化能力较弱，三餐可适当少吃，在两餐之间再加一餐。

4. 良好的饮食习惯和进食环境 即养成定时、定量进食的习惯，不偏食、不挑食、不暴饮暴食。进食环境要整洁、舒适、优美，远离工作环境及噪音，使进食者轻松愉快地专心进食，消除工作中的疲劳，利于食物的消化吸收。

5. 食物对人体无毒无害，不含致病微生物和有毒化学物质 食物储存的时间长，会有营养素的流失；若发生腐败变质或被有害物质污染，还会引起人的急、慢性中毒。因此，要选择新鲜、无毒、无害的食物。

三、中国居民膳食指南

《中国居民膳食指南》是根据营养学原理，针对中国居民的营养状况及膳食中存在的主要问题而提出的通俗易懂、简明扼要的合理膳食指导原则。制定膳食指南的目的是帮助居民合理选择食物，进行适量的身体活动，以改善人群的营养和健康状况，预防慢性病的发生，提高国民的健康素质。中国营养学会在 2007 年修订的《中国居民膳食指南》，包括一般人群膳食指南（适用于 6 岁以上人群）、特定人群膳食指南和平衡膳食宝塔三部分，有关特定人群膳食指南在本章第二至五节介绍，其他两部分的具体内容为：

（一）一般人群膳食指南

1. 食物多样，谷类为主，粗细搭配 食物的种类多种多样，但各种食物所含的营养成分各不相同。平衡膳食必须由多种食物组成，才能满足人体合理营养的需要。谷类包括米、面、杂粮，是人体能量的主要来源，可以提供碳水化合物、蛋白质、膳食纤维及 B 族维生素。坚持谷类为主是为了保持我国膳食的良好传统，避免高能量、高脂肪和低碳水化合物膳食的弊端。一般成年人以每天摄入 250~400g 谷类食物为宜。另外，每天最好吃 50~100g 的粗粮、杂粮和全谷类食物。稻米、小麦不要研磨得太精，以免损失维生素、矿物质和膳食纤维。

2. 多吃蔬菜、水果和薯类　蔬菜水果含水分大、能量低，是维生素、矿物质、膳食纤维和植物化学物质的重要来源。薯类含有丰富的淀粉、膳食纤维以及多种维生素和矿物质。富含蔬菜、水果和薯类的膳食对保持肠道正常功能，提高免疫力，降低患肥胖、糖尿病、高血压等慢性疾病的风险具有重要作用。我国成年人宜每天吃蔬菜 300～500g，水果 200～400g，并注意增加薯类的摄入。

3. 每天吃奶类、大豆或其制品　奶类除含丰富的优质蛋白质和维生素外，含钙量较高，且利用率很高，各年龄人群适当多饮奶有利于骨骼健康。建议每人每天平均饮奶300ml。饮奶量多或有高血脂和肥胖倾向者应选择低脂、脱脂奶。大豆含丰富的优质蛋白质、必需脂肪酸、多种维生素和膳食纤维，且含有磷脂、低聚糖以及异黄酮、植物固醇等多种植物化学物质，建议每人每天摄入 30～50g 大豆或其制品。

4. 常吃适量的鱼、禽、蛋和瘦肉　鱼、禽、蛋和瘦肉均属于动物性食物，是人类优质蛋白、脂类、脂溶性维生素、B 族维生素和矿物质的良好来源。瘦畜肉铁含量高，且利用率好；鱼类和禽类脂肪含量较低，并含有较多的多不饱和脂肪酸；蛋类富含优质蛋白质，各种营养成分比较齐全，是很经济的优质蛋白质来源。动物性食物往往含有一定量的饱和脂肪酸和胆固醇，摄入过多可能增加患心血管病的危险。推荐成人每日摄入鱼虾类 50～100g，畜禽肉类 50～75g，蛋类 25～50g。

5. 减少烹调油用量，吃清淡少盐膳食　脂肪是人体能量的重要来源之一，并可提供必需脂肪酸，有利于脂溶性维生素的消化吸收，但脂肪摄入过多可引起肥胖、高血脂、动脉粥样硬化等多种慢性疾病。盐的摄入量过高与高血压的患病密切相关。食用油和食盐摄入过多是我国城乡居民共同存在的营养问题。为此，建议我国居民应养成吃清淡少盐膳食的习惯，即膳食不要太油腻，不要太咸，不要摄食过多的动物性食物和油炸、烟熏、腌制食物。建议每人每天烹调油用量不超过 25～30g，食盐摄入量（包括酱油、酱菜、酱中的食盐）不超过 6g。

6. 食不过量，天天运动，保持健康体重　进食量和运动量平衡才能保持健康的体重。如果进食量过大而运动量不足，多余的能量就会在体内以脂肪的形式积存下来，增加体重，造成超重或肥胖；而食量不足，可引起体重过低或消瘦。健康体重是体质指数（BMI）在 $18.5kg/m^2$～$23.9kg/m^2$ 之间。目前我国大多数成年人体力活动不足或缺乏体育锻炼，应改变久坐少动的不良生活方式，坚持每天多做一些消耗能量的活动。建议成人每天累计进行相当于步行 6000 步以上的运动。

7. 三餐分配合理，零食适当　即合理安排一日三餐的时间及食量，进餐定时定量。早餐提供的能量应占全天总能量的 25%～30%，午餐应占 30%～40%，晚餐应占 30%～40%，可根据职业、劳动强度和生活习惯进行适当调整。一般情况下，早餐安排在6：30～8：30、午餐在 11：30～13：30、晚餐在 18：00～20：00 为宜。要天天吃早餐并保证其营养充足，午餐要吃好，晚餐要适量。不暴饮暴食，不经常在外就餐。零食作为一日三餐之外的营养补充，可以适当选用。

8. 足量饮水，合理选择饮料　进入体内的水和排出来的水应处于平衡状态，饮水不足或过多都会对人体健康带来危害。在温和气候条件下生活的轻体力活动的成人，每天最少需水 1200ml。饮水应少量多次，没有感到口渴就主动饮水。饮水最好选择白开水和淡茶水。乳饮料和纯果汁饮料含有一定量的营养素和有益膳食成分，可适量饮用。有些饮料添加了一定的矿物质和维生素，适合热天户外活动和运动后饮用。有些饮料只含糖和香精香料，营养价值不高。

9. 饮酒限量　白酒基本上是纯能量食物，不含其他营养素。无节制地饮酒，会使食欲下降，以致发生多种营养素缺乏、急慢性酒精中毒、酒精性脂肪肝，严重时甚至会造成酒精性肝硬化。过量饮酒还会增加患高血压、中风等疾病的危险，并可导致事故及暴力的增加，对个人健康和社会安定都是有害的。饮酒还会增加患某些癌症的危险。若饮酒，应尽可能饮用低度酒，并控制在适当的限量以下，建议成年男性一天饮用酒的酒精量不超过 25g，成年女性一天饮用酒的酒精量不超过 15g。孕妇和儿童、青少年应忌酒。

10. 吃新鲜卫生的食物　食物放置时间过长就会变质，产生对人体有毒有害的物质。另外，食物中还可能含有或混入各种有害因素，如致病微生物、寄生虫和有毒化学物质等。吃新鲜卫生的食物是防止食源性疾病、实现食品安全的根本措施，因此应采购正规厂家生产、在保质期内、外观正常的食物。烟熏食品及有些加色食品可能含有苯并芘或亚硝酸盐等有害成分，不宜多吃。注意保持良好的个人卫生以及食物加工环境和用具的洁净，避免食物烹调时的交叉污染。腌制食物要加足食盐，并避免高温环境。避免误食含有天然毒素的动物或植物性食物。

（二）中国居民平衡膳食宝塔

中国居民平衡膳食宝塔（以下简称膳食宝塔）是根据《中国居民膳食指南》的核心内容，结合中国居民膳食的实际状况，把平衡膳食的原则转化成食物的种类、合理的数量及适宜的身体活动量，并以直观的宝塔形式表现出来，便于居民理解和在日常生活中应用。

1. 膳食宝塔的结构　膳食宝塔的五层结构包含了我们每天应吃的主要食物种类，而各层的位置和面积则反映各类食物在膳食中的地位和比重。新的膳食宝塔图增加了水和身体活动的形象，强调足量饮水和增加身体活动的重要性。具体见图 3-1。

2. 膳食宝塔建议的各类食物摄入量　膳食宝塔建议的各类食物摄入量指食物可食部分的生重。各类食物的重量不是指某一种具体食物的重量，而是一类食物的总量，因此在选择具体食物时，实际重量可以用同类食物互换。

3. 膳食宝塔的应用

（1）确定适合自己的能量水平　膳食宝塔中建议的每人每日各类食物适宜摄入量范围适用于一般健康成人，在实际应用时要根据个人的年龄、性别、身高、体重、劳动强度、季节等情况适当调整。

（2）根据自己的能量水平确定食物需要　膳食宝塔按照能量消耗水平建议了 10 类食物的摄入范围，应用时要根据自身的能量需要进行选择。膳食宝塔中建议的各类食物

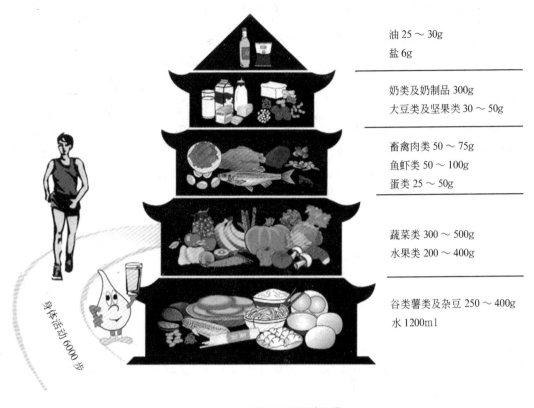

油 25 ～ 30g

盐 6g

奶类及奶制品 300g

大豆类及坚果类 30 ～ 50g

畜禽肉类 50 ～ 75g

鱼虾类 50 ～ 100g

蛋类 25 ～ 50g

蔬菜类 300 ～ 500g

水果类 200 ～ 400g

谷类薯类及杂豆 250 ～ 400g

水 1200ml

身体活动 6000 步

图 3-1　中国居民平衡膳食宝塔

摄入量是一个平均值，每日膳食应尽量包含膳食宝塔中的各类食物，但无需每日都严格按照各类食物的量吃，只要在一周左右的时间内，各类食物摄入量的平均值符合膳食宝塔的建议即可。

（3）食物同类互换，调配丰富多彩的膳食　选择多种多样的食物，不仅是为了获得均衡的营养，也是为了使饮食丰富，满足人们的口味享受。应用膳食宝塔可把营养与美味结合起来，按照同类互换、多种多样的原则调配一日三餐。

（4）因地制宜，充分利用当地资源　我国幅员辽阔，各地的饮食习惯及物产不尽相同，只有因地制宜，充分利用当地资源，才能有效地应用膳食宝塔。

（5）养成习惯，长期坚持　膳食对健康的影响是长期的。科学地应用平衡膳食宝塔需要自幼养成习惯，并坚持不懈，才能发挥对健康的促进作用。

第二节　婴幼儿的营养与膳食

婴儿是指出生至 1 岁的孩子。幼儿是指 1～3 岁的孩子。婴幼儿时期是人类生长发育和智力发育的关键时期，这段时期的营养状况如何，对其一生有很大的影响。

一、婴幼儿的生长发育特点及营养需求

1. 生长发育迅速　婴儿期是人生长发育的第一高峰期。新生儿出生时的平均体重为 3.0kg（2.5~4.0kg），以后每月增长 0.6kg，6 月龄时增加至出生时的 2 倍，12 月龄时增加至出生时的 3 倍。新生儿的平均身长为 50cm，1 岁时达 75cm。出生时脑重约370g，6 月龄时增加至出生时的 2 倍（600~700g），1 岁时达 900~1000g，接近成人脑重的 2/3。幼儿体重每年增加 2~3kg，身高第 2 年增长 11~13cm，第 3 年增长 8~9cm。幼儿已开始行走，活动量增加，语言和智力发育也加快。因而，婴幼儿对能量的需要比成人要高。蛋白质应占总能量的 15%，脂肪占能量的比重可增加至 35%~45%，维生素 A和维生素 D 的摄入要与生长发育平衡。

2. 消化系统发育不成熟　婴幼儿的消化器官幼稚，胃的容量小，消化液分泌较少，消化能力不强；牙齿正在生长，咀嚼能力有限；不恰当的喂养易致营养不良和机体抵抗力下降。此外，要注意预防钙、铁、锌、碘等缺乏病。

二、婴儿喂养

对人类而言，母乳是唯一的营养最全面的天然食物，而且其中的营养素与婴儿的消化功能相适应，是婴儿的首选食物。但若母亲患有较严重的心、肝、肾、内分泌疾病或恶性肿瘤、活动性结核病、精神病等，或婴儿患有不宜母乳喂养的苯丙酮尿症、半乳糖血症等遗传代谢性疾病时，就要采用人工喂养。若乳母因为各种原因引起乳汁分泌太少或因为工作不能按时哺乳时，可采用混合喂养。

（一）母乳喂养

完全用母乳满足婴儿的全部液体、能量和营养需要的喂养方式称母乳喂养。充足的母乳喂养所提供的能量及各种营养素的种类、数量和比例优于任何代乳品，并能满足4~6 月龄以内婴儿生长发育的需要。婴儿应获得母乳喂养至少 4 个月，最好维持 2 年。

1. 母乳喂养的优点

（1）母乳含优质蛋白质　虽然母乳的蛋白质总量低于牛乳，但其中的乳清蛋白比例高，酪蛋白比例低，在胃内形成较稀软的凝乳，易于消化吸收。

（2）母乳含丰富的脂肪　母乳中所含脂肪与牛乳相当，但其含有丰富的脂肪酶，易于被婴儿消化吸收；母乳含有大量的亚油酸，可防止婴儿湿疹的发生；母乳还含有较多的卵磷脂、鞘磷脂及牛磺酸等，可满足婴儿脑部的发育。

（3）母乳含丰富的乳糖　乳糖除提供能量外，还有利于钙的吸收，促进益生菌的生长，有利于婴儿肠道的健康。

（4）母乳中的矿物质容易吸收　母乳中钙含量低于牛乳，但钙、磷比例合适，利于婴儿吸收并能满足其需要；母乳与牛乳中的铁含量均较低，但母乳铁的吸收率比牛乳高得多；母乳中的锌、铜含量也高于牛乳，利于婴儿的生长发育。

（5）母乳中的维生素充足　母乳的维生素 A、维生素 C、维生素 E 等含量高于牛

乳；维生素 D 在母乳中含量较少，但若能经常晒太阳，亦能预防佝偻病；母乳中的维生素 K 含量低于牛乳，应注意补充。

（6）母乳中含丰富的免疫物质，可增加喂养儿的抗感染能力 母乳中含多种免疫球蛋白，尤其是分泌型 IgA，为婴儿提供特异性免疫保护；母乳中含丰富的乳铁蛋白、溶菌酶、乳过氧化氢酶、补体因子 C_3 及双歧因子等非特异性免疫物质。

（7）母乳喂养不易发生过敏，而且卫生、经济、方便。

（8）哺乳行为可增进母婴间情感的交流，促进婴儿智力及正常情感的发育，并且有利于母亲子宫的收缩、产后恢复和降低患乳腺癌的危险。

2. 有关母乳喂养的几个具体问题

（1）做好哺乳的准备 在孕期就应注意营养，保证乳房的正常发育，做好乳房的保健和卫生，为哺乳做好准备。

（2）早期开奶 初乳对婴儿防御感染及建立初级免疫系统十分重要。尽早开奶可减轻婴儿生理性黄疸、生理性体重下降和低血糖的发生。产后 30 分钟即可哺乳。

（3）母乳喂养的方法 出生 4~6 小时的新生儿可暂不哺乳，每隔 2 小时用奶瓶喂少许 5% 的葡萄糖水，以预防低血糖引起的大脑损伤。产后 1~2 日，母乳分泌少，应每 3~4 小时哺乳一次，每次 2~4 分钟。3~4 日后，乳汁逐渐充足，可每次哺乳 15~20 分钟。自出生到 6 个月都要喂温开水，加在白天的两次哺乳之间，从 30ml 逐渐增至 100ml。哺乳的间隔时间可随婴儿月龄的增长而延长，一般出生 1~2 个月每 3 小时哺乳一次；3~5 个月，每 3~4 小时一次，并逐渐延长夜间哺乳的间隔；6 个月以后 4 小时哺乳一次，力争养成夜间不哺乳的好习惯。

（4）尽早抱婴儿到户外活动 母乳中维生素 D 含量较低，适宜的阳光会促进皮肤维生素 D 的合成。

（5）及时添加辅助食品 在母乳喂养 4~6 个月后，可逐步添加婴儿所必需的辅助食品（见本节"添加辅助食品"），以满足婴儿生长发育的需要。

（二）人工喂养

由于各种原因不能采用母乳喂养婴儿，而完全采用牛乳、羊乳等动物乳及其制品或植物性代乳品喂养婴儿称人工喂养。人工喂养时，应尽量采用配方乳、牛乳、鲜羊乳、乳粉等乳类及其制品，其次才是豆类、谷类等代乳品。

1. 婴儿配方乳粉 也称母乳化乳粉，是调整牛乳中的营养成分，使之接近母乳后制成的乳粉。方法是在牛乳中添加乳清蛋白、乳糖；脱去牛乳中的脂肪，添加适量植物油；脱去部分钙、磷、钠盐；强化牛磺酸、核酸、维生素 D、维生素 A 及适量其他维生素。婴儿配方乳粉依据母乳的营养素含量及其组成模式进行调整生产，比牛乳更适合小婴儿。但因其缺乏母乳中的免疫因子和生物活性因子，而且价格较贵，仍不及母乳。选用后可按产品说明书进行调制和喂哺。

2. 牛乳 牛乳的蛋白质和矿物质含量比母乳高 2~3 倍，而乳糖含量仅为母乳的 60%，故使用时需要用水稀释，并加入 5%~8% 的糖，使其成分接近母乳，以帮助蛋白质的消化并减轻肾脏负担。一般新生儿可用 2 份鲜牛奶加 1 份水稀释（2：1），两周后改为 3：1，再逐渐增至 4：1，可用开水或米汤稀释。加糖稀释后应煮沸，以消毒并使乳中的蛋白质变性而易于消化。每日人工喂养的次数、间隔时间和每次喂哺量的个体差异较大，以吃饱为度。无新鲜牛乳时，可用全脂乳粉加水冲调后喂养婴儿，但不宜长期用脱脂乳粉及炼乳喂养婴儿。因为脱脂乳粉脂肪含量在 1% 以下，能量不足；而甜炼乳含蔗糖 40% 左右，蛋白质含量相对较低。

3. 豆浆　豆浆含有丰富的大豆蛋白、维生素和钙，对牛乳过敏的婴儿或在乳制品缺乏的地区可作为 3 个月后婴儿的代乳品，饮用时应煮沸、煮透，最好现做现食。

（三）混合喂养

由于母乳不足或母亲工作等原因不能按时给婴儿哺乳时，采用牛乳或其他代乳品作为补充或部分替代母乳的喂养称混合喂养。用以补充或替代母乳的食品与人工喂养相同，6 个月前以乳类为主，目的是保证优质蛋白质的供给。6 个月后，除乳类外，可补充豆类和谷类食品。喂养的方法、次数和时间随乳母的具体情况而定。6 个月内的婴儿应尽量采用补授法，即先哺母乳，将乳房内乳汁吸空，不足时再喂其他食品，以促进乳汁的分泌，防止母乳量的进一步减少。如母亲因故不能按时哺乳，可用其他乳类或米、面替代一次母乳，称代授法。乳母应将多余的乳汁及时挤出，并保存在清洁的容器中，待煮沸消毒后仍可喂哺婴儿。但每日母乳喂哺的次数最好不少于 3 次，否则，泌乳量会很快减少。

（四）添加辅助食品

辅助食品是由单纯母乳喂养逐渐过渡到完全由母乳以外的食物喂养时给婴儿吃的食物。无论采用何种喂养方法，为满足婴儿生长发育的需要和增强消化机能，都要及时添加辅助食品。制作辅助食品时应尽可能少放糖、不放盐、不加调味品，可添加少量食用油。添加辅助食品的原则是：适时添加、由一种到多种、从少量到适量、由液体到固体、哺乳前添加。具体添加的时间和种类如下：

1. 出生 2~4 周，补充安全量的维生素 A 及维生素 D（或鱼肝油）。

2. 人工喂养儿第 2 周、母乳喂养儿第 5~6 周，添加菜汁、果汁或维生素片剂 20mg。

3. 人工喂养儿第 2~3 月、母乳喂养儿第 3~4 月，添加蛋黄、米、面糊。

4. 第 5~6 月，添加米粥、煮软的挂面、菜泥、果泥、鱼泥。

5. 第 7~9 月，添加粥、软面、全蛋、肝泥、碎肉末、豆腐、饼干、烤面包片、烤馒头片、煮甜薯、煮洋芋。

6. 第 10~12 月，添加软饭、馒头、包子、面条、豆腐干、碎菜、碎肉等。

三、幼儿期的膳食指南

幼儿膳食是从婴儿期以乳类为主，过渡到以奶、蛋、鱼、禽、肉及蔬菜、水果为辅的混合膳食，最后以谷类为主的平衡膳食。

1. 每日饮奶　每日供给幼儿配方奶或相应的奶制品不少于350ml。

2. 供应富含营养的食物　膳食中需要增加富含钙、铁的食物及增加维生素A、维生素C、维生素D等的摄入，必要时补充强化铁食物、水果汁、鱼肝油及维生素片。选择蛋类、鱼虾类、瘦禽畜肉等100g，粮谷类食物100~150g，植物油20~25g，新鲜蔬菜和水果各150~200g。有条件的地方，每周给孩子吃一些动物肝、血和海产类食物。忌用刺激性食物，少用或不用含味精、糖精、色素等添加剂的食品，慎用各种营养液及其制剂。

3. 烹调方法应与幼儿的消化、代谢能力相适应　幼儿膳食应单独加工，将食物切碎煮烂，去除食物的皮、核、骨、刺，采用蒸、煮、炖、煨等烹调方式，口味清淡，少加调味品，并注意食谱的变化。

4. 养成良好的饮食习惯　要引导和教育孩子自己进食。吃饭时暂停其他活动。每日可采用三餐两点制，进餐有规律。不挑食、不偏食、不乱吃零食。

5. 足量饮水，少喝含糖和碳酸的饮料　幼儿每天需要饮用600~1000ml的水，最好选择白开水。市场上销售的饮料大多含有葡萄糖、碳酸、磷酸等物质，过多饮用会导致肥胖和龋齿。

6. 多做户外活动，监测生长发育情况　每天坚持1~2小时的户外游戏或活动，既可接受日光照射，促进皮肤维生素D的合成和钙的吸收，又可锻炼体能和智能。每隔2~3个月测量一次孩子的身高和体重，并作记录，以了解孩子发育的进度；注意孩子的血红蛋白是否正常；避免在幼年出现过胖，如果有这种倾向，可能是因为偏食含脂肪过多的食物，或是运动过少，应做适当的调整，改变不合理的饮食行为。

第三节　儿童和青少年的营养与膳食

学龄前儿童是指4~6岁的儿童。学龄儿童是指6~12岁上小学的儿童。读中学的阶段称学龄青少年，为13~18岁。儿童和青少年营养需要有各自的特点，其共同特点是生长发育需要充足的能量及各种营养素。

一、学龄前儿童的营养与膳食

（一）学龄前儿童的生理及营养特点

1. 身高、体重稳步增长，基础代谢率仍较高　与婴幼儿相比，此期的生长速度减慢，各器官逐渐发育成熟。由于活动较多，应提供足够的蛋白质、能量和营养素。蛋白质的供热比例达12%~14%。

2. 消化能力有限　由于咀嚼及消化道发育不完善，应注意食物的烹调方法。

3. 存在营养缺乏问题　易导致钙、铁、锌、维生素A、维生素D的缺乏和肥胖，某些农村地区易发生蛋白质、能量摄入不足。钙的AI为800mg/d，铁的AI为12mg/d，锌的RNI为12mg/d，碘的RNI为90μg/d。

（二）学龄前儿童的膳食指南

1. 食物品种宜多样，以谷类为主   每日需进食谷类主食 125~250g，牛奶 200~300ml，鸡蛋 1 个，无骨鱼、虾、禽、肉等 100g，豆或豆制品 10~20g，蔬菜 100~200g 和适量水果。每周进食一次动物肝或动物血，一次富含碘、锌的海产品。荤素搭配合理，提供丰富而平衡的膳食。

2. 讲究烹调   注意食物的色、香、味、形，以促进食欲；加工中注意减少维生素的损失；讲究粗粮细做，适应其消化能力；膳食清淡、少盐、少油，避免添加辛辣等刺激性调味品。

3. 正确选择零食，引导孩子饮用清淡而充足的饮料   建议零食选用乳制品、海产品、蛋制品、豆制品、新鲜蔬菜水果及坚果类食品，少选油炸食品、糖果和甜点；每日饮水 1000~1500ml，首选白开水。

4. 养成良好的饮食和卫生习惯   继续采用“三餐两点”的膳食制度，定时、定点、定量用餐；不偏食、不挑食；饭前不吃零食；自己用筷、匙吃饭；吃饭时专心，细嚼慢咽；饭前洗手，饭后漱口，吃饭前不做剧烈运动。

5. 食量与体力活动要平衡，保持正常体重   部分城市儿童饮食量大而运动量少，应调整饮食和重视户外活动，避免肥胖。

二、学龄儿童和青少年的营养与膳食

（一）学龄儿童和青少年的生理及营养特点

1. 生长迅速、代谢旺盛   学龄期儿童身高、体重增长较快。每年身高增长 5~6cm，体重增加 2~3kg。此期对能量的需求已接近成人。蛋白质需要量占能量的 15% 左右才能维持正氮平衡。青少年进入生长发育的第二个高峰期，身高、体重快速增长。身高每年可增加 5~8cm，个别的可达 10~12cm；体重每年增加 2~5kg，个别的可达 8~10kg。我国推荐的能量 RNI 为：男 12.00MJ（2900kcal）/d，女 10.04MJ（2400kcal）/d。青少年每日摄入的蛋白质应占供应总能量的 13%~15%，其中有一半以上为优质蛋白质，男 85g/d，女 80g/d。

2. 个体发育速度相差很大   尤其是女孩子发育早，有些学龄期儿童已经进入生长发育高峰期，要注意增加营养素的供应。

3. 性发育成熟，体成分发生变化   青春期生殖系统发育，第二性征逐渐明显。女孩的体内脂肪比重增加。

4. 主要的营养问题仍然存在   常见钙、铁、锌、维生素 A、维生素 B_2 等的缺乏和肥胖，青春发育期的女孩应增加碘的摄入。钙的 AI 为 1000mg/d；铁的 AI 为男 20mg/d，女 25mg/d；锌的 RNI 为男 19.0mg/d，女 15.5mg/d；碘的 RNI 为 150μg/d。

（二）学龄儿童和青少年的膳食指南

1. 三餐定时定量，保证吃好早餐   一般为一日三餐，早餐食入相当于全日总能量的 25%~30%，保证生长发育、学习和活动的营养需要。

2. 注意平衡膳食 摄入充足的奶类及豆类，丰富的含优质蛋白质的食物，如鱼、禽、蛋、肉等。每日摄入谷类主食 400~600g，牛奶 300ml，鸡蛋 1~2 个，鱼、禽、肉100~150g 及适量豆制品，500g 蔬菜和适量的水果，其中绿叶蔬菜不低于 300g。

3. 积极预防贫血 儿童和青少年生长迅速，铁需要量增加，加之女孩月经来潮后的生理性铁丢失，更易发生贫血，影响发育和健康。因此应注意经常吃含铁丰富的食物和新鲜的蔬菜水果等。

4. 养成良好的饮食习惯 不偏食，不挑食，不暴饮暴食，少吃零食，少吃快餐食品，饮用清淡而充足的饮料。

5. 参加体力活动和运动，避免盲目节食 合理饮食，少吃高能量的食物，如肥肉、糖果和油炸食品等，每天最好进行 60 分钟中等强度的体育锻炼，减少看电视、玩电子游戏等静态活动的时间，参与家务劳动，使能量的摄入和消耗达到平衡，保持适宜的体重。青少年尤其是女孩往往为了减肥盲目节食，引起体内新陈代谢紊乱，抵抗力下降，严重者可出现低血钾、低血糖，易患传染病，甚至由于厌食导致死亡，应引起重视。

第四节 孕妇和乳母的营养与膳食

育龄妇女的营养状况不仅关系到自身的健康，而且影响到胎儿、婴儿、青少年，甚至成人的体力和智力发展。建议妇女从孕前 3 个月就应多摄取富含叶酸的食物，每日补充叶酸 400μg，并持续至整个孕期；适当摄入含铁丰富的食物，缺铁或贫血的育龄妇女可适量摄入铁强化食物或在医生指导下补充小剂量的铁剂；除摄入碘盐外，每周至少摄入一次富含碘的海产食品；孕前 3~6 个月需要戒烟和禁酒。

一、孕妇的营养与膳食

妊娠期妇女的生理代谢会发生一系列的变化，以适应胎儿生长发育的需要，并为分娩和泌乳储备营养物质。按妊娠的时间，将妊娠 1~12 周称孕早期，妊娠 13~27 周称孕中期，妊娠 28~40 周称孕后期。

（一）孕妇的生理特点

1. 激素与代谢改变 孕妇体内的激素会发生一系列的变化，先是绒毛膜促性腺激素分泌增加，黄体产生的孕酮使胎盘形成；随后，胎盘产生大量雌激素和孕酮，刺激子宫和乳腺发育；进而，胎盘产生的绒毛膜生长催乳激素增加，促进乳腺生长。同时，孕妇的甲状腺功能增强，基础代谢率升高，使孕期的合成代谢增加，需要更多的能量与营养素。

2. 消化功能改变 孕妇的消化液分泌减少，胃肠蠕动减慢，易出现胃肠胀气及便秘。孕早期常有恶心、呕吐等妊娠反应。对某些营养素，如钙、铁、维生素 B_{12} 和叶酸的吸收能力增强。

3. 肾功能改变 由于要排泄自身和胎儿的代谢物，孕妇的肾小球滤过功能增强，排出尿素、尿酸、肌酐、葡萄糖、叶酸、氨基酸的量均比孕前增加。

4. 血容量和血液成分变化 孕期血浆增加30%，红细胞增加20%，使血液相对稀释，可出现生理性贫血。孕早期可有血清总蛋白的降低，孕期除血脂及维生素E含量较高外，血浆中其他营养素均降低。

5. 体重增加 孕期一般体重增加10~12.5kg。孕早期增重2kg左右，孕中期和孕后期每周稳定地增加350~400g。

（二）孕妇的营养需要

1. 能量 孕妇要维持自身的能量需要，还要为胎儿的生长发育、胎盘和母体的组织增长提供能量，因而，需要的总能量增加。孕早期的孕妇基础代谢没有明显变化，能量摄入与成年女子相同。对孕中、晚期的孕妇，我国的RNI为在平衡膳食的基础上，每天增加0.84MJ（200kcal）的能量。

2. 蛋白质 孕期对蛋白质的需要量增加，占总能量的15%，以满足母体、胎盘和胎儿生长的需要。中国营养学会制订的孕妇蛋白质的RNI为：孕早期每天增加5g，孕中期每天增加15g，孕晚期每天增加20g。而且，孕妇膳食中优质蛋白质应占蛋白质总量的一半。

3. 矿物质 由于孕期的生理变化、血浆容量和肾小球滤过率的增加，使得血浆中矿物质的含量随妊娠的进展逐步降低。孕期膳食中容易缺乏的矿物质主要是钙、铁、锌、碘。①钙：为保证胎儿骨骼和牙齿的生长发育，以及母体储存部分钙以备哺乳期使用，妊娠期间对钙的需要量增加。②铁：由于孕期血容量的变化，加上孕早期的妊娠反应，使铁的摄入与吸收均下降，孕妇易发缺铁性贫血。孕早期缺铁，易发早产儿和低出生体重儿，孕期缺铁还会使婴儿的缺铁性贫血发病率增加。③锌：实验表明，孕妇补充锌能促进胎儿的生长发育和预防先天畸形。④碘：孕妇碘缺乏可致胎儿甲状腺功能低下，从而引起以严重智力发育迟缓和生长发育迟缓为主要表现的克汀病。中国营养学会制订的孕妇矿物质的RNI或AI见本书的表1-6。

4. 维生素 孕早期因妊娠反应，需摄入充足的B族维生素、维生素C等水溶性维生素，以减轻消化道症状。孕期许多维生素在血液中的浓度降低。中国营养学会制订的孕妇维生素的RNI或AI见本书的表1-7。除维生素E、胆碱、生物素外，孕妇其他维生素的摄入量均应高于非孕期妇女。而特别需要考虑的是维生素A、维生素D及叶酸。①维生素A：孕妇缺乏维生素A可致胎儿发育迟缓、低出生体重和早产。但孕早期维生素A摄入过量可引起自发性流产和胎儿畸形。②维生素D：孕期缺乏维生素D会影响胎儿的骨骼发育，导致新生儿的低钙血症、手足搐搦、婴儿牙釉质发育不良及母亲的骨质软化症。③叶酸：为满足快速生长胎儿的DNA合成，胎盘、母体组织和红细胞增加等所需的叶酸，孕妇对叶酸的需要量大大增加。

（三）孕期营养不良对胎儿的影响

1. 低出生体重儿 新生儿出生体重小于2500g称低出生体重儿。与孕妇孕前体重低、孕期增重低、孕妇血浆蛋白低、维生素 A 或叶酸缺乏、孕妇贫血、大量饮酒等有关。低出生体重儿婴儿期的死亡率高，易出现营养不良、生长障碍、精神和智力不正常。

2. 胎儿宫内发育迟缓　孕期能量、蛋白质摄入不足，孕期增重低是胎儿宫内发育迟缓的主要原因。这些婴儿的患病率、围产期死亡率均高于正常婴儿，而且生长发育迟缓，神经系统疾病较多，智力也受影响。

3. 先天畸形和疾病　孕妇叶酸缺乏可引起巨红细胞贫血和神经管畸形；维生素 A 缺乏可发生角膜软化，而过多又可导致中枢神经系统、心血管和面部畸形；维生素 D 和钙缺乏可导致先天性佝偻病、低钙血症抽搐；维生素 K 缺乏可引起新生儿出血性疾病；孕期营养缺乏症、贫血易致唇裂和腭裂；孕早期血糖高和孕妇酗酒都是引起先天畸形的原因。

4. 巨大儿　指出生体重大于 4000g 的新生儿。随着生活水平的提高，我国城市巨大儿发生率逐年上升，有的地区已达 8% 左右。可能是妊娠后期孕妇的血糖升高使胎儿血糖升高，并刺激胰岛素的分泌，而胎儿的高胰岛素水平具有生长因子样的作用。另外，孕妇的盲目进食或进补造成某些营养素过多，引起孕期增重过多，也可导致胎儿生长过度。

（四）孕妇的膳食指南

1. 孕早期膳食　宜注意食物的多样化，数量不要很多，但营养成分一定要全面；尽量多摄入富含碳水化合物的谷类或水果，保证每天至少摄入粮谷类食物 200g；尽量选择含优质蛋白质的奶、蛋、鱼、禽类食物；多摄取富含叶酸的食物及蔬菜和水果；有妊娠反应者要采用少食多餐的方法，补充足量的 B 族维生素以改善食欲，饮食以清淡、适口、易消化为宜，多吃酸味食品和凉拌菜。

2. 孕中期膳食　此期胎儿生长速度加快，孕妇的食欲也好转，食物数量和品种都应增加，以保证充足的能量和营养素。每日膳食包括：粮谷类 400~500g，要注意选择一些杂粮；豆类及其制品 50g；肉、禽、蛋、鱼 100~150g；牛奶 250ml；蔬菜、水果500g，其中深色蔬菜最好占一半以上；经常食用虾、海带、紫菜等含钙丰富的海产品；每周摄入 1~2 次动物肝脏和动物血，每次 100g。

3. 孕晚期膳食　此期胎儿生长最快，体重增长约占整个孕期的一半，而且胎儿体内还需储存一定量的钙、铁和脂肪等物质。为此，孕晚期的膳食要增加优质蛋白质、钙、铁的摄入量。每日的膳食中粮谷类仍为 400~500g；肉、禽、蛋、鱼增至 150~200g；牛奶增至 500ml；其他与孕中期相同。由于子宫增大，孕妇常感胃部不适，可少食多餐。有水肿症状的孕妇要控制食盐的摄入量。

4. 适量活动，维持体重的适宜增长　孕妇应适时监测自身的体重，并根据体重增长的速率适当调节食物摄入量。每天进行不少于 30 分钟的低强度身体活动，最好是 1~2 小时的散步、做体操等户外活动。孕期营养低下，营养物质储存不良，胎儿生长发育迟缓，早产儿发生率增高。但孕妇体重增长过度，一方面易出现巨大儿，增加难产的危险性；另一方面，孕妇体内可能有大量水潴留，易发生糖尿病、慢性高血压及妊娠高血压综合征。

二、乳母的营养与膳食

乳母是产后数小时至 1 年为婴儿哺乳的妇女。乳母的营养状况不仅影响自身的身体恢复，而且通过乳汁的质和量影响婴儿的生长发育。

（一）泌乳生理

1. 内分泌的变化 妊娠早期，孕妇血中的雌激素、孕激素、催乳素、生长激素等内分泌的变化使乳腺进一步发育，为泌乳做好了准备。

2. 乳汁的生成 母体血液中的大多数矿物质、水溶性维生素和水等营养物质可透过腺泡细胞进入乳汁；乳糖是由葡萄糖合成的，受孕酮和催乳素的调节；钙与酪蛋白结合后进入乳汁；乳脂则在乳汁内形成脂肪小球，内含胆固醇、磷脂酰胆碱和脂溶性维生素；另外，乳汁中的巨噬细胞可分泌溶菌酶和乳铁蛋白，淋巴细胞可产生 IgA 和干扰素。

3. 泌乳和排乳 乳母血中的催乳素和生长激素能促进泌乳。婴儿吸吮乳头也能刺激乳母垂体产生催乳素，引起乳腺腺泡分泌乳汁。当婴儿吸吮乳头时，还可反射性地引起乳母垂体后叶释放催产素，引起乳腺导管收缩，出现排乳。若乳腺内储存的乳汁达到一定程度而未及时吸吮，可抑制乳汁分泌，乳腺也会逐渐退化。另外，催产素的释放受心理因素的干扰，焦虑、烦恼、恐惧等不良情绪都可抑制排乳。

（二）乳母的营养需要

1. 能量 乳母的基础代谢率较未哺乳妇女增加 20%。每天需在平衡膳食的基础上增加 2.09MJ（500kcal）的能量。

2. 蛋白质 为保证母体的需要及乳汁中蛋白质的含量和泌乳量，每日须额外增加蛋白质 20g。

3. 脂肪 考虑到婴儿神经系统的发育和脂溶性维生素的吸收，乳母膳食中必须有适量的脂肪。一般占总能量的 20%~30% 为宜。

4. 矿物质 人乳中钙含量稳定，一般为 34mg/100ml。当钙摄入不足时不会影响乳汁的分泌量及乳汁中的钙含量，因此动用母体骨骼中的钙而引起母亲的骨质软化症。铁在胎儿体内有一定的储存量，不能通过乳腺输送到乳汁，但需满足母体自身的需要。乳汁中碘和锌的含量受乳母膳食的影响。中国营养学会制订的乳母矿物质的 RNI 或 AI 均高于一般妇女。

5. 维生素 乳汁中维生素 A 的含量与乳母膳食维生素 A 的摄入量密切相关；维生素 D 基本不能通过乳腺，但母体对其需要量增加；维生素 B_1、维生素 B_2、烟酸、叶酸、维生素 C 等水溶性维生素能通过乳腺，其需要量亦明显增加。

6. 水 乳母的饮水量与乳汁的分泌量关系密切，乳母平均每日泌乳 0.8L，因而每日应比其他人多摄入 1L 水。

（三）乳母的膳食指南

1. 选择种类多样、数量充足、有较高营养价值的食物　多食用鱼、禽、蛋、瘦肉、奶类食物及大豆制品、海产品、蔬菜和水果。

2. 每日的膳食组成　包括粮谷类 450～500g，蛋类 100～150g，豆类及其制品 50～100g，鱼、禽、畜肉类 150～200g，牛奶 250～500ml，蔬菜 500g，其中深色蔬菜最好占一半以上，水果 100～200g，应多吃些水产品，食糖 20g 左右，烹调油 20～30g，适当限制食盐。

3. 注意烹调方法和膳食制度　多用炖、煮、炒，少用煎、炸的方法烹调食物。将鸡、鸭、鱼肉等食物炖成汤，食用同时喝汤，利于乳汁的分泌。每日三餐之外加两次餐，并多饮水、牛奶、豆浆等，以补充水分。避免饮用浓茶和咖啡。

4. 科学活动和锻炼，保持健康体重　适当运动及做产后健身操，促使机体复原，保持健康体重。

第五节　老年人的营养与膳食

当人们步入老年，器官功能会逐渐减退，容易发生代谢失调、营养缺乏和慢性非传染性疾病。因而，合理安排老年人的营养，是提高其身体素质、预防疾病、延长寿命的重要措施。

一、老年人的生理特点

1. 消化功能减退　随着年龄的增加，人的消化系统会发生一系列的变化，如牙齿脱落、消化液分泌减少，使机体对营养成分的消化吸收能力下降。胃肠道蠕动减慢，食物在胃肠道滞留时间增加，造成胃肠胀气、便秘。

2. 基础代谢率降低　老年人的基础代谢率下降，能量消耗降低，蛋白质合成减少，糖耐量降低，对能量的需求减少，因而更容易发生超重或肥胖。肥胖会增加患高血压病、糖尿病、心脑血管病的危险。因此，老年人应特别重视调整进食量和体力活动的平衡关系，把体重维持在适宜范围内。

3. 肾功能下降　老年人的肾小球数量会逐步减少，肾血流量减少，肾小球的滤过率下降，使体内代谢产物排泄缓慢。

4. 感觉器官的功能减退　老年人视力下降，减少了食物的颜色刺激；嗅觉减弱，对食物的香味感受下降；舌上味蕾的数量减少，对甜和咸的感觉迟钝。

5. 内分泌与免疫功能下降　老年人的垂体、甲状腺、胰腺、性腺的功能下降，胰岛素受体敏感性下降，易致高血糖、高甘油三酯血症、高血压、高尿酸血症等。另外，胸腺萎缩，T淋巴细胞数量减少，机体对内外有害因素的抵抗力下降。

6. 身体成分变化　随着年龄的增长，代谢组织的总量逐步减少，细胞数量减少，脏器和肌肉萎缩；水分减少，应激情况下易脱水；脂肪比例增加；骨密度减少。

二、老年人的营养需要

1. 能量 由于基础代谢率下降、体力活动减少和体内脂肪组织比例增加，老年人对能量的需要量相对减少。50 岁以后，每增长 10 岁，较青年时期减少 5%~10% 的能量需要。我国 60 岁以上轻体力劳动者的 RNI：男性每天 7.94MJ（1900kcal），女性每天 7.53MJ（1800kcal）。

2. 蛋白质 老年人由于分解代谢大于合成代谢，易出现负氮平衡。又因为胃肠功能紊乱、慢性疾病以及肾脏的功能下降，均降低了氮的利用率。因而，需摄入足量、优质的蛋白质。蛋白质供应的能量占总能量的 12%~15%。60 岁以上人群的 RNI：男性每天 75g，女性每天 65g。

3. 脂肪 老年人对脂肪的消化能力差，故脂肪的摄入不宜过多。一般脂肪供热占总能量的 20% 为宜，以富含多不饱和脂肪酸的植物油为主。胆固醇摄入量每天 <300mg。

4. 碳水化合物 由于老年人的糖耐量低，不宜食用过多的水果、蜂蜜等含糖高的食品，以防止血糖升高，进而血脂升高。应多吃蔬菜，增加膳食纤维的摄入，以增强肠蠕动，防止便秘。

5. 矿物质 老年人对钙的吸收能力下降，体力活动减少又降低了骨骼钙的沉积，骨质疏松较多见。50 岁以上钙的 AI 为每天 1000mg。老年人对铁的吸收利用能力下降，造血功能减退，易发生缺铁性贫血。50 岁以上铁的 AI 为每天 15mg。锌能维持机体免疫力，对预防癌症及免疫缺陷疾病有作用，硒对维持心肌功能及提高机体抗氧化能力有一定作用，老年人应注意补充。老年人味觉降低，易引起食盐摄入过多，而钠是高血压病的危险因素，因此要注意控制钠的摄入，每日以 <6g 为宜。

6. 维生素 为调节体内代谢和增强抗病能力，各种维生素的摄入量都应达到我国的推荐摄入量。维生素 D 的缺乏可导致钙的吸收下降，易发生骨折，50 岁以上维生素 D 的 RNI 为每天 10μg，比成年人高 1 倍。维生素 B_6 可增强机体的免疫力、预防心血管疾病，50 岁以上维生素 B_6 的 AI 为每天 1.5mg，比成年人的 1.2mg 高。维生素 A 对暗适应、预防滤泡性角膜炎、减少老年人皮肤干燥和上皮角化有作用；维生素 E 可减少细胞内脂褐素的形成；维生素 C 能增强机体的免疫力，防止血管硬化，使胆固醇易于排出体外。以上营养成分均应充分供应。

三、老年人的膳食指南

1. 食物要粗细搭配 粗粮含有丰富的 B 族维生素、膳食纤维、钾、钙等营养素，而膳食纤维有改善肠道菌群、预防老年性便秘、调节血糖、控制血脂和防治心血管疾病的作用，建议老年人每天摄入 100g 粗粮或全谷类食物。食物加工也不宜过精，谷类加工过细会使大量膳食纤维和谷粒胚乳中含有的维生素及矿物质丢失。

2. 食物宜松软，易于消化吸收 老年人消化功能减退，要关注加工食物的色、香、味、形，增强食欲。食物要切得细碎，烧得烂软，尽量采用蒸、煮、炖、炒，而少用煎、炸、烤的方法烹调食物。

3. 预防营养不良和体重不足　老年人由于体力活动减少、牙齿脱落和情绪不佳，可能致食欲减退，能量和营养素摄入减少，而造成营养不良和贫血。老年人应坚持每天摄入一杯牛奶、一个鸡蛋，吃 100～125g 的鱼、禽、瘦肉和海产品，100g 的豆腐或 50g 的豆腐干，提供足够的优质蛋白质；每日应摄入 400～500g 的蔬菜，100～200g 的水果，补充足量的维生素、矿物质和膳食纤维；少食多餐，在两餐之间再加一次餐，以减少胃肠负担，提高消化吸收率，保证摄入足够的能量和营养素，维持适宜的体重。

4. 多饮水　增加水的摄入，一方面可以及时补充机体的水分，另一方面能促进体内代谢产物的排泄。但应少量多次地饮用，以减少肾脏负担，提高吸收率。

5. 参加适度的体力劳动或运动　根据自己的身体状况，可选择做家务、走路、慢跑、打太极拳等户外运动，改善各种生理功能，保持能量平衡。

第四章 特殊作业人群的营养与膳食

特殊作业人群是指处于特殊工作、生活环境的人群，如高温、低温、高原、航空、潜水、航海等作业的人群。由于这些人群长期处于物理或化学因素的刺激下，机体的生理和代谢会发生一定的变化，改善他们的营养状况，会加快其对环境的应激和适应能力，提高机体的抵抗力，减少疾病的发生。

第一节 高温环境下作业人群的营养与膳食

高温环境一般是指 35℃ 以上的生活环境，32℃ 以上的工作环境。若相对湿度 80% 以上、环境温度 30℃ 以上的环境，也可叫做高温环境。在生产劳动和生活中常常会遇到高温环境，如炼钢、炼铁、铸造、热处理车间，锅炉间、纺织、印染、造纸的蒸煮作业场所，夏天田间劳动及建筑工露天作业等。

人体在高温环境下劳动和生活时，主要通过出汗和汗液蒸发使散热增加，以调节和维持正常体温。高温下出汗量大，因而丢失了大量的水、矿物质和水溶性维生素。大量出汗时因机体失水和体温升高引起蛋白质的分解增加，尿氮排出量增多，同时，消化液分泌减少，食欲下降，能量代谢增加，中枢神经系统兴奋性降低。

一、高温环境下人体的营养需要

1. 水和矿物质 在高温环境下，人体排汗量每天可高达 8~10L，汗液中含 99% 的水，0.1%~0.5% 的氯化钠，少量钙、镁、钾、铁、锌、铜、硒及水溶性维生素。因此，高温作业人员应根据排汗量的多少及时补充水分。若机体失水超过 2% 时，就会使工作效率下降，严重时可出现虚脱。矿物质的损失可引起水与电解质紊乱，甚至循环衰竭及热痉挛等。若中等劳动强度、中等气象条件，需补水 3~5L；重体力劳动和气温及热辐射强度特别高时，要补水 5L 以上。含盐饮料的氯化钠浓度以 0.1%~0.15% 为宜。每天需摄入钙 600~800mg，钾 3~6g，镁 200~300mg，锌 15mg 以上。

2. 能量 高温环境下作业，一方面基础代谢率增高，人体能量代谢加速，另一方面，体力劳动强度也影响能量代谢。能量供给以推荐量标准为基础，在环境温度 30℃~40℃ 时，每增加 1℃，能量的供给量增加 0.5%。

3. 蛋白质 高温环境下作业可从汗液中丢失大量的氮，如尿素、氨、氨基酸、肌酐等，同时，失水可促进组织蛋白分解，尿氮排泄增多，所以应增加蛋白质供应量。但蛋白质增加过多会增加肾脏负担。因此，每日蛋白质的摄入量应适当增加，占总能量的12%~15%，并增加优质蛋白的比重。

4. 维生素　由于大量排汗及尿液的排泄可丢失各种水溶性维生素，因此高温作业人员每天应摄入维生素 C 150~200mg，维生素 B_1 3~5mg，维生素 B_2 3~5mg，维生素 A 1500μgRE/d。

二、高温环境下人群的膳食原则

1. 供应营养适宜的食物　可多吃鱼、瘦肉、奶、蛋及豆类制品，以补充优质蛋白质；选择含钾、钙高的水果、蔬菜、海带、豆类，含铁高的肝、血、豆制品、鸡毛菜，含锌高的牡蛎、动物内脏，含维生素 C 较多的新鲜蔬菜等；脂肪可增加菜肴的香味，但不宜摄入太多。

2. 采取促进食欲的措施　高温环境下，消化液分泌减少，食欲下降。因此，应选择舒适、凉爽的就餐环境，进餐前适量饮用饮料或汤，注意食物烹制的色、香、味，食谱的种类多样、荤素搭配，以提高食欲，保证营养素的摄入。

3. 以汤作为补充水及矿物质的重要方式　可选用白开水、盐开水、茶水、柠檬酸水，或将陈皮糖浆、山楂糖浆、酸梅糖浆等配成饮料饮用，也可交替供应菜、肉、鱼汤。水分最好是少量多次补充，这种饮水方式可减慢汗液的排泄，并防止冲淡胃液，影响食欲和消化，水温以 12℃~18℃ 为宜。

4. 使用营养制剂　近年来研制和使用的电解质饮料有 25%氯化钾和 12.5%氯化钙的枸橼酸溶液，含氯化钠、维生素 B_1、维生素 C、山楂、乌梅等的耐温保健饮料，可根据具体情况选择使用。

第二节　低温环境下作业人群的营养与膳食

低温环境作业是指从事室外或室内无采暖或有冷源设备的低温环境下作业。一般以10℃以下作为人体的环境低温界值。例如，从事冷藏、捕捞、水产加工、伐木、交通运输、农田劳动、护路、除雪、邮递、电讯架线、边防巡逻、交通值勤等作业人员都处在低温环境中。

低温环境下，消化液分泌增强，食欲增加；皮肤血管收缩，交感神经兴奋，使心输出量增多，血压上升，心率加快；同时，低温使皮肤感觉的敏感性下降，肌肉的收缩力、协调性、灵活性均减弱，易出现疲劳。因此，作业人员的营养与膳食也应做一定的调整。

一、低温环境下人体的营养需要

1. 能量　低温环境作业人员应增加能量。这是因为低温环境使人体出现寒战和其他不随意运动，使能量消耗增加；低温使体温放散加速，防寒服装增加了体力负荷；低温环境下基础代谢可增高 5%~17%。

2. 脂肪、碳水化合物和蛋白质　低温环境中应增加脂肪和碳水化合物的摄入，它们能增强人体的耐寒能力。人们在低温季节生活或工作时也喜欢食用高脂肪膳食，提示对脂肪的需要量增加，但还要看机体能否适应。一般认为脂肪产热应占总能量的 35% 左右，碳水化合物占总能量的 50% 左右，蛋白质的供应量占总能量的 13%~15%，同时注意必需氨基酸的构成比例。近年认为，蛋氨酸可通过甲基转移作用提供一系列低温适应过程所必需的甲基。酪氨酸能提高低温环境下的作业能力。

3. 矿物质　由于低温环境可引起肾上腺素分泌增加，使交感神经兴奋，从而导致血钙减少和尿钙排出增加，故每日应补充 600~1200mg 的钙。此外，低温环境使尿量增加，随尿排出的钠、氯、钾、氟等也增加，食盐的需要量是温带地区的 1~1.5 倍。

4. 维生素　维生素与低温适应有密切关系，故应增加摄入量。尤其摄入的维生素 C 增加，可明显减慢低温环境中直肠温度的下降，缓解肾上腺的过度应激反应，增强对低温的耐受性，每日的供给量以 70~120mg 为宜。低温下体内氧化产热过程加强，故膳食中维生素 B_1、维生素 B_2 和尼克酸的供给量要适当增加。维生素 A 有利于增强机体耐寒能力，每日应供给 1500μgRE。维生素 E 可提高线粒体的能量代谢功能，促进低温环境下脂肪等组织中环核苷酸的代谢，提高抗寒能力，应注意补充。

二、低温环境下人群的膳食原则

1. 在平衡膳食的基础上，增加能量食物的摄入　如供应充足的粮食、豆类、动物性食品、食用油。增加含蛋氨酸丰富的食物，如鸡肉、鱿鱼、鸭蛋、核桃、大豆及其制品等。

2. 注意膳食中矿物质和维生素的供应　膳食中除摄入足量的新鲜蔬菜和水果外，还应增加肝脏、瘦肉、蛋、鱼等食品。

3. 减少低温地区食物营养素的损失　发展温室种植，研究冷冻冷藏技术，降低食物储存过程中的营养素流失；选择营养素损失较少的烹调方法；尽量供应热食，提高食物的消化吸收率。

4. 合理安排饮食　由于低温地区的能量消耗大、食量多、劳动强度大，每日可供应四餐，早餐占一日能量的 25%，间餐占 15%，午餐占 35%，晚餐占 25%。

第三节　高原作业人员的营养与膳食

高原地区是指海拔 3000 米以上的地区。海拔越高，气压越低，大气中氧分压也越低。当海拔为 0 米时，大气压为 765mmHg，氧分压为 159mmHg；当海拔为 3000 米时，大气压降至 530mmHg，氧分压则降至 111mmHg。氧分压降低使血氧饱和度下降，进而引起组织缺氧。高原环境对人体的影响主要就是缺氧。高原缺氧不仅可干扰体内营养物质的代谢，损害大脑功能，而且引起食欲减退、胃肠功能紊乱，减少了营养物质的摄入和吸收，加重了缺氧。同时，高原还伴有温度低、湿度低、沸点低、太阳辐射和电离辐射强等特点。因此，在营养与膳食中要注意摄取消耗氧少、氧的利用率高、提高缺氧耐力和减轻急性高原反应症状的营养素，加速高原习服过程。

一、高原环境下人体的营养需要

1. 碳水化合物　高碳水化合物膳食有利于缺氧习服。因为碳水化合物分子中含氧最多，氧化过程中消耗的氧最少；高碳水化合物膳食能使动物氧分压提高 6.6 ± 3.7mmHg，肺扩张能力增加 13.9%，从而增加气体交换；碳水化合物还可维持中枢神经系统和心肌的正常功能，减轻高原反应症状。进入高原后，葡萄糖和糖原能被紧急动用，以维持血糖水平和脑功能。

2. 蛋白质和脂肪　高原缺氧初期，蛋白质分解代谢增强，尿氮增加，可出现负氮平衡，而色氨酸、酪氨酸、赖氨酸和谷氨酸等氨基酸能提高耐缺氧力，因此要提高蛋白质的摄入量；但蛋白质氧化时耗氧较多，不利于缺氧习服。所以，习服后给予占总能量10%的蛋白质即可，但要选用优质蛋白质，维持氨基酸平衡。因为脂肪为生酮物质，酮体大量积聚可使缺氧耐力降低，不利于习服，故以低脂膳食为宜。

3. 能量　海拔越高，气温越低。低温时基础代谢率增加，着装笨重又增加了能量消耗，而低温与缺氧会严重影响身体健康，因此必需增加能量的供应量。高原环境下，能量供应可高于平原10%，在冬季应高于20%。

4. 维生素　补充维生素能提高耐缺氧力。在缺氧状态下，机体消耗维生素增加，加之食欲减退，减少了维生素的摄入，所以应注意补充多种维生素。体内酶系统中大多数辅酶是 B 族维生素的衍生物，补充 B 族维生素可提高氧的利用率。维生素 E 能减少组织氧的消耗，同时促进红细胞的生成和含铁血红素细胞酶的合成，提高耐缺氧力。维生素 C 可改善缺氧状况下的氧化还原过程，提高氧的利用率。因此在缺氧环境中进行体力劳动，各种维生素的供给量应高于平原正常供给量。

5. 矿物质　在刚进入高原一段时间内，人体尿量增加，钾的排出量也随之增加，而钾的丧失和钠、水潴留是引起急性高原反应的重要因素。此时可多摄入含钾丰富的食物和钾盐，适当减少钠盐的摄入。在缺氧环境中，人体造血机能增强，骨髓生成红细胞增加，血液中血红蛋白增加，需铁量增加，故应多食含铁食物或补充铁剂，从而有利于血红蛋白、肌红蛋白、含铁蛋白和酶的合成，加快对缺氧环境的习服。铜、锰能改善机体对缺氧的适应能力，也要注意补充。

6. 水　高原空气干燥，水的表面张力降低，肺的通气量增加，使失水较多。通常每日应补充水 4~5L。

二、高原环境下人群的膳食原则

1. 选择适宜的食物种类　主食以米类为主，可抑制恶心、呕吐。膳食中可给予高碳水化合物，并选择易于消化吸收的双糖代替部分多糖。膳食中应增加含铁多的鸡、鱼、肉类、乳类和新鲜蔬菜。适当供应辣椒、葱、姜、蒜、醋和味精等刺激食欲的食品和调味品。由于运输困难，可充分利用本地的野菜、野果和动物。

2. 维持正常的食欲和消化功能　缺氧可引起食欲下降或厌食，因此要注意烹调方法，少食多餐，餐间增加酸性水果和酸甜饮料。膳食应清淡，少油腻。避免摄入产气和含纤维素多的食品。

3. 用高压锅蒸煮食物　在高原环境烹调食物时，因为气压低，水的沸点也低，饭菜不易做熟，不仅口感差，而且烹调时间过长会损失大量营养素，可用高压锅烹调食物。

第四节　潜水作业人员的营养与膳食

潜水作业就是潜入水下进行工作，主要见于海底资源开发、探险、沉船及沉物的打捞、桥梁和港口码头的建造等。潜水作业由于是在水下高压的环境中进行工作，人在水中的能量散失多，精神高度紧张，食欲下降，对人体营养代谢有特殊的影响，因而，潜水作业人员的营养与膳食也有自身的特点。

一、潜水作业人体的营养需要

1. 能量　潜水作业对能量的需要增加，这是因为水下作业需穿戴和配挂潜水装备，使身体负荷增加；水下行动和作业，受到水的阻力较大；水温低于体温，引起散热增加。潜水作业人员的能量需要与气温、潜水时间以及潜水服的保暖程度有关，潜水员每天需要能量约 14.6~18.8MJ（3500~4500kcal）。

2. 蛋白质、脂肪和碳水化合物　潜水员摄入丰富的蛋白质，有利于对高压应激的代偿；而且蛋白质的消化吸收较慢，能在进餐较长时间后为机体提供能量。潜水作业人员每日蛋白质需要量为 100~140g。由于潜水员的膳食需要高热量，因此脂肪是较好的产热食物，可提高摄入量。但高脂肪膳食可引起高脂血症和肥胖，前者对高压条件下潜水员身体组织中惰性气体的脱饱和有不良影响，后者易于发生减压病。因此，脂肪应控制在总能量的 25%~30% 范围内。碳水化合物能够迅速地提供能量，每日供给应占总能量的 55%~65%。

3. 维生素　补充维生素对潜水员非常重要。高压可引起维生素 C、维生素 B_1 的需要量增加；维生素 B_6 可抵抗减压病对机体的危害；维生素 A 和维生素 B_2 可提高潜水员的视觉暗适应能力。每天可给予维生素 A 1500μgRE、维生素 B_1 2.5mg、维生素 B_2 2.0~2.5mg、维生素 B_6 2.2mg~3.0mg、维生素 C 100mg/d。

4. 矿物质和水　潜水作业使尿量及尿中电解质排出量增加，但这种影响很小，不必额外补充矿物质。每日需供应水 2L。

二、潜水作业人员的膳食原则

1. 选择营养丰富的食物　膳食中除供给粮谷类食物外，还应多摄入肉类、鱼类、蛋类、奶类及蔬菜，以提供充足的能量、蛋白质和维生素。如不能满足需要时，可适量摄入维生素制剂或强化食品。

2. 注意改善食欲　在高压的情况下，消化腺的分泌受到一定的抑制，再加上疲劳，潜水员的食欲会下降。应通过合理配膳、提高烹调水平、提供可口的饭菜，改善潜水员的食欲。

3. 潜水作业期间不要食用易产气的食物　水下作业时，肠道产生的气体会在上升减压的过程中膨胀而引起腹痛，这不仅痛苦，而且易于和减压病相混淆。所以不要食用豆类、萝卜、韭菜、芹菜、汽水等。

4. 禁止饮酒　酒能麻醉中枢神经，引起判断力下降、反应迟钝、动作失调，也可影响心血管系统，带来不良后果。所以，从潜水的前夜就应该禁止饮酒。

5. 合理安排潜水前后的饮食

（1）潜水作业前的膳食　潜水前2小时严禁过分饱食，过饱会引起消化道不适，同时，大量血液进入胃肠帮助消化，其他部位血液减少，会增加循环系统的负担。但也不能进食过少，饥饿可引起低血糖，也影响作业。最好在潜水前给予少量热的含糖饮料和容易消化的点心，不要摄入易产气的食物，并禁用酒类。

（2）潜水作业后的膳食　潜水后，特别是在深水中潜水后，由于水温低于体温，身体处于低温状态，应先给予热的营养丰富的饮料或汤，使机体逐渐恢复起来。因为在加压、减压过程中人会感到不适，出现耳鸣、头晕、恶心和食欲减退等症状，所以正餐应在潜水后1~1.5小时进行。宜给予清淡可口的饭菜，合理烹调，既含有丰富的营养物质，又色、香、味俱全，使身体尽快恢复到正常状态。

第五节　脑力劳动者的营养与膳食

脑力劳动者是指以脑力劳动为主的人群。由于经常用大脑进行分析、思维和记忆活动，若脑组织的氧气和葡萄糖供应不足，容易引起脑细胞疲劳，工作效率下降，产生头晕、失眠、神经衰弱等症状。而长期静坐，能量消耗小，易出现脂肪代谢障碍，导致高脂血症、动脉硬化、糖尿病、肥胖症、高血压等慢性疾病。用眼几率高，视力下降快。接触电脑、手机等电器的机会较多，容易受到电磁辐射，使机体的免疫力下降。随着产业机械化和办公自动化的程度不断提高，从事脑力劳动者所占的比重越来越大，如何做好营养供给，已经成为社会普遍关注的问题。

一、脑力劳动者的营养需要

1. 蛋白质、脂肪和碳水化合物　脑力劳动者在记忆、思考的过程中，要消耗大量的蛋白质，同时脑组织代谢也需要大量的蛋白质。膳食中提供优质充足的蛋白质是保证大脑皮质处于较好生理状态的重要前提，同时要有计划地食用含有不饱和脂肪酸的食物。人脑所需要的脂类主要是脑磷脂、卵磷脂和不饱和脂肪酸，它们有补脑作用，能使人精力充沛，工作和学习效率提高。碳水化合物分解成葡萄糖后，进入血液成为血糖，是提供脑组织活动能量的唯一来源。

2. 维生素　B族维生素、维生素C、维生素D和维生素E都直接或间接地对神经组织和细胞的多种代谢产生影响，如果缺乏可使记忆力受损。紧张的思维和用眼活动，增加了机体对 B 族维生素、维生素 C 及维生素 A 的需要量。

3. 矿物质　磷是组成脑磷脂和卵磷脂的重要部分，参与神经信号传导和细胞膜的生理活动，是细胞内能量代谢必不可少的物质，能提高大脑的记忆力和注意力。钙能调节神经递质的释放、神经元细胞膜的兴奋性，对大脑的记忆力和注意力有促进作用。锌、铁是人体必需的微量元素，与脑发育密切相关。缺铁和缺锌的儿童，注意力不集中，智商低。成人缺铁也影响脑功能。

脑力劳动者的营养应以补充脑组织的能量、构成脑细胞的磷脂、不饱和脂肪酸以及参与调节脑细胞兴奋或抑制的蛋白质、维生素 A 和微量元素为重点。

二、脑力劳动者的膳食原则

1. 保证充足的碳水化合物　碳水合化物的来源是谷类，即米、面、杂粮等。其在体内分解成葡萄糖进入血液，被脑细胞利用。脑力劳动者应保证摄入充足的碳水化合物，不能忽视早餐。

2. 提高蛋白质的摄入比例　注意选用大豆、奶、蛋、鱼、瘦肉、虾等含优质蛋白质的食物。最好每天能搭配 3 种以上。

3. 增加磷脂食物的供应　大豆、蛋黄、花生米、核桃仁、松子、葵花子、芝麻等都富含卵磷脂，应增加供应。

4. 多吃蔬菜和水果　蔬菜和水果含有大量的维生素和矿物质，对提高视力、保证碳水化合物代谢是必不可少的。

5. 控制产热食物和脂肪的摄入　脑力劳动者要少吃甜食、油炸食物，保持主食的摄入量与能量的消耗平衡，保持适宜的体重。

第五章　人群营养状况的评价

营养状况（nutritional status）是指各种营养素满足机体生理需要的程度。营养状况评价（assessment of nutritional status）是对从膳食调查、人体测量、临床检查和实验室检查中获取的数据信息进行综合评价分析。人群营养状况的评价是全面了解个体或群体营养状况的基本方法，目的是了解不同生理状况、不同生活环境和不同劳动条件下人群的膳食结构、营养状况以及存在的健康问题，为有计划地改善和提高人群膳食质量提供科学依据。

进行人群营养状况的评价，首先要有科学、严密和可行的调查设计，明确调查对象、规模、目的、内容和方法；其次要求工作人员有认真负责的态度和熟练的专业技术能力；同时应依靠各级领导的支持和调查对象的合作，才能完成一次高质量的调查。人群营养状况的评价主要包括膳食调查、体格检查（包括人体测量和临床检查）和实验室检查三个方面。

第一节　膳食调查

膳食调查是通过调查不同人群或个体在一定时间内摄入的各种食物的种类和数量、饮食习惯及烹调方法，了解调查对象通过膳食所摄取的能量和各种营养素的数量和质量，然后与膳食参考摄入量（DRIs）进行比较，以此来评定正常营养需要得到满足的程度。单独的膳食调查结果可作为对调查单位或人群进行营养咨询、膳食指导和改进膳食结构的主要依据。

由于一年四季食物供应变化较大，膳食调查需每个季节进行一次，才能反映全年的营养状况。由于条件的限制，至少要在夏秋和冬春进行两次调查，每次不少于4天，其中不包括节假日。

一、膳食调查的方法

膳食调查常用的方法有"询问法"、"记账法"、"称重法"、"食物频率法"和"化学分析法"等，每种方法都各有其优点和不足，实际调查时多将两种或多种方法结合使用，以提供准确的调查结果。

1. 询问法　常指24小时膳食回顾法。即通过询问并记录调查对象24小时内各种主副食品的摄入情况，然后计算每天营养素的摄入量，并进行初步的膳食评价。用于个体或群体的膳食调查。

询问法简便易行，不依赖于应答者的长期记忆，应答率较高，并可量化食物摄入量，是最常用的一种膳食调查方法。但由于难以准确估计食物的重量，常存在一定的误差。

2. 记账法 是通过查阅过去某一时期内各种食物的消费总量，并根据同一时期的进餐人数，计算出平均每人每日各种食物摄入量的方法。适用于食物消耗账目清楚的集体伙食单位、家庭或大样本调查。

记账法的主要步骤为：①逐日分类准确记录食物的消费量，具体写出食物名称，食物消耗量＝（调查前的库存量+采购量）－调查结束时的库存量；②准确统计进餐人数，并分别登记其年龄、性别和劳动强度（工种）等；③自制的食品要分别登记原料、食品名称及食用数量；④根据同一时期的进餐人数，粗略计算每人每日各种食品的摄取量，再按照食物成分表计算这些食物所供给的能量和营养素数量。

家庭如用本法进行调查，可于调查开始前登记其所有储存的食物种类和数量，然后详细记录调查期间每日购入的各种食物种类及其数量和各种食物的废弃量，在调查结束时再次称量全部剩余食物的重量，然后计算出调查期间消费的食品总量。计算每日每餐的进餐人数，然后计算总人日数。还要了解进餐人的性别、年龄、劳动强度及生理状况。由于家庭成员年龄、性别等相差较大，因此亦需按混合系数计算其营养素摄入量。

记账法的优点是简便、快速，但由于该调查结果只能得到全家或集体中人均摄入量，难以分析个体膳食摄入状况，与称重法相比不够精确。

3. 称重法 即对某一饮食单位或个人每日每餐各种食物的食用量进行称重，然后计算出每人每日各种营养素的平均摄入量。调查时间一般定为 3~7 天，太长消耗人力物力，太短又不能反映真实水平。适用于比较严格的团体、个体和家庭膳食调查。

称重法的主要步骤有：①准确记录每餐的就餐人数，每餐各种食物的名称、毛重、可食部分的生重、烹调后的熟重以及剩余饭菜的重量，得出每种食物的实际摄入量；②计算生熟比，即生熟比值＝烹调前食物可食部分的生重/烹调后食物的熟重，然后按生熟比计算出所摄入的各种食物的原料生重量；③将调查期间所消耗的食物按品种分类、综合，除以就餐人日数，求得每人每日的食物消耗量；④对照食物成分表，计算出每人每日的各种营养素摄入量。需要注意的是：三餐之外的零食，如水果、糖果和花生、瓜子等也要称重并记录；调味品及食用油应在每日早餐前和晚餐后进行称重，早晚之差即为全日用量。

称重法的优点是能准确反映被调查对象的食物摄取情况，也能看出一日三餐食物分配情况；缺点是花费的人力和时间较多，不适合大规模的营养调查。

4. 食物频率法 是以问卷调查的形式，获得被调查者在指定的一段时间内摄入某些食物频率的一种方法。通过调查个体每日、每周、每月甚至每年所食各种食物的次数或种类，了解经常性的食物摄入种类，来评价膳食营养状况。食物频率法的问卷应包括两方面：①食物名单；②食物频率。

根据食物频率法得到的食物和营养素摄取量，将个体划分为不同的等级，以比较不同摄入量与疾病的关系。由于经常性的膳食摄入比某几天的食物摄入更有意义，故常用此法研究膳食习惯和某些慢性疾病的关系。

5. 化学分析法　是收集调查对象一日膳食中摄入的主副食品，通过实验室的化学分析来测定其能量和营养素的数量和质量。

化学分析法收集样品的方法有两种。一种为双份饭菜法，是最准确的样品收集方法，即制作两份完全相同的饭菜，其中一份供食用，另一份作为分析样品。另一种方法是收集整个研究期间消耗的各种未加工的食物或从市场上购买的相同食物作为分析样品。后者的优点是收集样品较容易，缺点是收集的样品与食用的不完全一致，所得的结果只为烹饪食物的营养素含量。

化学分析法能准确地得出食物中各种营养素的实际摄入量，但是分析过程复杂、代价高，故除非特殊需要，一般不用。

二、膳食调查资料的收集和整理

膳食调查资料的收集、分类和整理是膳食调查结果评价的前提和依据，尤其是个体膳食调查资料的整理，对群体营养状况评价是必不可少的。

1. 个体数据的收集和整理　根据调查目的和方法合理设计相应表格，记录个体食物的摄入量。常见表格有：

（1）一日三餐的食物摄入量　见表5-1。

表5-1　三餐食物摄入量调查表

姓名：　　　　性别：　　　　身高（cm）：　　　　体重（kg）：　　　　就餐地点：　　　　就餐时间：

餐次	食物品种	生重（g）	熟重（g）
早餐			
午餐			
晚餐			
其他			

（2）各类食物的摄入量　见表5-2。在进行食物归类时应注意有些食物要进行折算才能相加。如计算乳类摄入量时，不能将鲜奶与奶粉直接相加，应按蛋白质含量将奶粉算出一个系数，此系数与奶粉量相乘，折算成鲜奶量再相加。其他类食物如豆制品也应进行折算后再相加。

表 5-2　各类食物摄入量表

食物类别	食物重量（g）
粮谷类	
蔬菜、水果	
肉禽	
蛋类	
鱼虾	
豆类及豆制品	
奶类及奶制品	
油脂类	

（3）三餐的能量分配　见表 5-3。

表 5-3　三餐的能量分配表

餐次	能量（kcal）	百分比（%）
早餐		
午餐		
晚餐		
合计		

（4）三大产热营养素在机体能量供给中所占的比例　见表 5-4。

表 5-4　能量的营养素来源分布表

	摄入量（kcal）	占总能量（%）
碳水化合物		
脂　　肪		
蛋　白　质		
合　　计		

（5）优质蛋白在总摄入蛋白中所占的比例　见表 5-5。

表 5-5　蛋白质的食物来源分布表

食物来源	摄入量（g）	占总蛋白（%）
优质蛋白质（动物性蛋白+豆类蛋白）		
非优质蛋白		

2. 群体数据的收集和整理

（1）群体数据的收集　群体数据的基础是个体数据，其收集方式可参考个体数据的收集。在收集到调查期间总的食物摄入量的情况下，还须登记就餐人数，以方便计算平均摄入量。

（2）群体数据的分类整理　与个体数据的分类整理类似。进行餐次和食物的分类，目的是进行餐次分布、膳食结构和蛋白质来源分布的评价等。

（3）群体数据的计算

①就餐总人日数：人日数是代表被调查者用一日三餐为标准折合的用餐天数，一个人吃早、中、晚3餐为1个人日。在现场调查中，不一定能收集到整个调查期间被调查者的全部进餐次数，应根据餐次比来折算。就餐人日数＝早餐人次×早餐餐次比＋中餐人次×中餐餐次比＋晚餐人次×晚餐餐次比。

如规定餐次比是早餐占20%，午餐和晚餐各占40%，假如某一个体仅询问到早午两餐，则其人日数为：1×20%＋1×40%＝0.2＋0.4＝0.6（人日）。

在做集体膳食调查时，如在某单位调查，早餐有20人进餐，午餐有25人，晚餐有30人。如果三餐能量比各占1/3，则总人日数为：20×1/3＋25×1/3＋30×1/3＝25（人日）；如果三餐能量比为30%、40%、30%，则总人日数为：20×0.3＋25×0.4＋30×0.3＝25（人日）。

②平均每日各种食物摄入量：将调查对象在调查期间所消耗的各种食物量除以总人日数，即为平均每日各种食物摄入量。

③折合标准人系数：由于被调查人群的年龄、性别和劳动强度有很大差别，所以无法用食物或营养素的平均摄入量直接进行比较。因此，一般将各个人群都折合成标准人进行比较。折合方法是以成年男子轻体力劳动者为标准人，以其能量供给量10.0MJ（2400kcal）作为1，其他各类人员按其能量供给量与10.0MJ（2400kcal）之比得出折合系数。然后将一个群体中各类人的折合系数乘以其人日数，将各项乘积相加（求和）的结果除以其总人日数，即得出该群体折合标准人的系数（混合系数）。平均食物或营养素摄入量除以该混合系数，即可得该人群折合标准人的食物和营养素摄入量。用公式表达为：

折合系数＝能量供给量（kcal）/2400（kcal）

某人群的混合系数＝∑（折合系数×人日数）/总人日数

例如：某调查人群由三类人员组成，其中能量供给量为2000kcal的有12人，2400kcal的有8人，2600kcal的有6人，每类人群均进行了3天的膳食调查。则：能量供给量为2000kcal的人群的折合系数为：2000kcal/2400kcal＝0.83；能量供给量为2600kcal的人群的折合系数为2600kcal/2400kcal＝1.08；混合系数＝（0.83×12×3＋1.0×8×3＋1.08×6×3）÷（12×3＋8×3＋6×3）＝0.94。假如该调查人群的蛋白质平均摄入量为70g，则该人群折合标准人的蛋白质摄入量为：70÷0.94＝74.5（g）。

三、膳食调查结果的评价

1. 膳食结构评价　膳食结构是指膳食中各类食物的数量及其在膳食中所占的比例。膳食结构的评价一般可参考我国居民平衡膳食宝塔的模式进行。我国居民膳食宝塔主要包括粮谷类、蔬菜水果、动物类食品、奶豆类及油脂类5类食品。膳食结构的平衡要求食物种类多样化、比例适当。如果一天膳食中包含5大类食物，且食物品种达到15种以上，认为膳食结构合理；如果包含四大类食物，且食物品种达到 10 种以上，认为膳食结构比较合理；如果只包含 2~3 大类食物，且食物品种在 10 种以下，认为膳食结构单调，组成不合理。

2. 能量和营养素摄入量评价　即应用"中国居民膳食营养素参考摄入量（DRIs）"对个体和群体的能量和营养素摄入量进行评价。一般认为能量及各种营养素的摄入量应占参考摄入量的 90% 以上；低于参考摄入量的 80% 为供给不足，长期供给不足会导致营养不良；如果低于 60% 则认为是缺乏，会对身体造成严重影响。

3. 能量来源分布评价　一般包括食物来源和营养素来源分布评价。食物来源：我国推荐的 2000 年膳食目标要求总能量 60% 来自于谷类，动物性食物比为 14%。营养素来源：蛋白质占 11%~15%（其中婴幼儿为 12%~15%，成人为 11%~14%），脂肪占 25%~30%，碳水化合物占 55%~65%。

4. 蛋白质来源分布评价　对膳食蛋白质的评价不但要考虑其数量，还要对其质量进行分析评价。一般认为，合理膳食应在蛋白质数量足够（成人 70g）的基础上，优质蛋白质（动物性蛋白及豆类蛋白）占总蛋白质的 1/3 以上。

5. 能量餐次分配评价　一般认为三餐能量分配的适宜比例为早餐 30%，午餐 40%，晚餐 30%。

第二节　体格检查

营养状况的体格检查是应用临床方法来检查受检者的生长发育情况及营养缺乏病的症状。包括身体测量和营养缺乏病体征检查两方面。检查结果是评价群体或个体营养状况对生长发育及某些生理功能产生影响的可靠数据。

一、身体测量

常用的身体测量指标有身高、体重、皮褶厚度、上臂围、上臂肌围等。通常年龄不同选用的指标也不同，但身高、体重可综合反映蛋白质、能量和一些矿物质的摄入、利用和储备情况，皮褶厚度可反映全身脂肪含量和膳食能量摄入情况。上述三项指标是世界卫生组织规定的必测项目。

（一）身高和体重

1. 身高　是评价生长发育和营养状况的基本指标之一，主要应用于儿童，可反映较长时期的营养状况。长期营养不良可导致儿童生长发育迟缓，表现为身高较相同年龄儿童矮小。

测量方法：用身高计、身高坐高计，或利用墙壁及软尺进行测量。被测者脱去鞋袜、帽子，背靠身高计，两眼平视前方，两臂自然下垂，两脚尖呈 40°~60°，膝伸直，头、背部、臀部、脚跟紧靠立柱，测量者轻轻把滑板移动至头顶后读数。测两遍取平均值。3 岁以下儿童需用专用的身长计测量卧位身长，测量时婴儿平卧，头部接触头板，移动足板使之紧贴足跟，读数记录。

由于脊柱弯曲度的变化以及脊柱、股关节、膝关节等处软骨的压缩，身高在一日之内有波动，故身高的测量时间应固定，一般在上午 10 点进行。

2. 体重 能较好地反映一定时期内营养状况的变化。体重一日之内随饮食、大小便、出汗等的影响而波动，因此测量时间也应固定。被测者最好清晨空腹，排空膀胱，仅穿内衣，立于体重计的中央，读数并记录。

将实际体重测量结果与标准体重（又称理想体重）进行对比，可衡量体重是否在适宜范围。由于适用人群不同，标准体重计算公式有许多，常见的有：

Broca 公式（国外常用）：标准体重(kg)= 身高(cm)-100

Broca 改良公式（我国常用）：标准体重(kg)= 身高(cm)-105

平田公式：标准体重(kg)= [身高(cm)-100]×0.9

幼儿标准体重按以下公式计算：标准体重(kg)= 3+[身高(cm)-50]/3.80。幼儿身高为 125cm 以下时，其体重与身高是一起发展的，即身高每增加 3.8cm，体重增加 1kg。

若实测体重处于标准体重±10%为正常范围，±10%~20%为超重或消瘦，±20%以上为肥胖或极度消瘦。

3. 根据身高和体重计算评价指数

（1）KAUP 指数 用于评价学龄前儿童的体格发育状况。KAUP 指数 = [体重(kg)/身高(cm)^2]×10^4，指数小于 10 为消耗性疾病，10~13 为营养不良，13~15 为消瘦，15~19 为正常，19~22 为良好，大于 22 为肥胖。

（2）ROHRER 指数 用于评价学龄儿童和青少年的体格发育状况。ROHRER 指数 = [体重(kg)/身高(cm)^3]×10^7，小于 92 为过度消瘦，92~109 为消瘦，110~139 为中等，140~156 为肥胖，大于 156 为过度肥胖。

（3）身体质量指数（BMI） BMI=体重（kg）/身高（m）^{2}。男、女参考值分别为 20~25 和 19~24，小于 20 和 19 为消瘦，大于 25 和 24 为肥胖。

（二）皮褶厚度

皮褶厚度是人体一定部位连同皮肤和皮下脂肪在内的皮肤皱褶的厚度。皮褶厚度主要反映体脂的状况，可代替人体脂肪的测量。测量皮褶厚度通常用特定的皮褶计，连续测量 3 次，取平均值，单位用 mm 表示。成年人参考值（三头肌皮褶厚度）：男 12.5mm，女 16.5mm。若实测值>90%为正常，80%~90%为轻度营养不良，60%~80%为中度营养不良，<60%为重度营养不良。常用测量部位为三头肌、肩胛下和脐旁三个测量点。

1. 三头肌皮褶厚度（TSF） 被测者立位，上臂自然下垂，取左上臂背侧肱三头肌肌腹中点，即左肩峰至尺骨鹰嘴连线中点上方约 1cm~2cm 处。测量者位于被测者后方，用左手拇指和食指从测量点旁 1cm 处将皮肤连同皮下脂肪顺臂之长轴捏起皮褶测量。

2. 肩胛下皮褶厚度　被测者上臂自然下垂，测量点为左肩胛骨下角下方2cm处。

3. 脐部皮褶厚度　于脐左方1cm处测量。

（三）上臂围（AC）

上臂围是上臂中点的围长，是反映能量和蛋白质营养状况的指标之一。测量时被测者左上臂自然下垂，用软尺测量上臂外侧肩峰至鹰嘴连线中点的围长。我国1~5岁儿童上臂围13.5cm以上为营养良好，12.5cm~13.5cm为营养中等，12.5cm以下为营养不良。成年男性上臂围参考值为27.5cm。测量值相当于参考值的80%~90%为轻度营养不良，60%~80%为中度营养不良，<60%为重度营养不良。

（四）上臂肌围（AMC）

上臂肌围是反映机体蛋白质储存情况的指标，其与血清白蛋白含量有密切关系，若患者的血清蛋白低于28g/L时，约87%的患者上臂肌围也减少。上臂肌围的计算公式为：AMC＝AC（cm）－TSF（cm）×3.14。男、女参考值分别为25.3cm和23.2cm。

二、营养缺乏的临床检查

营养缺乏的发生是一个渐进的过程，缺乏的严重程度与所缺乏营养素的种类、数量和持续时间有关。营养缺乏病体征是体内营养素储存量降低，导致组织中营养素缺乏，进而引起一系列生理功能改变而出现的病理状态，临床上常表现为非典型的体征，检查时应认真做好鉴别。营养缺乏表现最敏感的部位是皮肤、毛发和口唇。常见的营养缺乏体征与营养素的关系见表5-6。

表5-6　营养缺乏体征与营养素的关系

部　位	体　征	缺乏的营养素
全身	消瘦、浮肿、发育不良	能量、蛋白质、维生素、锌
	贫血	蛋白质、铁、叶酸、维生素 B_{12}、维生素 B_6、维生素 C
皮肤	干燥、毛囊角化症	维生素 A
	毛囊四周出血点	维生素 C
	癞皮病皮炎	烟酸
	脂溢性皮炎、阴囊炎	维生素 B_2
头发	稀少、缺少光泽	蛋白质、维生素 A
眼睛	毕托斑、角膜干燥、夜盲	维生素 A
	角膜边缘充血	维生素 B_2
唇	口角炎、唇炎	维生素 B_2、维生素 B_{12}、维生素 PP
口腔	牙龈炎、牙龈出血、齿龈松肿	维生素 C
	舌炎、舌猩红、舌肉红	维生素 B_2、烟酸
	地图舌	维生素 B_2、烟酸、锌
指甲	舟状甲	铁

部　位	体　征	缺乏的营养素
骨骼	鸡胸、串珠胸、O 型腿、X 型腿、骨质软化症	维生素 D、钙
	骨膜下出血	维生素 C
神经	多发性神经炎、球后神经炎	维生素 B_1
	中枢神经系统失调	维生素 B_{12}、维生素 B_6
其他	甲状腺肿	碘

第三节　实验室检查

人体营养状况的实验室检测是采用生理、生化的实验手段，以受检者的血、尿等为试样，进行多项生化指标的检测，以便早期发现亚临床不足症、营养储备水平低或营养过剩等征兆，从而及早采取有效的防治措施。我国人体营养水平常用检测指标及参考值见表5-7。

表 5-7　人体营养状况常用生化检测指标及参考值范围

营养素	检测指标	参考值范围
蛋白质	血清总蛋白	60.0g/L~87.0g/L
	血清白蛋白	35.0g/L~55.0g/L
	血清球蛋白	20.00g/L~30.00g/L
	空腹血中氨基酸总量/必需氨基酸	>2
	血液比重	>1.015
血脂	血清甘油三酯	0.40~1.70mmol/L
	血清总胆固醇	2.80~5.80mmol/L
	血清高密度脂蛋白	1.10~2.00mmol/L
	血清低密度脂蛋白	0.00~4.00mmol/L
钙	血清钙	90~110mg/L（其中游离钙45mg/L~55mg/L）
磷	血清无机磷	儿童 40~60mg/L
		成人 30~50mg/L
锌	发锌	125~250μg/g
	血浆锌	800~1100μg/L
铁	全血血红蛋白浓度	成年男性>130g/L
		妇女、儿童>120g/L
		6 岁以下儿童和孕妇>110g/L
	血清铁	500~1840μg/L

续表

营养素	检测指标	参考值范围
维生素 A	血清运铁蛋白饱和度	成人>16%，儿童>7%~10%
	血清视黄醇	儿童>300μg/L，成人>400μg/L
	血清胡萝卜素	>800μg/L
维生素 B$_1$	4 小时负荷尿	>200μg（5mg 负荷）
维生素 B$_2$	4 小时负荷尿	>800μg（5mg 负荷）
维生素 C	血浆维生素 C 含量，4 小时负荷尿	4~8mg/L
		5~13mg（500mg 负荷）
叶酸	血清叶酸	3~16μg/L
	红细胞叶酸	130~628μg/L
其他	尿糖（-）	
	尿蛋白（-）	
	尿肌酐 0.7~1.5g/24h	
	全血丙酮酸 4~12.3mg/L	

　　在取得膳食调查、体格测量和实验室检查结果之后，应综合三方面的材料，对被调查者进行全面的营养状况评价。三方面的调查结果有时存在相关性，有时会出现不一致的情况，这是由于膳食调查结果仅说明调查期间食物或营养的摄取情况，实验室检查结果反映机体近期的营养状况，而体格检查则说明较长时期的营养状况，特别是原发性的营养缺乏病，从摄取不足到出现缺乏症状需要一个过程。因而，三项调查结果出现不一致时应作具体分析。

第六章　医院膳食管理制度

疾病的治疗是医疗、护理和营养方面的综合治疗。三者密切配合才能获得最好的疗效。医院营养膳食质量直接或间接影响医院的医疗和服务质量，医院营养膳食工作管理也是医院质量管理的一部分，营养膳食治疗的实施有赖于营养膳食管理。

第一节　医院膳食种类

医院膳食的种类很多，为了便于管理，概括起来可分为基本膳食、治疗膳食和试验膳食三大类。

一、基本膳食

根据膳食的质地、形态及烹饪原则，基本膳食分为普通膳食、软食、半流质和流质四种，这是医院膳食中的四种主要膳食。基本膳食要求做到"三准确"：计划准确、配料准确和数量准确；"四必须"：必须按菜谱制作，必须遵守操作规程，必须色鲜、味美、形态正常和必须保暖。

1. 普通膳食　是医院膳食中最常见的膳食，能满足一般患者对营养素的需求，适用于体温正常、消化吸收功能正常、无需任何膳食控制的各类患者。膳食要求营养素均衡，尽量采用容易消化的食品，不使用强烈辛辣刺激的调味品，少用油炸、煎的烹饪方法。食物的种类及烹饪方法应多样化，使食物的色、香、味、形俱佳，以增加患者的食欲。每日三餐，全天供应热能 1600~2400kcal（6694~10042kJ），蛋白质 60~80g。

食谱举例：早餐：稀饭、馒头、芹菜拌花生、煮鸡蛋

中餐：米饭或馒头、胡萝卜肉丝、猪肝青菜汤

晚餐：二米粥、花卷、炒白菜木耳豆干

2. 软食　是介于普通膳食与半流质之间的一种膳食。适用于体温正常或略高、消化吸收功能减退、口腔疾患及咀嚼不便者、老年人和幼儿。食物需煮软炖烂，使之容易咀嚼和消化，尽量用含纤维少的食物，不用强烈辛辣的调味品，少用或不用油炸、煎的烹饪方法。长期食用软食者，因食物煮软煮烂，维生素损失较多，要注意补充维生素。每日三餐，每天供应能量 1400~2200kcal（5850~9200kJ），蛋白质 50~70g。

食谱举例：早餐：稀饭或豆浆、盐煮花生、煮蛋、馒头或面包

中餐：软饭或花卷、肉丸苋菜、番茄豆腐汤

晚餐：软饭或面条、猪肝胡萝卜、肉包、丝瓜汤

3. 半流质 适用于发热、消化吸收功能减退、咀嚼吞咽不便者，以及手术前后的患者和产妇。膳食要求食物呈半流质状或羹状，营养素均衡，易于咀嚼及吞咽、易消化、含纤维少，而营养价值较高。禁用油脂多的食物和辛辣调味品。每日 4~5 餐，全天供应热能 1400~2000kcal（5850~8360kJ），蛋白质 40~60g。

食谱举例：早餐：稀饭、蛋羹、面包 　　　　加餐：牛奶

中餐：肉末冬瓜丝面条 　　　　加餐：黑芝麻糊

晚餐：菜肉馄饨

4. 流质 适用于高热、身体虚弱、吞咽咀嚼困难、急性消化道炎症及功能减退的患者，以及手术前后或病情危重的患者。膳食要求食物呈液体状或在口中可融化成液体，要易于消化、吞咽，无刺激性。为了保证患者的营养需要，应尽量选用营养价值较高的食物。每日 6~7 餐。由于是流质，全天提供的热能往往小于 1000kcal（4180kJ），蛋白质小于 30g，所以流质膳食一般不宜长期食用。若长期食用，可用匀浆膳、要素膳等特殊流质。流质一般分为清流质、厚流质、冷流质等。腹部手术或需避免腹胀的患者宜用清流质，禁用牛奶、豆浆及过甜的液体；口腔疾病患者可用厚流质；喉部手术及消化道出血患者宜用冷流质，禁用过酸、过咸的饮料。凡用鼻饲管喂入的流质，忌用蛋花汤、浓米汤，以免堵塞管道。

食谱举例：7 时：米汤 200ml 　　9 时：牛奶 200ml 　　11 时：肉汤冲蛋花 200ml

13 时：豆奶 200ml 　15 时：鸡汤或骨头汤 200ml 　　17 时：藕粉 200ml

二、治疗膳食

医院治疗膳食是营养治疗的重要环节。采用治疗膳食的患者，其病种都和营养有密切关系，可以通过营养治疗的手段来改善或治疗疾病。治疗膳食具有增强机体抵抗力、供给机体所必需的营养物质等作用，以促进疾病的恢复。营养科是负责组织和制备医院内治疗膳食的专门科室，主要职责是促进治疗膳食在综合治疗中的合理应用。

治疗膳食要求做到"四要"：要符合营养治疗要求，要常变换烹饪方法，要符合卫生标准，要注意食品保暖。

治疗膳食种类很多，医院常用的有低脂膳食、低盐膳食、低蛋白膳食、高蛋白膳食、少渣膳食、糖尿病膳食等。现归纳为以下三类并分别介绍。

1. 增减营养素膳食 在某些疾病或特殊生理状况下，需要增加或限制某些营养素的膳食。归纳为表 6-1。

表 6-1 增减营养素膳食

名称	适用对象	膳食要求
高能量膳食	消瘦、体重不足、慢性消耗性疾病，如结核病、肿瘤、甲状腺功能亢进症、烧伤、高热等患者	通过改变膳食内容和增加主食来增加热能的供给。除正餐外可加 2~3 餐，如牛奶、甜点等热能高的食物。一般以每日增加 300kcal 左右的能量为宜
低能量膳食	需减轻体重者或为了控制病情必须减轻机体代谢负担的患者，如糖尿病、高脂血症、冠心病等患者	减少膳食总热能的摄入，根据医嘱所需热能，计算后制备膳食。一般每日摄入热能为 1500~1800kcal，蛋白质供给不宜少于 1g/kg 体重，限制脂肪摄入
高蛋白膳食	营养不良、慢性消耗性疾病，如结核、肿瘤、烧伤、贫血及手术前后患者、孕妇和乳母等	在原有膳食基础上添加富含优质蛋白质的食物，如鸡、鸭、鱼、肉、蛋、牛奶和大豆及其制品。可在正餐中加一个全荤菜，或通过加餐使每日蛋白质摄入量达到 100~120g
低蛋白膳食	急慢性肾炎、慢性肾功能衰竭、尿毒症及肝功能衰竭者	每日蛋白质摄入量不超过 40g。在蛋白质定量范围内尽量选用优质蛋白质，如牛奶、鸡蛋、精瘦肉。可用麦淀粉代替主食。同时供给各种丰富的蔬菜

2. 特别制备膳食 对某些疾病患者，要限制或禁用某些食物成分，往往在烹调时需特别制作膳食。归纳为表 6-2。

表 6-2 特别制备膳食

名称	适用对象	膳食要求
低盐膳食	急慢性肾小球肾炎、肾病综合征、高血压、先兆子痫、慢性心功能不全、肝硬化腹水及不明原因的浮肿患者	禁用一切盐腌制的食品，如咸肉、香肠、咸蛋、皮蛋、酱菜等。每日食盐用量不超过 3g 或酱油 15ml。为了调剂口味，可用糖、醋烹饪
无盐膳食 低钠膳食	心脏、肝脏、肾脏功能严重不全及不明原因的浮肿患者	烹调时不用食盐及酱油。低钠膳食禁用含钠高的调料或食物，如味精、鸡精或加碱的馒头、面条。每日膳食中含钠量不超过 0.5g，或遵医嘱
低脂膳食	胆囊、胆道、肝脏、胰腺疾病及腹泻患者，肥胖症、高脂血症、动脉粥样硬化及冠心病患者	每日脂肪摄入量在 40g 以下，禁用油炸食物、肥肉、猪油、含油多的点心。食物烹调用蒸、煮、卤、烩等方式。适当增加豆类、新鲜蔬菜和水果的摄入量
低胆固醇膳食	高血压、肥胖症、高脂血症、胆结石、冠心病等患者	每日胆固醇摄入量 ≤200mg，禁用含胆固醇高的食物，如动物脑、动物内脏、蛋黄、鱼子、肥肉、动物油脂等。选用植物油作为烹饪油，适当增加豆类及其制品、菌藻类食物、新鲜蔬菜和水果的摄入量
高纤维膳食	习惯性便秘、误食异物需通过刺激肠蠕动使异物排出者。冠心病、高脂血症、高胆固醇血症、糖尿病等患者	在膳食中增加含膳食纤维丰富的食物，如粗粮、薯类、杂豆类、绿叶菜、根茎类蔬菜及水果

续表

名称	适用对象	膳食要求
少渣膳食	腹泻、肠炎、肠结核、直肠和肛门疾病、咽喉部及胃肠道手术患者，消化道溃疡、痢疾、伤寒恢复期的患者	食物须细软、残渣少、无刺激性、便于咀嚼吞咽，少含或不含粗纤维。应切小剁细、煮烂、做成泥状。禁用脂肪过多的食物和具有强烈刺激性的调味品。多采用炖、蒸、煮、焖、煨，禁用煎、炸等烹饪方式
管饲膳食	各种原因的昏迷、急性咽喉梗阻或喉部外伤、食道狭窄、食道或胃肠道手术后不能进食的患者，拒食的精神病患者	膳食分混合奶和要素膳两种。前者食物来源丰富，各医院应用较为普遍，后者由营养科配制供给。混合奶是以牛奶为主配制的流质食物，可加入豆浆、米汤、藕粉、鸡蛋、奶油、香油、花生油、鱼泥或肉泥、浓肉汤、鸡汤、鱼汤、水果汁或菜汁等。混合奶要求营养素齐全、平衡，质地细腻、均匀、无颗粒、无渣。黏稠度适合于通过导管注入或滴入。每日所需热能及营养素、灌喂次数和灌喂量均遵医嘱
要素膳	使用管饲膳食的患者、手术前后需改善营养状况的患者、接受化疗或放疗的肿瘤患者、低位肠瘘、溃疡性结肠炎、烧伤等患者	是营养素齐全、溶于水后不需或稍经消化即可吸收的无渣膳食。由要素干粉、脂肪乳剂和水按一定比例调制而成，其浓度和每日使用量应遵医嘱，以能供给人体每日所需要的蛋白质和热能为原则。使用前需加温至38℃～40℃，滴入速度先慢后适当加快，每分钟40～60滴为宜。浓度由低到高逐渐过渡

3. 计量控制膳食　是对热能或某些营养素的量严格控制的膳食，如糖尿病、痛风症等患者的膳食。详见中篇的常见疾病营养治疗。

三、试验膳食

试验膳食指在临床诊断、治疗疾病过程中用来配合进行某些特殊功能检查的膳食，是通过对受试者的膳食内容采取暂时和特殊调整而进行的。随着医学科学的不断发展，试验膳食亦不断改进，下面将比较常用的试验膳食分别阐述。

1. 胆囊造影膳食

（1）适应证　配合胆囊造影术，检查患者的胆囊及胆管形态与功能是否正常。

（2）膳食安排　造影前一天晚餐服用高碳水化合物、少渣、清淡的膳食，如大米粥、馒头、糖包等。晚餐后遵医嘱口服造影剂。造影当日禁用早餐。至服药后14小时可开始拍摄X线片，胆囊收缩使造影剂浓度增加，胆囊显影，以便观察胆囊大小和外形。然后进食高脂肪膳食，脂肪摄入后可引起胆囊的收缩和排空。一般5分钟后胆囊开始收缩，约1~2小时收缩明显。为配合胆囊造影术，造影前应避免摄入刺激胆汁分泌的食物。

（3）膳食举例　高脂肪膳食（任选一种）：①油炸鸡蛋2个（80g），烹调用油40g；②炒鸡蛋2个（80g），烹调用油32g，牛奶200ml；③奶油巧克力糖150~200g。

2. 潜血试验膳食

（1）适应证　协助大便潜血试验的一种膳食，用于检查患者消化道出血情况。

（2）膳食安排　试验检查期一般为3天。3天内禁用肉类、鱼类、肝、动物血、蛋黄、绿色蔬菜及其他含铁丰富的食物，以免干扰试验结果。

（3）膳食举例　早餐：牛奶或稀饭、馒头、酱菜

中餐：米饭、炒鸡蛋、番茄冬瓜汤

晚餐：面条或馒头、炒豆芽、卷心菜汤

3. 肌酐试验膳食

（1）适应证　测试尿中内生肌酐含量和肾脏功能。

（2）膳食安排　试验期为3天，前2天为准备期，最后1天为试验期，留置24小时尿液。受试者进食低蛋白膳食，全日膳食中蛋白质总量不超过40g；限制主食量，每日不超过300g；副食中应严格限制肉类和豆制品，每日膳食不超过1个鸡蛋。应多吃蔬菜，以满足饱腹感。如热能不足，可增加藕粉、果汁等只含碳水化合物而不含蛋白质的食物。

（3）膳食举例　早餐：稀饭50g，馒头50g，煮鸡蛋1个（40g）

中餐：米饭100g，素炒青菜300g

晚餐：面条或馒头100g，煮冬瓜300g

4. 钙磷代谢试验膳食

（1）适应证　协助诊断甲状旁腺功能亢进症。

（2）原理　甲状旁腺瘤或甲状旁腺增生，使甲状旁腺激素分泌增多，在血中浓度增高。作用于骨骼产生溶骨作用，骨盐不断溶解，释放出钙与磷，使血钙、血磷升高，尿钙增多；作用于肾脏，能抑制肾小管对磷的吸收，尿磷增多，血磷随之降低。用此膳食测量患者血和尿中的钙、磷、肌酐含量及肾小管对磷的重吸收率，对诊断甲状旁腺功能亢进有一定价值。

（3）膳食安排　常用的有两种：

①低钙、正常磷膳食：每日膳食含钙量不超过150mg，磷600~800mg。试验期5天，前3天为适应期，后2天为代谢期，最后1天收集24小时尿液，测尿钙含量。正常人进食此种试验膳食后，尿钙量每天不超过150mg。如果尿钙量超过200mg，则可诊断为甲状旁腺功能亢进症。

膳食举例：早餐：稀饭（稻米）50g，烙饼（富强粉）50g，糖10g

中餐：米饭（稻米）80g，肉末冬瓜粉条（猪肉30g，冬瓜200g，干粉条20g）

晚餐：米饭（稻米）80g，卤鸡蛋40g，熘藕片100g

全日用盐10g

②低蛋白、正常钙磷膳食：每日膳食中蛋白质总量不超过40g，钙500~800mg，磷600~800mg。试验期5天，前3天为适应期，后2天为代谢期，最后1天空腹测血肌酐和血磷，并留24小时尿，测尿肌酐和尿磷，从而计算出肾小管磷重吸收率。其参考值为80%。甲状旁腺功能亢进者低于此值。

（4）膳食举例：早餐：稀饭（稻米）25g，烙饼（富强粉）50g，糖10g

中餐：米饭（稻米）150g，苋菜炒粉条（苋菜 200g，干粉条 20g）

晚餐：米饭（稻米）150g，番茄黄瓜烧豆腐（番茄 100g，黄瓜 150g，豆腐 70g）

全日用盐 10g

5. 钾、钠代谢试验膳食

（1）适应证 协助诊断原发性醛固酮增多症。

（2）原理 醛固酮有调节电解质代谢的作用。当肾上腺病变（如腺瘤或增生）时，醛固酮分泌增多，使水钠潴留，血压升高，大量排钾，引起低血钾性碱中毒（二氧化碳结合力及尿 pH 值高于正常）。膳食中钾、钠摄入量恒定情况下，用醛固酮的拮抗剂安体舒通进行治疗，可使代谢紊乱得以纠正。

（3）膳食安排 常用的有 4 种：

①钾、钠恒量膳食：要求每日膳食中含钾、钠的量分别固定在 60mmol 及 160mmol。试验期 6 天，前 3 天为适应期，后 3 天为代谢期，试验最后 1 天测血钾、血钠和二氧化碳结合力，尿钾、钠和 pH 值。此膳食可显示原发性醛固酮增多症患者的钾代谢呈负平衡，钠代谢呈正平衡，而正常人食用此膳食后钾、钠代谢均呈正平衡。

②低钠膳食：每日膳食中含钠量为 10 ~ 20mmol，含钾量为 60mmol。试验期 6 天，前 3 天为适应期，后 3 天为代谢期。在低钠条件下，到达肾远曲小管的钠量甚少，原发性醛固酮增多症患者虽有大量的醛固酮，但钾、钠交换减少，故从尿中排出的钾减少，导致血钾有所升高。使用该膳食后，测定显示患者尿钾排出量明显减少，血钾有所升高，尿钠在数日内迅速减少，降至每天 10 ~ 20mmol 达到平衡，即可诊断此症。

③高钠膳食：每日膳食中含钠量为 240mmol，含钾量为 60mmol，适用于血钾正常或稍低的临床可疑病例。试验期 6 天，前 3 天为适应期，后 3 天为代谢期。正常人使用高钠膳食后血钾无变化。原发性醛固酮增多症患者由于钠大量进入肾远曲小管进行离子交换，使尿钾排出增加，而血钾降至 3.5mmol/L 以下。

④安体舒通试验膳食：每日膳食中含钠量为 160mmol，含钾量为 60mmol。试验期为 10 天，前 3 ~ 5 天为适应期，后 5 ~ 7 天为试验期，在适应期的最后 1 天测血钾、血钠、尿钾、尿钠、二氧化碳结合力和 pH 值。试验期每日用安体舒通 300mg，分 3 ~ 4 次口服，连续 5 ~ 7 天，于试验期最后 1 天再重复上述化验 1 次，比较两次化验结果。如尿钾减少，尿钠增多，血钾升高，血钠降低，二氧化碳结合力和尿 pH 值降至正常，症状有所改善，即可诊断为原发性醛固酮增多症。

此外，应注意食物的选择，其主食可为各种谷类，但不用碱或发酵粉制作的面食；副食中除高钠膳食外，多选用含钾稍高、含钠低的食物，也可适当选用少许调味品，但均应计算其钾、钠含量，不足的钠量由食盐补充。每克食盐含钠量为 393mg。

6. 同位素碘[131] 试验膳食

（1）适应证 常用于检查甲状腺功能亢进症。

（2）原理 人体摄入的碘主要储存在甲状腺，其具有浓缩碘的功能。如膳食中摄入碘过多，就会影响放射性碘[131] 的吸收，从而干扰同位素试验结果。

（3）膳食安排 可用普通膳食，但在试验前 1 个月内禁用含碘丰富的海产品，如海带、海蜇头或皮、紫菜、发菜、苔菜、海参、淡菜、虾皮、带鱼、乌贼、黄鱼、蛤等。

第二节 医院膳食管理

随着现代医学的迅速发展，营养在治疗中的作用越来越受到人们的重视。营养和医疗、护理、药物一样，成为临床综合治疗的重要组成部分。

一、医院膳食管理原则

医院营养膳食工作是临床营养的一项内容。从计划营养、编制食谱、采购食品，直到最后把膳食配发到患者手中，是一项十分复杂而又细致的工作。整个过程衔接紧密，环环相扣。只有通过严密而有效的科学管理，才能使医院的膳食工作有条不紊地进行，从而提高工作效率。医院营养膳食工作的中心思想是：一切为患者，给患者提供质量优良的服务。

医院营养工作的质量直接影响医疗效果。营养膳食工作除了满足营养需要外，还要注意食物的色、香、味、形。既要符合营养原则，尽量满足患者的要求，又要为患者精打细算，既要吃得好，又要经济实惠。对患者服务态度要好，做到热情、关心、耐心。

二、医院膳食管理制度

医院营养科管理的对象主要是人、财、物三个方面。只有管理制度（如营养制度、厨房管理制度、卫生制度、财产保管制度、账目公开制度、成本核算制度等）健全，人员组织结构合理，分工明确，责任落实，才能更好地发挥营养科配合治疗的作用。

三、膳食工作与病区的联系

1. 执行饮食医嘱

（1）患者入院后，由医生开出饮食医嘱，护士填写患者入院膳食通知单，交病房配餐员，再送交营养科。

（2）当患者需要更改膳食或因手术而禁食或出院时，由医生开出医嘱，护士填写更改或停止膳食通知单，在开饭前交营养科及时更改。

（3）病区护士站应配备有病区的详细膳食一览表，包括患者床号、姓名、诊断、膳食种类等。治疗膳食应在备注栏注明。在配餐室应另有专门为配餐员分发膳食的膳食牌。膳食如有更改，需及时在膳食牌上更正。

2. 与病区工作人员的联系 凡是需要特殊膳食治疗的患者，或需要营养师共同会诊的患者，应由病区工作人员通知营养科主要负责人，访视患者，了解病情，与主管医生协同开出膳食医嘱，或参与会诊，提供膳食治疗方案的建议，然后按医嘱执行。营养科工作人员应经常到病区征求医护人员的意见，以便改进工作。

3. 与患者的联系 营养师、营养士应定期与炊事员一同下病房，征求患者对营养膳食的意见和建议；观察膳食治疗的效果，并要求患者密切配合膳食治疗；组织患者，向他们宣传有关营养与膳食治疗方面的知识，教给他们一些简单易行的膳食治疗知识，这样不但利于患者住院期间的治疗与配合，而且在患者出院后仍会获益。

四、膳食供应

1. 膳食供应制度　现在各地医院比较通行的膳食供应方式有以下两种：

（1）选食制　营养科每日拟好菜单并注明价格，分发到病区。患者可根据自己的情况，选择主食与副食。由配餐员负责一天的登记预约，并收清费用。

（2）餐厅供应制　恢复期的患者或疗养院的患者可以到餐厅用膳，根据个人的情况选择可口的食物。

2. 供餐方法　营养科分发膳食有三种方式：

（1）由各病区负责开饭　病区应设有配餐间，备有开水、热水、消毒用的蒸汽设备和放置餐具、食物的专柜。每餐开饭前，配餐员把当餐所需要的容器装入饭车，送交营养科。炊事员根据病区预约单按份分好。配餐员点数后装入饭车，分别送到各病区，与病区护士或其他人员一起分发给患者。患者用餐毕，由配餐员将餐具收回，清点、洗刷、消毒，放入碗柜。配餐间的保管及清洁卫生均由配餐员负责。这种开饭方式迅速，便于患者吃到热菜、热饭，餐具不易丢失，且病区护士长能就近检查、督促、管理。

（2）由营养科负责开饭　全部餐具都由营养科集中管理。开饭时，炊事员按照预约单把饭菜按类别、份数分好，放入餐车，送到病区分发给患者。饭后收回餐具，清洁、消毒后保管。这种开饭方式需要增加炊事人员。开饭时间延长，以致影响饭菜保温。餐后清洗、消毒大量餐具，不仅工作量大，而且餐具易损坏、丢失，保管困难。

（3）营养科和病区共同负责开饭　开饭前，营养科把饭菜分好，盛入容器中。开饭时，各病区配餐员按时到营养科领取，点清饭菜份数及品种，送回病区，由护士及其他工作人员协助分发给患者。饭毕，配餐员收集餐具，送还营养科。清洗、消毒、保管餐具均由营养科负责。

第三节　营养病历的书写

随着医学营养学的发展，人们逐渐认识到采取营养治疗对提高临床工作质量、促进患者康复有重要意义。对患者实施营养治疗主要是通过对食物成分或膳食组成进行调整，配合临床，增强患者体质，改善营养平衡，达到治疗目的。把患者的营养状况、营养素的摄入、缺乏、补充和调整的情况详细记录于病历中，称为营养病历。

营养病历除记录患者的姓名、性别、年龄等一般内容外，要详细了解其饮食史，记录患者的病史、临床体检及实验室检查结果，以及病历摘要、营养治疗方案及效果等。同时，应注意病历的保管，这对于提高营养治疗质量，开展科学研究，提供教学培训资料以及加速学科的发展具有重要意义。具体书写格式如下：

一、门诊病历

营养门诊是专科门诊。就诊者往往已确诊了某种疾病，来营养门诊咨询有关营养的问题。所以，临床营养师应比临床医师更具有耐心，同时具备临床各科的医学知识。门诊病历应记录患者已确诊的疾病名称，目前正接受的主要治疗措施，目前的身高、体重，平时体重，理想体重及其他有关营养状况的体检结果。有条件的可测三头肌皮褶厚度等。可参看已作的实验室检查，如血常规中的血红蛋白、淋巴细胞总数，肝功能中的血清白蛋白等。有条件者可根据不同的疾病状态来选择恰当的检查项目，如血中的各种蛋白、维生素、氨基酸和微量元素，尿中的维生素、肌酐和尿素氮，头发中的微量元素等。对患者营养作出综合评价后，再询问患者的日常膳食习惯，可对患者作 24 小时膳食回顾调查。利用计算机，对患者的饮食给予准确的评价，并提出可行的营养治疗方案。

二、住院病历

1. 营养病历首页　也是营养治疗小结。记录患者的一般情况、入院和出院日期、临床诊断、营养治疗情况和治疗结果。

科别：　　　　　病房：　　　　病历号：　　　　营养病历号：

姓名：　　　　　性别：　　　　年龄：　　　　民族：　　　职业：

婚否：　　　　　籍贯：　　　　家庭住址：

工作单位：　　　联系电话：

病史采访日期：　病史叙述者：

入院日期：　　　出院日期：　　住院天数：

入院后临床印象：主要疾病、次要疾病、并发症

临床治疗措施：使用的药物、治疗方法。

营养治疗情况：营养治疗起止时间、治疗天数，营养治疗摘要（治疗手段、治疗时间、治疗效果），营养治疗小结（治疗是否成功，成功的经验与失败的教训），停止营养治疗后的膳食指导及建议

出院诊断：主要疾病、次要疾病、并发症

药物、食物过敏史：过敏的药物和食物名称

出院情况：治疗结果、转院、自动出院

以上内容可按需要列成表格，作为病历首页。其中营养治疗摘要、营养治疗小结、停止治疗后的膳食指导及建议需一式三份，另两份一份附于临床病历后，一份附于门诊病历中，在出院时交给患者。

2. 营养病历第 1 页　记录患者的一般情况和饮食习惯。

姓名：　　　　性别：　　　　年龄：　　　　职业：

民族：　　　　婚姻：　　　　妊娠：　　　　哺乳：

家庭住址：　　　　　　　　　工作单位：

籍贯： 病史叙述者：

入院日期： 出院日期：

每日饮食常用量及种类：记录三餐及加餐的食物名称和数量

食欲：正常、减退或亢进

口味：偏咸、偏淡、偏甜、偏辣、偏荤或偏素

忌食或过敏食品：有无，种类

是否用过特殊饮食：是否使用，什么原因，何种饮食，持续时间

服用营养补剂的情况：是否服用，服用的种类、剂量、次数、持续时间

常用药物：名称、剂量、服用方法和持续时间

3. 营养病历第2页 记录临床病历摘要，包括重要的病史、有关的体检、实验室检查数据、临床诊断及主要的治疗措施。

现病史摘要：

既往史：

家族史：

体检：

实验室检查：项目及数据

临床治疗措施：

4. 营养病历第3页 记录营养专科检查。

身高（cm）： 实际体重（kg）： 平时体重（kg）： 理想体重（kg）：

三头肌皮褶厚度（mm）： 上臂围（cm）： 上臂肌围（cm）：

儿童：头围、胸围、腹部皮褶厚度

头发：灰暗、变细、干、脆、易断等

眼：球结膜干燥，角膜软化，毕氏斑，角膜周围结膜下小血管充血，夜盲等

舌：舌色猩红或牛肉色、紫色，舌边缘有齿痕，光滑舌，乳头肥大，乳头萎缩

齿：龋齿

齿龈：充血，肿胀，瘀斑，萎缩，易出血等

口角：湿白，裂隙，糜烂

唇：裂纹，糜烂，红肿

口腔黏膜：溃疡，白斑

颈部：甲状腺肿等

皮肤：黄染，出血点，鳞皮，脂溢性皮炎，对称性皮炎，毛囊角化，毛囊周围充血、肿胀，皮肤增厚变干

指甲：反甲

神经病变：外周神经性无力与感觉异常等

皮下组织：水肿，脂肪减少，脂肪增多

肌肉和骨骼：肌肉萎缩，颅骨软化，前囟未闭，方颅，串珠肋，鸡胸，干骺端肥大等

腓肠肌压痛：

膝腱反射：

下肢麻木、水肿：

5. 营养病历第 4 页　为营养评价报告页，可用表格记录，见表6-3。

表6-3　营养评价报告

姓名		性别	年龄	床号	住院号
参数		测定值	相当于正常百分数（%）		
			>90	60~90	<60
体重（kg）					
三头肌皮褶厚度（mm）					
上臂围（cm）					
上臂肌围（cm）					
淋巴细胞总数（10^9/L）					
血清白蛋白（g/L）					
血清转铁蛋白（g/L）					
肌酐/身高指数（%）					
皮肤试验					
抗原　皮肤延迟过敏反应硬结直径					
24 小时					
48 小时					
SK/SD *					
PPD * *					
白色念珠菌					
营养预示指数					
营养状况评价					

签名：　　　　　日期：

＊链激酶/链球菌脱氧核糖核酸

＊＊结核菌素纯蛋白衍生物

6. 营养病历第 5 页　记录营养治疗方案，是营养病历中最重要的部分，包括患者的营养状况评价和营养治疗原则、具体方法、步骤、结果预测及注意事项等。

（1）营养评价及主要依据　根据患者的饮食特点、专科检查和实验室检查结果，提出主要的营养问题和营养治疗的目的。

（2）营养治疗的原则　控制还是增加热能的摄入，蛋白质、脂肪和碳水化合物的分配比例，减少哪些营养素的摄入，增加哪些营养素的摄入，多吃哪类食物，少食哪类食物，禁忌哪些食物。

（3）营养治疗的具体方法　根据患者的病情、身高、体重和标准体重，计算出热能的供给量及蛋白质、脂肪和碳水化合物的分配量。利用计算机配制出食谱及其数量，按三餐的比例合理分配。经口饮食的食谱，每周计算两次食谱的营养成分并评价；管饲匀浆食物，每日计算1次食物的营养成分并评价（计算方法见本书附录5：膳食计算与评价）。

（4）营养治疗的步骤　对患者来说，无论是增加或减少热能及营养素的摄入，还是改变饮食习惯、禁忌某些食物，都要有一个适应过程。因此，营养治疗也应循序渐进，逐步完成治疗方案。要与临床治疗密切配合，结合患者的具体情况，制定一个切实可行的分步计划。

（5）营养治疗的结果预测及注意事项　营养师根据专业知识和临床经验，能够预测营养治疗可能出现的某些情况和问题，如用减重膳食，患者往往有饥饿感、浑身无力。需事先向患者讲清楚，并给予合理的指导。

7. 营养病历第6页　为营养治疗记录，主要记录营养治疗方案实施后患者每天的反应及效果的监测情况。

（1）经口饮食的患者　一天摄入的能量、蛋白质、脂肪是否达到要求，对限制或增加某种营养素是否适应，对安排的食谱是否满意。

（2）要素饮食（管饲）患者　营养液温度、浓度、滴速是否合适，患者是否能耐受，进食量是否平衡，大小便是否正常，每天消耗和丢失的能量、蛋白质是否得到了及时补充。

（3）静脉营养患者　一天摄入的能量、蛋白质、脂肪是否已达到要求。

营养治疗效果监测的内容：每日测体重；每周进行两次氮平衡实验；每周测1次淋巴细胞总数；每3周进行1次血清转铁蛋白检测以及皮肤试验。

在营养治疗记录中，应把上述内容及时、准确地记录在案。另外，随着患者病情的变化，不断调整治疗方案，并将其结果随时记录下来。营养治疗记录既要前后连贯，真实详尽，又要避免重复、繁琐。

8. 营养病历第7页　为生化检查记录页，可按表6-4填写。

表6-4　生化检查记录

姓名	病室	床号
住院号		
检查项目及结果		
血液：		
淋巴细胞总数（10^9/L）		
空腹血糖（mmol/L）		
血清白蛋白（g/L）		

姓名	病室	床号

血清转铁蛋白（g/L）

血清前白蛋白（g/L）

血清视黄醇结合蛋白（g/L）

胆固醇（mmol/L）

甘油三酯（mmol/L）

尿液：

24 小时尿素氮（mmol/L）

24 小时肌酐（mmol/L）

记录者：　　　　日期：

中篇　常见疾病的营养治疗

第七章　心血管系统疾病的营养治疗

心血管系统疾病属于常见病、多发病，近年来发病率有增高的趋势，死亡率也一直居高不下。据卫生部 2000 年统计资料表明，心血管系统疾病的死亡率居各种疾病的第二位。许多研究表明，膳食不平衡与心血管疾病密切相关。

常见的心血管系统疾病有冠心病、高血压、高脂血症、心功能衰竭等。

第一节　冠状动脉粥样硬化性心脏病

冠状动脉粥样硬化性心脏病简称冠心病，是指冠状动脉粥样硬化使管腔狭窄或闭塞导致心肌缺血缺氧而引起的心脏病，属于缺血性心脏病。本病多发生于中老年人，现在年轻人发病率也有增高趋势。其发病与膳食不平衡、高血脂、高血压、吸烟、肥胖、糖尿病、缺少体力活动、精神紧张等因素有关。冠心病的治疗一般采用综合疗法，营养治疗是其中重要的组成部分。

一、临床表现

冠心病的主要临床症状是心绞痛、心肌梗死和猝死。临床可分为以下五型：

1. 隐性冠心病型　患者无症状，但静息或负荷试验后的心电图有 ST 段下移，T 波低平或倒置等。

2. 心绞痛型　心前区或胸骨后缩窄性疼痛，以心肌急剧的、暂时性的缺血、缺氧所致的胸痛为特征的临床综合征。

3. 心肌梗死型　大多数起病突然，以剧烈持续的胸痛为特征。

4. 心力衰竭或心律失常型　表现为心力衰竭和/或心律失常。

5. 猝死型　系缺血的心肌发生局部电生理紊乱引起的原发性心脏骤停。

二、营养治疗原则

营养治疗的目的是通过调整饮食中的营养素比例，来预防和控制动脉粥样硬化的发生和发展。

1. 适量热能　热能的摄入应以维持理想体重为原则，防止热能过量导致肥胖。肥胖是高血脂、高血压、糖尿病等疾病的危险因素。据临床报道，肥胖者合并冠心病多于正常体重者，所以，控制体重是防治冠心病的重要环节。

每人每日所需热能，因年龄、性别、劳动强度不同，差别很大，一般热量可摄入8.4~12MJ（2008~2868kcal）。40 岁以后，身体基础代谢逐渐下降，体力劳动和日常活动量也有所降低，因此热量摄入也要随之减少。老年人的热能供给量要低于成年人。

2. 控制脂肪总量和种类　膳食中脂肪的总量摄入过多是引起血脂增高的主要因素。据国外流行病学调查发现，摄入脂肪占总热能 40% 以上的地区，其居民动脉粥样硬化发病率明显增高。世界卫生组织对二十几个国家调查提示，55 岁男性每天脂肪摄入量与冠心病死亡率之间呈明显正相关。故减少脂肪摄入量是防治冠心病的有效措施。《中国居民膳食参考摄入量（DRIs）》规定，年龄 50 岁以上者，膳食脂肪应占总热能的20%~30%。

除脂肪总量外，还要注意脂肪的种类。一般认为动物脂肪含饱和脂肪酸较多，可以使血胆固醇升高，故应减少饱和脂肪酸的摄入量。少食或不食动物脂肪，如肥肉、猪油、奶油、乳酪等。植物油中含多不饱和脂肪酸较多，有降低胆固醇的作用。因此，可以适量地采用植物油烹调，如玉米油、花生油、豆油、菜籽油、葵花籽油等。

目前主张多不饱和脂肪酸、单不饱和脂肪酸、饱和脂肪酸之间的比例为 1：1：1。

多数资料证实，膳食中胆固醇含量增高能升高血中总胆固醇的水平，所以应控制膳食中胆固醇的摄入。中老年人每日胆固醇摄入量应控制在 300mg 以下，治疗膳食不应超过 200mg。动物食品中含胆固醇较多，应尽量少食。而植物食品中含有植物固醇，可以竞争性地抑制胆固醇的吸收，提倡多吃，尤以豆类为佳。

3. 适量碳水化合物　碳水化合物是人体热能的主要来源。摄入过多，多余的葡萄糖在肝脏转化为甘油三酯，成为血脂的来源，可引发高血脂、动脉硬化。碳水化合物的量与冠心病有相关性。碳水化合物总量应占热能的 60%~70% 为宜。

美国和加拿大冠心病发病率较高，可能与食用单糖过多有关。碳水化合物的选择提倡多用复合碳水化合物（如谷类），少用精制糖及其制品。

4. 充足的膳食纤维　膳食纤维具有吸附胆固醇的作用，还能加速胆酸从粪便中排出，防止血胆固醇升高。供给充足的膳食纤维，有利于冠心病的防治。可多摄入些粗杂粮、蔬菜和水果。

5. 优质蛋白质　蛋白质的摄入应注意动物性蛋白质和植物性蛋白质的合理搭配。动物性蛋白质升高血清胆固醇的作用比植物蛋白明显得多。植物蛋白，尤其是大豆蛋白有降低胆固醇和预防动脉粥样硬化的作用。可以适量选用大豆及其制品，如豆腐、豆腐皮、豆浆等。蛋白质供给量以每日 1g/kg 体重、优质蛋白质占总蛋白的 20%~30% 为宜。

6. 充足的维生素 有利于冠心病防治的维生素主要有维生素 C、维生素 E。维生素 C 可降低胆固醇，增强血管韧性。维生素 E 具有较强的抗氧化作用，可防止多不饱和脂肪酸氧化，维持细胞膜的完整性，防止动脉硬化。在日常生活中，应充分供给这些维生素。

7. 适量矿物质 目前的研究认为，铬、锌有利于脂类和糖的代谢，碘可抑制胆固醇在肠道的吸收，铅、镉对动脉粥样硬化有促进作用。

食盐中含有钠，摄入过多的钠不利于冠心病。因此，每日膳食中钠含量应控制在 2g 以下，即食盐 5g 以内，以利于控制血压，减少发生冠心病的危险性。

8. 少量多餐，避免过饱 餐次安排应少量多餐，营养丰富，避免过饱。食量过多、过饱，可诱发心绞痛、心肌梗死。

9. 食物选择 ①可选食物：粗杂粮、脱脂奶、鱼类、瘦肉、大豆及其制品、各种蔬菜、水果。洋葱、海带、香菇、芹菜、木耳、大蒜均有降脂作用，可适量选用。②限用食品：含脂肪多的食品，如油条、炸糕、油炸方便面、全脂乳、奶油、肥肉、动物内脏、动物油脂等。含胆固醇高的食物，如鱼子、脑、肝、松花蛋等。含高糖、高热量的食物，如冰淇淋、甜点心。刺激性强的食物，如辣椒、芥末，高度酒也应忌用。

三、参考食谱举例

冠心病参考食谱

食谱组成

早餐　大米粥 50g　馒头 50g　豆腐丝 50g

加餐　牛奶 200ml

午餐　米饭 150g　肉丝 40g　四季豆 100g　黄瓜 100g

加餐　橘子 150g

晚餐　米饭 100g　茭白 100g　鲫鱼 100g　冬瓜 100g

全天食用油　花生油 25g

热能与营养素含量

总热能 9.13MJ（2182kcal）	维生素 B_1 2.01mg	钾 1757.9mg
蛋白质 87.1g	维生素 B_2 1.6mg	钠 1847.9mg
脂肪 54g	维生素 C 90mg	锌 7.8mg
碳水化合物 337g		

第二节　高脂血症

高脂血症是指血中脂类物质浓度增高超出正常范围的一种病症。按血脂增高的成分可分为：单纯高胆固醇血症、单纯高甘油三酯血症、混合型高脂血症。由于血液中脂类都与蛋白相结合，以脂蛋白的形式存在，故高脂血症常反映高脂蛋白血症。高脂蛋白血症分型比较细。本节从略。

高血脂是心血管疾病、脑血管疾病的主要危险因素之一。一般首选饮食治疗,食疗不愈才采用药物疗法,即便如此,也不应放弃饮食控制,食疗可以提高药疗的效果。

一、临床表现

高脂血症有原发性和继发性两种。原发性高脂血症主要由遗传因素、饮食因素引起;继发性高脂血症是由于其他疾病所致,如糖尿病、慢性肾脏病、甲状腺功能低下、痛风等。

临床表现主要为化验检测血脂增高。

二、营养治疗原则

无论何种类型的高脂血症,合理营养、控制饮食是治疗本病的基本措施。

1. 单纯高胆固醇血症　宜选择低胆固醇或含多不饱和脂肪酸丰富的食物。若肥胖或超重者,应限制总热能,尽量保持理想体重。胆固醇摄入量每日控制在300mg以内,理想的选择是使过高的血浆胆固醇调节到5.20~6.20mmol/L,低密度脂蛋白调节到3.5~4.28mmol/L。应增加多糖类或含膳食纤维高的食物。脂肪在总热量中的比例可降至20%。可选食糙米、全麦粉、粗粮、大豆制品、鸡蛋白、脱脂奶、脱脂瘦肉、鱼虾类。蔬菜和瓜果类可多食洋葱、香菇、大蒜、木耳、苹果、鸭梨等,增加食物纤维,加速胆固醇的排出,降低血液胆固醇水平。

2. 单纯高甘油三酯血症　应控制热能的摄入,防止肥胖。控制碳水化合物的摄入,并注意种类的选择,多吃复合的碳水化合物,少吃蔗糖及甜味制品,少食含糖多的水果。同时补充蛋白,尤其是植物蛋白,如大豆蛋白。对食物中胆固醇不必严格限制,每周可食鸡蛋3只,可食瘦肉类、鱼虾类。新鲜蔬菜可增加食物纤维及饱腹感,又可供给丰富的维生素和矿物质。

3. 混合型高脂血症　治疗重点是控制总热能,使体重降低并维持在标准体重。控制胆固醇摄入量,每天控制在200mg,禁食含高胆固醇的食物,如鱼子、蟹黄、脑、沙丁鱼、肝、肾、松花蛋等。脂肪占总热能的30%以内,多食多不饱和脂肪酸,P/S值为1.2~2.0。禁食蔗糖、冰糖、蜂蜜、巧克力、冰淇淋、各种水果糖、甜点心等。适当增加蛋白质的摄入,尤其是大豆蛋白,以占总热能的15%~20%为宜。多吃新鲜蔬菜及瓜果,增加食物纤维、多种维生素和矿物质,戒烟,限制饮酒。

4. 食物的选择　①可用食物:蛋白质食物,如瘦肉、去皮的禽类、鱼类,特别是海鱼。建议多用大豆及其制品代替部分动物蛋白,对降低血胆固醇含量有利。多吃粗粮、蔬菜和水果,以增加膳食纤维和维生素C。食用有降脂作用的食物,如香菇、木耳、海带、紫菜、山楂、淡茶、魔芋等。②限用食物:少吃精制糖及其制品。

三、参考食谱举例

高脂血症食谱参见冠心病。

第三节　高血压

高血压病是以体循环动脉血压持续性增高为主要特征的一种常见临床综合征。按国际标准，收缩压>18.7kPa（140mmHg），舒张压>12.0kPa（90mmHg），二者有一即可诊断为高血压病。高血压病为一种常见病、多发病，近年来发病率逐年增高，40~50岁的中年人多见。高血压是脑血管病和心血管病的危险因素，应当引起重视。

高血压的发病原因与遗传因素、长期精神紧张、摄入食盐过多、过食肥甘厚味、活动过少等有一定关系。

高血压分为原发性高血压和继发性高血压两大类。原发性高血压是指病因尚不十分清楚，以血压升高为主要表现的一种独立的疾病，约占高血压的80%~90%，多与遗传因素有关。继发性高血压是指继发于某些疾病（如糖尿病、肾炎、肾病综合征、肾功能衰竭、痛风等），作为症状之一而出现的高血压，占高血压的10%~20%。

一、临床表现

高血压病早期可无症状，中晚期临床上常见头晕、头痛、耳鸣、失眠、健忘、心慌等症状。出现症状时通常表示已发生较严重的并发症。

主要并发症　①心脏：高血压性心脏病，左心室肥厚、劳损，严重者可见左心衰。②肾脏：由于肾动脉硬化，使肾脏功能逐渐减退。有的还发展为肾功能衰竭（尿毒症）。③脑：由于脑血管硬化或痉挛，致使脑组织缺血缺氧，轻者见头晕头痛、耳鸣眼花、肢体麻木，重者引起脑卒中，如脑出血、脑梗死、脑血栓形成。④眼底：眼底动脉硬化，有时可见出血或视乳头水肿。

二、营养治疗原则

营养治疗的目的是控制体重，纠正肥胖，尽可能地使血压稳定在接近生理水平的范围内，从而预防或延缓心、脑、肾并发症的发生。

1. 控制总热能　高血压患者常合并有肥胖或超重。肥胖和高血压均可使心脏的工作负荷增加。临床观察表明，多数患者的血压常随体重的减轻而下降，而增加体重会升高血压，体重每增加1%，收缩压升高6.5mmHg，说明肥胖与血压呈正相关关系。所以控制热能摄入，使体重维持在正常范围内，对高血压防治十分重要。

肥胖者应节食减肥，体重减轻以每周1~2kg为宜。建议每公斤理想体重供给25~30kcal热能。

2. 适当限制脂肪和胆固醇　由于高血压是动脉硬化的主要因素之一，因此，应适当控制食物中胆固醇的摄入量和饱和脂肪酸的摄入，同时增加多不饱和脂肪酸的比例。

多不饱和脂肪酸不仅具有降低血胆固醇的作用，而且还能改善血液凝固机制和血小板功能，从而起到预防血栓形成的作用。植物油含不饱和脂肪酸较多（椰子油除外）。脂肪供给量以40~50g/d为宜。

3. 适量摄入蛋白质　以前强调低蛋白饮食，但目前认为，除合并有慢性肾功能不全者外，一般不必严格限制蛋白质的摄入量。高血压患者每日蛋白质的摄入量以每公斤体重1g为宜，最好食用鱼肉蛋白、大豆蛋白，虽无降压作用，但能防止脑卒中的发生。如果高血压合并肾功能不全时，应限制蛋白质的摄入。

4. 限制钠盐的摄入量　大量流行病学资料表明，吃盐多的地区高血压发病率明显高于吃盐少的地区。适当减少食盐的摄入有助于降低血压，减少体内的水钠潴留。为了预防高血压，我国建议正常人每日食盐摄入不超过6g。

高血压患者每日食盐的摄入量应在3g以下。食盐代用品（如无盐酱油等）有利于高血压病患者。

5. 相对增加钾盐的摄入　除了限制钠盐以外，还应相对地增加膳食中钾盐的摄入。钾能抑制钠盐的吸收，低钠高钾膳食有利于降压，可适当补充钾盐及摄食一些含钾较丰富的食品，如柑橘、香蕉、大豆、土豆、蘑菇、紫菜、香椿、水果汁、肉汤等。但对于伴有肾脏疾病的患者，在采用高钾膳食时应慎重。

6. 食物的选择　①可选食物：含膳食纤维较多的粗杂粮（如糙米、玉米、小米、全麦粉、燕麦）可促进肠蠕动，加速胆固醇排出，有利于高血压、动脉硬化的防治。有保护血管及降脂作用的食物（如芹菜、香蕉、山楂、木耳、洋葱、西红柿、海参、大蒜、香菇、海带等），对防治高血压病、脑出血、脑血栓均有较好的效果。②慎用食物：含钠高的食品（如虾米、松花蛋、香肠、罐头等）；浓茶、咖啡、烈酒、浓烈的调味品及刺激性食物均应禁用；少食单糖、双糖（如蔗糖、果糖、葡萄糖）。

三、参考食谱举例

高血压参考食谱

食谱组成

　早餐　豆浆150g　面包50g　果酱10g

　加餐　牛奶200ml

　午餐　米饭150g　鲈鱼50g　腐竹25g　芹菜200g　西红柿50g　紫菜5g

　加餐　香蕉100g

　晚餐　馒头100g　小米粥50g　瘦肉50g　冬瓜250g

　加餐　西瓜250g

　全天食用油　花生油25g

热能与营养素含量

　总热能8.82MJ（2108kcal）　　维生素 B_1 2.01mg　　钾 1600mg

　蛋白质87g　　　　　　　　　维生素 B_2 1.8mg　　　钠 841mg

　脂肪48g　　　　　　　　　　维生素C 80mg　　　　锌 7.8mg

　碳水化合物332g

第四节 心功能不全

心功能不全也称心功能衰竭，简称心衰，是指心功能改变、心排出量不能满足机体组织代谢需要的一种病理生理综合征。其发病原因较多，主要有以下几种：①心肌病变引起心肌收缩力减弱，导致心衰，如心肌梗死、心肌炎、肥厚性心肌病等。②高血压、二尖瓣狭窄引起左心室压力负荷过度，造成左心衰。③慢性支气管炎、肺气肿引起右心室负荷过重，导致右心衰。④甲状腺功能亢进、贫血、脚气病引起组织代谢增加，血液循环加速，心室容量负荷加重，导致心衰。

心衰的发生常与感染、输液或输血过快、过度劳累、妊娠和分娩、洋地黄过量或不足等诱因有一定的关系。心功能不全多数发病缓慢，有的伴有水钠潴留。营养治疗对本病的康复具有重要意义。

一、临床表现

左心功能不全与右心功能不全的临床症状不尽相同。左心功能不全主要为肺循环淤血，以不同程度的呼吸困难为主，并有咳嗽、咯血、头昏等症状，急重左心衰竭可导致急性肺水肿。右心功能不全以大循环淤血为特征，可见颈静脉充盈、肝肿大及压痛、浆膜腔积液、下肢水肿等。

二、营养治疗原则

营养治疗的目的是通过控制体内钠、水潴留，减轻心脏负荷，预防和减轻水肿，缓解心力衰竭，供给心肌所需的营养素，使之维持正常功能。

1. 适当限制热量和蛋白质的摄入 限制热量和蛋白质的摄入，可以减轻心脏负担。对于肥胖者，可采用低热能饮食，减轻心脏负荷；但对于消瘦者应提高热能供给，使其恢复正常体重，增强机体抵抗力。蛋白质供给一般不必严格限制，可按每公斤体重1g供给。若病情严重者，可按每公斤体重0.8g供给。

2. 限制钠盐的摄入 适当地限制钠盐的摄入量，有利于控制病情。临床一般根据心衰患者的病情，采用低盐、无盐、低钠膳食。①低盐膳食：轻度心力衰竭者每人每日总钠量<1500mg，全日烹调用盐控制在3g以内。②无盐饮食：适用于中、重度心衰患者。全日总钠量<700mg，烹调时基本不放盐和酱油。③低钠膳食：适用于重度心衰者。全日总钠量<500mg，除烹调时不放盐、酱油、味精等调味品外，还应注意选食含钠量低的食物。

3. 注意钾的平衡 钾平衡失调是心功能不全最常见的电解质紊乱之一。其中缺钾是临床最常见的。心功能不全患者一般食欲很差，钾摄入普遍不足。另外，呕吐、腹泻、透析、利尿剂等均可造成体内钾的丢失。缺钾可引起肠麻痹、心律失常、呼吸肌麻痹等，易诱发洋地黄中毒，造成严重后果。对低钾患者，应鼓励其多食含钾丰富的食物，如香蕉、桔子、土豆、蘑菇、菠菜、紫菜等。

4. 供给充足的维生素   供给充足的维生素，尤其是维生素 B_1 和维生素 C，有利于保护心肌的健康。

5. 适量饮水   一般患者液体的摄入量可控制在每天 1000~1500ml 比较适宜，夏季可略高，为 2000~3000ml，并根据患者的病情及生活习惯进行调整。对于严重心衰伴有肾功能减退者，因其排水能力减低，必须适当控制水分的摄入，否则，可引起稀释性低钠血症。这是顽固性心衰的诱因之一，如果发生此种情况，可将水量限制在每天 500~1000ml。

6. 膳食细软，少食多餐   膳食宜清淡，制作细软、易消化。少食多餐，每日可安排 4~5 餐，以减轻餐后胃肠过度充盈、膈肌抬高和避免心脏负荷加重。

7. 食物选择   ①可选食物：因患者心脏功能较差，肝脏及消化道淤血，消化能力减弱，患者以流质、半流质和软饭为主。可选用牛奶、鱼、虾类、瘦肉、豆制品，鸡蛋每日可食 1 只。蔬菜水果均可选用（含钠高的蔬菜如芹菜、茼蒿、韭菜、空心菜除外）。主食可选用米粥、面条、馄饨、面包、软米饭、馒头等。②限用食物：各种含钠高的食物，如咸蛋、香肠、火腿、咸鱼、海米、腐乳、咸菜等；刺激性强的食品和调味品，如烈酒、浓茶、辣椒、芥末等。

三、参考食谱举例

心功能不全参考食谱

食谱组成

  早餐　大米粥 50g　茶叶蛋 50g　馒头（面粉 70g）

  加餐　香蕉 100g

  午餐　软米饭 100g　肉末 50g　豆腐 100g　西红柿 50g　牛奶 250g

  加餐　白糖 15g　藕粉 20g

  晚餐　软米饭 100g　冬瓜 100g　瘦肉 50g

  全天食用油　花生油 25g

热能与营养素含量

  总热能 7.02MJ（1677kcal）

蛋白质 58.1g	维生素 B_1 2.0mg	钾 1570mg
脂肪 53g	维生素 B_2 1.0mg	钠 189mg
碳水化合物 242.6g	维生素 C 70mg	锌 5.6mg

第八章　内分泌系统与代谢性疾病的营养治疗

内分泌系统是由内分泌腺及存在于某些脏器中的内分泌组织和细胞所组成的一个体液调节系统。其主要功能是在神经系统支配下和物质代谢反馈基础上释放激素，调节人体的生长、发育、生殖、营养物质代谢等，维持人体内环境的相对稳定。如果神经、激素等调节失常，即可引发各种代谢性疾病，临床上常见的有糖尿病、肥胖症、痛风等。因这些疾病的发生均与饮食因素密切相关，故饮食营养治疗是这些疾病综合治疗体系中最基本的一项措施，正越来越受到重视。

第一节　糖尿病

糖尿病（diabetes mellitus，DM）是由于胰岛素分泌不足或胰岛素抵抗所致的一组代谢性疾病，以慢性高血糖伴有碳水化合物、脂肪和蛋白质代谢紊乱为特征。早期症状常不明显，病程发展后期可出现多个器官的慢性损伤、功能障碍甚至衰竭，严重影响患者的生存质量。随着人民生活水平的提高、饮食结构的改变、人口老龄化以及肥胖发生率的增加，我国糖尿病患病率呈逐年攀升趋势。中国现有糖尿病患者约 9000 万，糖尿病的防控形势异常严峻。

依据发病原因和机制不同，糖尿病可分为 4 种类型：1 型糖尿病、2 型糖尿病、妊娠期糖尿病和其他类型糖尿病。其中 1 型糖尿病是在易感基因和环境因素的共同作用下诱发胰岛 β 细胞自身免疫，引起胰岛 β 细胞损伤所致，好发于儿童和青少年，初期症状明显，需依赖胰岛素维持生存。若控制不良，易出现酮症酸中毒及肾、眼底等微血管病变。2 型糖尿病发病机制的两个基本环节和特征是胰岛素抵抗和胰岛素分泌缺陷，好发于中老年人，初期症状不明显，不依赖胰岛素，但在饮食和口服降糖药治疗效果欠佳时或因并发症和伴发症的存在，有时亦需要用胰岛素控制。妊娠时发现葡萄糖耐量降低或明确的糖尿病，均可诊断为妊娠期糖尿病。其他类型糖尿病多继发于其他疾病，也包括 β 细胞功能遗传性缺陷或胰岛素作用遗传性缺陷所致。

一、临床表现

糖尿病的典型表现为"三多一少"，即多饮、多食、多尿和体重减轻。1 型糖尿病患者"三多一少"症状明显。2 型糖尿病患者起病缓慢，症状相对较轻，有的仅表现为乏力，有的出现并发症后促使其就诊，如视物模糊、牙周炎、皮肤感染等。糖尿病的并发症主要分急性与慢性两大类。急性并发症包括感染、酮症酸中毒、非酮症高渗性昏迷、乳酸性酸中毒等。慢性并发症主要为微血管病变，包括视网膜、肾脏、肢端微循环、皮肤及心肌病变等。

二、营养治疗原则

营养治疗、健康教育、运动、药物和血糖监测被视为糖尿病综合治疗的"五驾马车"，其中规范化的医学营养治疗（medical nutrition therapy，MNT）是糖尿病预防和治疗的重要基石。营养治疗的目的在于达到并维持理想的血糖水平；控制血脂异常和高血压以降低心血管病风险；防止或延缓并发症；在考虑患者个人文化、习惯、意愿等因素的情况下，制定个体化策略。

1. 控制热能摄入 能量平衡是糖尿病营养治疗的核心。热能供给量取决于治疗开始时患者的营养状况、体重、年龄、性别、体力活动情况及有无并发症等，以维持正常体重或略低于正常体重为宜。肥胖者应减少热能摄入，同时增加体力活动，降低体重；消瘦者则应适量增加热能供给。热能需要量可以按标准体重及体力活动水平进行计算。标准体重（kg）= 身高（cm）−105，成年人每日每公斤标准体重给予热量见表 8-1。

表 8-1 成年糖尿病患者热能供给量标准 ［kJ（kcal）/kg］

体型	极轻体力劳动	轻度体力劳动	中度体力劳动	重度体力劳动
消瘦	126（30）	146（35）	167（40）	188~209（45~50）
正常	84~105（20~25）	126（30）	146（35）	167（40）
肥胖	63~84（15~20）	84~105（20~25）	126（30）	146（35）

2. 限制碳水化合物摄入 控制碳水化合物是控制血糖的关键。碳水化合物摄入的总量与类型都很重要。建议摄入量占总热量的 50%~60%，但最少不宜低于 130g/d。提倡多吃复合糖类，尤其是糙米、糙面、荞麦、燕麦等粗杂粮。严格控制单、双糖及其制品，如各种糖果、巧克力、糕点、饼干、冰淇淋、蜂蜜、含糖软饮料等。水果可以在减去部分主食后，在两餐之间少量食用。喜甜食者可选用无糖食品，即以适量安赛蜜、阿斯巴甜、木糖醇等甜味剂代替蔗糖。建议参考血糖生成指数和血糖负荷这两个指标指导碳水化合物的选择，更有助于血糖控制。

血糖生成指数（glycaemic index，GI）是衡量食物引起餐后血糖反应的一项有效指标，它是含 50g 碳水化合物的食物与相当量的葡萄糖在一定时间内（一般为 2 小时）体内血糖反应水平的百分比值，反映食物与葡萄糖相比升高血糖的速度和能力。通常把葡萄糖的血糖生成指数定为 100。含碳水化合物的食物可根据 GI 值进行分类。一般认为，GI 值小于 55 为低 GI 食物，如大麦、黑麦、荞麦、玉米渣、高纤维面包、饼干、方便面、绿豆、蚕豆及其他杂豆、所有乳类、生薯、苹果、桃、杏干、李子、樱桃、猕猴桃、葡萄、柑、柚子等；GI 值 55~70 为中 GI 食物，如粗麦粉、全麦粉面包、甜玉米、玉米面、荞麦粉、二合面窝头、炸马铃薯片、烤马铃薯、甘薯、山药、葡萄干、芒果、菠萝等；GI 值大于 70 为高 GI 食物，如各种精制谷类食物及制品、精白粉面包、饼干及蜂蜜、麦芽糖、马铃薯泥、煮甘薯、南瓜、胡萝卜、西瓜等。糖尿病患者宜选用血糖生成指数偏低的品种。

考虑到单纯以食物血糖生成指数的高低来衡量食物的血糖效应具有片面性，在糖尿病饮食治疗领域又引入了血糖负荷（glucose load，GL）的概念。血糖负荷是指某种食物碳水化合物数量与其 GI 的乘积，再除以 100，即 GL =（食物中碳水化合物克数×GI）/100。GL 将机体摄入的碳水化合物的数量与质量相结合，能够更全面地评估膳食总的血糖效应。一般认为，GL 值高于 20 为高血糖负荷食物，11～19 为中等血糖负荷食物，小于 10 为低血糖负荷食物。食物 GL 值越高，食用相同重量的食物对餐后血糖的影响程度越大。所以糖尿病患者宜选用 GL 偏低的食物品种，更有利于血糖的控制。

3. 适量蛋白质 糖尿病患者由于体内糖异生旺盛，蛋白质消耗量大，易发生负氮平衡，故蛋白质的供应量要充足。蛋白质以占总热量的 10%～20% 为宜。成年患者约为 1g/（kg·d），孕妇、乳母为 1.5g/（kg·d），儿童为 2g～3g/（kg·d）。糖尿病患者宜优先增加优质蛋白质食物（如鱼、禽、蛋、奶及大豆制品）的摄入，优质蛋白质以不低于总蛋白的 1/3 为宜。特别是糖尿病肾病早期患者，为预防肾功能进一步降低，应选用优质蛋白质饮食，以降低尿蛋白和保护肾功能。但应避免矫枉过正，蛋白质过多对糖尿病无益。肝肾功能衰竭者则需根据病情限制蛋白质摄入。

4. 减少脂肪 为防止糖尿病伴发血脂异常及心脑血管疾病，必须限制脂肪摄入。脂肪所供热能以占总热能的 25%～30% 为宜。尤其要减少饱和脂肪酸的摄入，饱和脂肪摄入量不应超过总摄入能量的 7%，如少吃猪油、牛油、羊油、鸡皮、奶油等。适当增加不饱和脂肪酸的摄入，如植物油、鱼类等。胆固醇摄入量应控制在每日 300mg 以下，少吃动物内脏、肥肉、蛋黄、鱼子、虾卵、蟹黄等。另外，尽量不吃反式脂肪酸含量丰富的快餐、糕点、油炸食品。

5. 增加膳食纤维 膳食纤维具有降低血糖、改善糖耐量的作用，还能调节血脂、产生饱腹感、减少热量摄入，建议糖尿病患者增加摄入。最初的纤维摄入标准为每 1000kcal 能量 14g。全麦制品、粗杂粮、蔬菜、水果是膳食纤维的良好食物来源，但用量也不宜过多，以免影响蛋白质、无机盐和维生素的吸收。

6. 补充维生素 糖尿病的发生、发展和并发症的出现与维生素 B 族、维生素 C、维生素 A、维生素 D 等关系密切。B 族维生素主要作为辅酶或辅基参与各种代谢活动，是糖、脂和蛋白质代谢过程中所必不可少的。维生素 B_6 不足可伴发葡萄糖耐量下降，胰岛素和胰高血糖素分泌受损。维生素 B_1、B_{12} 缺乏与糖尿病神经病变发生有关。另外，维生素 C 缺乏与糖尿病合并神经和血管病变有关，维生素 A 缺乏可能导致 1 型糖尿病的发生和胰岛细胞凋亡，维生素 D 缺乏可能导致胰岛素分泌减少，血浆维生素 E 水平降低时，可加重糖代谢紊乱，促使或加重糖尿病血管并发症的发生。因此，糖尿病患者应保证每日摄入足量维生素。B 族维生素主要存在于谷类外皮及胚芽、酵母、豆类等食物中。维生素 C 以绿色蔬菜、新鲜水果，特别是番茄、柑橘、鲜枣中含量较高。维生素 A、维生素 D 含量丰富的食物有动物肝脏、鱼肝油、奶油、蛋黄等。植物油及高油脂坚果是维生素 E 的良好食物来源。糖尿病患者应每日摄入一定量的上述食物，以保证体内维生素的需要量。一般情况下，食物即能保证足量维生素的供给，无需药物补充。没有确切证据表明，不缺乏维生素的糖尿病患者，补充这些营养物质会有所受益。因为缺乏有效性和有关长期安全性的证据，不主张常规服用抗氧化剂维生素 E、维生素 C 和胡萝卜素的增补剂。

7. 补充矿物质　糖尿病患者由于体内代谢障碍，可造成多种矿物质的异常。影响胰岛素活性和糖脂代谢的矿物质主要有镁、铬、锌、铁、硒、铜等，这些矿物质在糖尿病发病、病程演变和并发症的发生过程中起重要作用。人体内镁含量的减少会造成机体胰岛素敏感性下降，产生胰岛素抵抗，而补充镁可提高 β 细胞的反应能力。铬能改善糖耐量，降低胰岛素抵抗，在糖脂代谢中增强胰岛素作用。锌是体内多种酶的组成成分，能影响胰岛素的合成、贮存、分泌及胰岛素结构的完整性，减少并发视网膜和周围神经病变。铁能减少自由基，减少糖尿病及并发血管病变。硒具有类胰岛素样作用，能降低血糖，抗动脉粥样硬化。铜能降血糖，铜缺乏可以使胰岛细胞内超氧化物歧化酶活性下降，更易受自由基损伤。故糖尿病患者应注意在膳食中补充上述矿物质。镁主要存在于全谷物、豆类、坚果、蘑菇、紫菜等食物中。啤酒酵母、糙米、乳酪、肉类、全谷物中含有丰富的铬。牡蛎、动物肝脏、鱼、蛋、奶、肉是锌的良好来源。动物血液、动物内脏、肉类、鱼类等是补铁的良好来源。动物内脏、海产品、肉类含硒丰富。贝类海产品以及坚果类是铜的良好来源。

8. 限盐　糖尿病患者食盐摄入量应限制在每天 6g 以内，伴有高血压的糖尿病患者更应严格控制。味精、酱油、调味酱、熟肉制品等含盐量高的食品宜少摄入。

9. 限酒　不推荐糖尿病患者饮酒。若饮酒，每日不应超过 1~2 份标准量。1 份标准量为啤酒 350ml 或红酒 150ml 或低度白酒 45ml，约含酒精 15g。

10. 餐次分配比例　总的原则是少食多餐，定时定量，防止一次进食过多，加重胰岛负担，或一次进食过少，发生低血糖或酮症酸中毒。通常结合饮食习惯、血糖尿糖升高的时间、服用降糖药尤其是注射胰岛素的时间及病情是否稳定，来确定其分配比例。若病情稳定，可按每日三餐分配为 1/5、2/5、2/5 或 1/3、1/3、1/3，也可按四餐分为 1/7、2/7、2/7、2/7。

11. 饮食计算与计划　确定每日饮食总热量和宏量营养素的供能比之后，应将热量换算为营养素的量。每克碳水化合物、蛋白质均产热 16.7kJ（4kcal），每克脂肪产热 37.7kJ（9kcal），宜将其换算为食品后制定食谱，并根据生活习惯、病情和配合药物治疗的需要进行安排。这里以病情较轻的 2 型糖尿病患者为例，说明采用单纯饮食治疗的饮食计算与计划。

患者赵某，男，66 岁，身高 170cm，体重 80kg，退休后以轻体力活动为主。①总热能需要量：标准体重 = 170−105 = 65（kg），目前体重为 80kg，超过标准体重 23.1%，属于肥胖体型。热能需要量 = 65×（20~25）= 1300~1625（kcal/d），患者年龄 66 岁，确定总热能需要量为 1500kcal；②碳水化合物需要量：按占总热能的 55% 计算，碳水化合物需要量 = 1500×55%÷4 ≈ 206（g/d）；③脂肪需要量：因体型肥胖，脂肪摄入量不宜太多。按总热能的 25% 计算，脂肪需要量 = 1500×25%÷9 ≈ 42（g/d）；④蛋白质需要量 = 1500×20%÷4 = 75（g/d）；⑤餐次：因系单纯饮食治疗，采用一日三餐的供给方法，按 1/5、2/5、2/5 的饮食分配原则供给。早餐热能 = 1500kcal×1/5 = 300kcal。早餐碳水化合物 = 206g×1/5 = 41.2g。早餐脂肪 = 42g×1/5 = 8.4g。早餐蛋白质 = 75g×1/5 = 15.0g。依次可得午餐和晚餐热能、碳水化合物、脂肪、蛋白质分别为 600kcal，82.4g，16.8g，30.0g。

三、参考食谱举例

成人糖尿病参考食谱

食谱组成

早餐　脱脂牛奶 200g　玉米窝头（黄玉米面 50g）
　　　香干拌笋丝（豆腐干 25g　竹笋 75g　芝麻油 3g）

午餐　大米饭 100g　烧三样（茄子 35g　土豆 35g　柿子椒 25g）
　　　清蒸鲳鱼（鲳鱼 50g）　麦片粥（燕麦片 30g）
　　　花生油 12g

晚餐　馒头 100g　西兰花炒虾仁（西兰花 50g　虾仁 50g）
　　　大白菜炖豆腐（大白菜 50g　豆腐 50g）
　　　西红柿蛋花汤（西红柿 10g　鸡蛋 10g）
　　　花生油 12g

全日用盐 6g

热能与营养素含量

总热能 6.86MJ（1639kcal）	维生素 B_1 0.82mg	钙 618.32mg
蛋白质 67.8g	维生素 B_2 0.77mg	铁 14.34mg
脂肪 43.4g	视黄醇 694.65μg	锌 7.53mg
碳水化合物 239.7g	维生素 C 87.8mg	硒 64.28μg
膳食纤维 12.22g		

第二节　肥胖症

肥胖症（obesity）是一种由多因素引起的慢性代谢性疾病，其特点为体内脂肪细胞的体积和数目增加，占体重的百分比过高，并在某些局部过多沉积。如果脂肪主要在腹壁和腹腔内蓄积过多，称为"中心性"或"向心性"肥胖，是多种慢性病的重要危险因素之一。目前普遍认为，肥胖的发生受遗传、社会环境、个人行为及心理因素的综合影响。近年来，由于经济收入和生活水平的提高，居民膳食结构的变化和体力活动的减少，我国超重和肥胖人群明显增加，慢性病的发病率和死亡率迅速上升。预防超重和肥胖，已成为关系中华民族健康素质的重大公共卫生问题。

肥胖可分为单纯性肥胖和继发性肥胖。其中无明显病因可寻者称为单纯性肥胖，此型占肥胖症总人数的95%以上。继发性肥胖则是以某种疾病为原发病的症状性肥胖，临床上较少见。

肥胖症一般以标准体重或体重指数为测量指标。如体重超过标准体重的20%或体重指数（BMI）≥28.0，排除水肿或瘦体重增加，即可诊断为肥胖症。中心性肥胖多以腰围为测评指标，如果男性腰围≥85cm，女性腰围≥80cm，则被认为腹部脂肪堆积。

一、临床表现

除继发性肥胖症患者的原发病症状外，肥胖症患者最常见的临床表现是体重增加，活动能力下降，活动时气促，睡眠时打鼾。重度肥胖症患者常常会出现乏力、气短、关节疼痛、全身或局部水肿及活动困难等症状。肥胖症患者罹患糖尿病、高血压、冠心病、高脂血症、静脉曲张、痛风、关节炎及某些癌症的危险性明显高于正常人，病死率也随之增加。另外，肥胖不仅会影响人的身体健康，还会对人的心理产生潜在的危害，患者常出现自卑、退缩、依赖、抑郁、焦虑等心理障碍。

二、营养治疗原则

肥胖症是能量的摄入超过消耗，以致体内脂肪过多蓄积的结果。因此，减少由膳食摄入的能量、加强体力活动以增加能量消耗是肥胖症治疗的最基本措施。减重膳食构成的基本原则为低热量、低脂肪、适量优质蛋白质、适量复合糖类及增加新鲜蔬菜和水果在膳食中的比重。

1. 减少能量摄入 合理的减重膳食应在平衡膳食的基础上减少每日摄入的总热量，既要满足人体对营养素的需要，又要使热量摄入低于能量消耗，让身体中的一部分脂肪氧化以供机体能量消耗所需。一般以理想体重决定适宜的热能摄入量，热能摄入量（kcal/d）=理想体重（kg）×（20~25）。为了保证人体需要的营养素供给，男性每日能量摄入量不应低于1500kcal，女性不应低于1200kcal。体重以每周降低0.5kg为宜。

2. 减少脂肪摄入 减少能量摄入应以减少脂肪摄入为主。脂肪摄入的总量要控制，以占总能量的25%左右为宜。严格限制饱和脂肪酸、反式脂肪酸和胆固醇的摄入。肥肉、动物内脏、蛋黄、奶油等均需严格控制。减少每餐的烹调用油，少吃油煎炸食品。

3. 适量摄入复合碳水化合物 适当减少碳水化合物摄入的总量。碳水化合物供能以占总热量的60%~65%为宜。严格控制简单糖类，各种糕点、蜜饯类食品、含糖软饮料、冰激凌、巧克力等应少吃或不吃。提倡进食复合碳水化合物，粮谷类、薯类和杂豆类可以适量摄入。

4. 适量摄入优质蛋白质 在能量负平衡时，摄入足够的蛋白质可以减少人体肌肉等瘦组织中的蛋白质被动员、作为能量被消耗。蛋白质提供的能量应占总能量的15%~20%。为维持正常的氮平衡，应优先保证膳食中有足够的优质蛋白质，如鱼类、瘦肉、脱脂奶、豆制品等。

5. 增加膳食纤维 膳食纤维体积大，能量低，易产生饱腹感，还能正向调节血糖和血脂，有利于控制体重，防治慢性病。建议肥胖者增加含膳食纤维丰富的食物的摄入，如粗杂粮、蔬菜、水果等。

6. 补充维生素和矿物质 为了避免因食量减少引起的微量营养素缺乏,应注意增加新鲜蔬菜和水果、豆类及脱脂牛奶的摄入以补充维生素和矿物质,或者在医师指导下适量服用含维生素 A、维生素 B_2、维生素 B_6、维生素 C 和锌、铁、钙等的微量营养素增补剂。

7. 限制酒精 1g 酒精在体内能产生 7kcal 能量,不利于肥胖者减重。另外,长期饮酒会影响糖脂代谢,诱发脂肪肝、痛风及心脑血管疾病。故肥胖者最好不饮酒,如饮酒应限量。

8. 纠正不良饮食习惯 肥胖者常见的不良饮食习惯有不吃早餐、晚餐过饱、常吃快餐、爱吃夜宵、喜欢零食、甜食、进餐速度过快等。肥胖者应做到规律进餐,不暴饮暴食,不要一餐过饱,也不要漏餐。

9. 加强体力活动和锻炼 体力活动能增加能量消耗,是减重最有效的措施之一。应循序渐进,持之以恒。运动的种类、强度和时间宜因人而异,提倡采用中等强度或低强度的有氧运动,如走路、骑车、爬山、打球、慢跑、游泳、划船、滑冰、滑雪及舞蹈等,每天坚持 30~60 分钟。

三、参考食谱举例

成人肥胖症参考食谱

食谱组成

早餐　脱脂牛奶 200g　花卷（特一粉 50g）　煮鸡蛋 50g
　　　拌什锦菜（芹菜 35g　菜花 25g　花生 15g　胡萝卜 25g　芝麻油 6g）

加餐　葡萄 100g

午餐　大米饭 100g　鲤鱼烧豆腐（鲤鱼 50g　豆腐 50g）
　　　青椒茄子（茄子 125g　青尖椒 25g）
　　　黑木耳拌洋葱（洋葱 25g　黑木耳 10g）　白菜汤（白菜 20g）
　　　花生油 12g

加餐　苹果 100g

晚餐　馒头（标准粉 100g）　萝卜炖羊肉（萝卜 75g　瘦羊肉 25g）
　　　番茄炒圆白菜（圆白菜 75g　番茄 25g）
　　　虾皮冬瓜汤（冬瓜 20g　虾皮 5g）
　　　花生油 12g

全日用盐 6g

热能与营养素含量

总热能 7.12MJ（1702kcal）　　维生素 B_1 0.88mg　　钙 596.99mg
蛋白质 67.5g　　　　　　　　维生素 B_2 0.96mg　　铁 25.05mg
脂肪 38.0g　　　　　　　　　视黄醇 406.25μg　　　锌 10.19mg
碳水化合物 267.4g　　　　　维生素 C 135.5mg　　　硒 43.06μg
膳食纤维 14.74g

第三节 痛风

痛风（gout）是人体内嘌呤代谢障碍，血尿酸增高伴组织损伤的一组代谢性疾病。血液中尿酸长期增高是痛风发生的关键原因。血尿酸浓度过高时，尿酸以尿酸盐的形式沉积在关节、皮下组织及肾脏等部位，引起关节炎、痛风石、肾脏结石或痛风性肾病等一系列临床表现。

痛风是一种世界流行的代谢病，可发生于不同国家及不同种族的人群，其发病与遗传、性别、年龄、生活方式、饮食习惯、治疗药物、其他疾病等诸多因素有关。近年来，由于我国人民生活水平的提高，特别是饮食结构及生活方式的变化，高尿酸血症及痛风的患病率不断增加。痛风好发于高蛋白膳食、营养过剩、酗酒、体型肥胖的中老年男性和绝经期后女性，常被称为"富贵病"。

一、临床表现

1. 急性痛风性关节炎 是痛风最常见的首发症状，60%～70%首发于第一跖趾关节，反复发作并逐渐影响到踝、跟、膝、腕、指、肘等多个关节。通常出现在夜间或清晨，起病急骤，常在几小时内达到顶峰，受累关节红肿热痛、功能障碍。痛风发作通常会持续数天，可自行缓解。缓解期可达数月、数年乃至终生，但多数在一年内再次发作，诱因常为受寒、劳累、剧烈运动、酗酒、高蛋白饮食、感染、创伤及降压药、利尿剂、阿司匹林、胰岛素等药物。

2. 慢性痛风性关节炎 多由急性痛风性关节炎反复发作迁延而来，多关节受累，发作频繁，间歇期缩短，疼痛加重，甚至发作过后疼痛也不能完全缓解。痛风石是本期最常见的特征性损害，由尿酸沉积于软骨、滑液膜、肌腱和软组织等结缔组织处形成。常见于耳轮、指间、掌指、足趾、肘、膝等处，呈黄白色大小不一的隆起，小如芝麻，大如鸡蛋。初起质软，随着纤维增生渐硬如石，导致关节僵直、畸形、活动受限。

3. 痛风性肾病 20%～40%的痛风患者会出现尿酸盐性肾脏病变，是尿酸盐在肾间质沉积所致。患者可有间歇性蛋白尿、高血压、血尿素氮升高，晚期可发展为肾功能不全。

4. 泌尿系尿酸盐结石 结石在高尿酸血症期即可出现，其发生率与血尿酸水平及尿酸排出量呈正相关，绝大多数为纯尿酸结石。泥沙样结石常无症状，结石较大的患者可有肾绞痛、血尿等表现。

5. 伴发症 痛风患者常伴发肥胖、高脂血症、糖尿病、高血压病、冠心病、脑梗死、脂肪肝等。

二、营养治疗原则

痛风营养治疗的目的是减少外源性尿酸的形成和促进体内尿酸的排泄。

1. 控制热能摄入 痛风患者多伴有肥胖、糖尿病、高血压、高脂血症等，故肥胖者应限制膳食热能以减低体重，以接近或稍低于理想体重为目标。需要注意的是，减重应循序渐进，以免引起体脂分解，产生大量酮体，抑制尿酸排泄，从而诱发痛风急性发作。热能供给一般为 25~30kcal/（kg·d），约 6.28~8.37MJ（1500~2000kcal/d）。

2. 适量限制蛋白质 因食物中的核酸多与蛋白质合成核蛋白，存在于细胞内，故适量限制蛋白质供给可减少嘌呤的产生。其供给量以 0.8~1.0g/（kg·d）或 50~70g/d 为宜。优质蛋白质可选用不含或少含核蛋白的食物，如鸡蛋、牛奶。但不宜饮酸奶，因其含乳酸较多，会阻滞尿酸排泄。尽量不食用肉、禽、鱼类。若发生痛风性肾病，则应根据尿蛋白丢失和血浆蛋白质水平适量补充蛋白质，但在肾功能不全尿毒症期，应严格限制蛋白质的摄入量。

3. 适量限制脂肪 脂肪有阻碍肾脏排泄尿酸的作用，应适当限制，每天宜控制在 50g 左右，以植物性油脂为主。

4. 限制单双糖 为控制总能量，碳水化合物不宜摄入过多。尤其要限制单双糖，如蔗糖、蜂蜜、果汁等，因其含果糖较高，而果糖会增加血尿酸水平。

5. 充足的维生素和矿物质 宜多食富含 B 族维生素和维生素 C 及矿物质的成碱性食物，有利于尿酸的溶解与排出，如新鲜的水果和蔬菜中嘌呤含量较低的品种。由于痛风患者易患高血压、高脂血症和肾病，故应限制钠盐摄入，通常用量 2~5g/d。

6. 多饮水 宜多饮白开水和碱性饮料，入液量应保持 2000~3000ml/d，以维持一定的尿量，碱化尿液，促进尿酸排泄，防止结石生成。为防止夜尿浓缩，可在睡前或半夜饮水。

7. 避免高嘌呤食物 尿酸是嘌呤代谢后的产物，多食嘌呤含量高的食物会导致血尿酸升高，诱发痛风发作，故痛风患者应长期控制高嘌呤食物的摄入。一般把食物嘌呤含量分为 3 个等级：嘌呤含量超过 150mg/100g 的食物，不论急性期还是慢性期均不能选用，如猪肝、牛肝、鸡肝、鸭肝、猪大肠、白带鱼、乌鱼、牡蛎、蚌蛤、香菇等；嘌呤含量在 50~100mg/100g 的食物，如其他动物内脏、猪肉、牛肉、羊肉、鸡肉、鸭肉、兔肉、肉汤、草鱼、鲤鱼、白鲳鱼、鲢鱼、虾、黄豆、黑豆、杂豆、豆干、花生、腰果、白芝麻、黑芝麻、银耳等，急性期仍不宜选用，慢性期可适当放宽；允许患者每日摄入低于 100g 的肉类食物，且宜煮沸弃汤后食用。

8. 避免刺激性食物 酒精可使体内乳酸增多，抑制尿酸排出，并促进嘌呤分解，使尿酸增高，诱发痛风发作，故应禁用各种酒类。辣椒、咖喱、胡椒、花椒、芥末、生姜等调料均能兴奋植物神经，诱使痛风发作，应尽量少吃。

三、参考食谱举例

痛风病急性期参考食谱

食谱组成

早餐 青菜龙须面（龙须面 50g 青菜 20g 鸡蛋 50g）

凉拌黄瓜（黄瓜 100g 香油 6g）

脱脂牛奶 200g

加餐　柚子 100g

午餐　烙饼（标准粉 100g）　鸡蛋白炒丝瓜（鸡蛋白 50g　丝瓜 50g）

　　　炒西红柿菜花（西红柿 25g　菜花 25g）

　　　南瓜粥（粳米 75g　南瓜 25g）

　　　花生油 12g

加餐　牛奶芝麻糊（牛奶 200g　黑芝麻糊粉 15g）

晚餐　米饭 100g　土豆萝卜丝（土豆 50g　萝卜 50g）

　　　菠菜蛋花汤（菠菜 10g　鸡蛋 10g）

　　　花生油 12g

全日用盐 6g

热能与营养素含量

总热能 7.64MJ（1827kcal）	维生素 B_1 1.01mg	钙 639.97mg
蛋白质 64.7g	维生素 B_2 1.26mg	铁 14.5mg
脂　肪 48.8g	视黄醇 390.25μg	锌 7.55mg
碳水化合物 276.5g	维生素 C 134.1mg	硒 35.46μg
膳食纤维 11.53g		

第九章　消化系统疾病的营养治疗

消化系统疾病主要包括食管、胃、肠和肝、胆、胰等器官的器质性与功能性疾病，临床十分常见。消化系统与食物的摄取和转运，营养物质的消化、吸收、利用以及代谢有着密切的关系，而且绝大多数消化系统疾病与饮食有关。因此，合理饮食对于消化系统疾病可以起到预防和辅助治疗的作用。应根据疾病的部位、性质以及严重程度采取相应的营养治疗方案。

第一节　胃炎

胃炎是由各种病因引起的胃黏膜炎症。根据临床特点，可分为急性胃炎和慢性胃炎。

急性胃炎

急性胃炎是由不同病因引起的胃黏膜急性炎症。临床上按病因及病理变化的不同，分为单纯性胃炎、糜烂性胃炎、腐蚀性胃炎、化脓性胃炎。其中以急性单纯性胃炎最为常见，可由化学药品、物理刺激、应激、细菌等多种病因引起。

一、临床表现

急性胃炎的发病特点为起病急，症状轻重不一。一般有上腹疼痛，食欲减退，恶心、呕吐，亦可有腹泻、畏寒、头痛等。严重者可有发热、脱水、酸中毒和休克等症状。一般病程较短，病因去除后，经过适当的治疗和饮食调剂，短期内可痊愈。

二、营养治疗原则

急性胃炎的营养治疗主要在于通过合理的饮食调节，减轻胃肠负担，避免食用对胃黏膜有刺激性的食物，保护胃黏膜。

1. 消除病因　对症治疗，卧床休息。大量呕吐及腹痛腹泻剧烈者应暂时禁食。

2. 补充水分　因呕吐、腹泻失水量较多，故需补充大量水分，以缓解脱水，并加速毒素排泄。宜饮用温开水、淡果汁，每小时 100~150ml。也可适量饮用温热的米汤、稀藕粉、淡盐水等。

3. 供给清淡流质或少渣饮食 急性发作期用流质饮食，以使胃部得到充分休息，如米汤、藕粉、红枣汤、杏仁茶等。症状缓解后逐渐增加牛奶、蛋花汤和蒸蛋羹等。待病情好转后可给无刺激、少渣的半流质饮食，如大米粥、瘦肉粥、皮蛋粥、蛋花粥、面片汤、小馄饨等。转入恢复期时可改用少渣软饭，如软米饭、花卷、面包、馒头、发糕等主食，也可选用易消化的鱼、虾、肉汁及纤维少的细软蔬菜等。为减少对胃的刺激，应多采用蒸、煮、烩、汆、炖等烹调方法。

4. 急性期禁用胀气食物 如牛奶、豆浆、蔗糖等；禁用含粗纤维的蔬菜，如芹菜、韭菜、葱头等；禁用不易消化的油炸食品与腌、熏的鱼、肉等食物；禁用各种酒及含乙醇的饮料和产气饮料；禁食过热过冷的食物和辛辣刺激性的调味品，如热茶、热饮、冷饮、辣椒、咖喱、醋、芥末和胡椒等。

5. 少量多餐 每日进餐 5~7 次，每餐用量不应过多，以尽量减少胃肠负担。

三、参考食谱举例

急性胃炎参考食谱

食谱组成

早餐 大米粥（大米 25g） 蒸蛋羹（鸡蛋 50g） 咸面包 2 片（面粉 50g） 酱菜 15g

加餐 藕粉 200ml（藕粉 25g）

午餐 软米饭（大米 100g） 清炖鱼（青鱼 125g）

加餐 杏仁露 200ml

晚餐 大米粥（大米 50g） 蒸鸡蛋软饼（鸡蛋 50g 面粉 100g） 烩豆腐 150g

加餐 鲜橘子汁 250ml（鲜橘子汁 150ml 水 100ml）

热能与营养素含量

总热量 5.55MJ（1326kcal）   碳水化合物 176.26g   钙 519.03mg

蛋白质 88.82g   维生素 B_1 0.91mg   铁 17.36mg

脂肪 29.53g   维生素 B_2 0.81mg   锌 8.09mg

慢 性 胃 炎

慢性胃炎是由多种原因引起的胃黏膜非特异性慢性炎症，分为浅表性胃炎、萎缩性胃炎、特殊类型胃炎三种。可由急性胃炎迁延而来，也可由幽门螺旋杆菌感染、物理刺激、化学药物、胃酸缺乏、蛋白质和 B 族维生素长期供给不足所引起。

一、临床表现

慢性胃炎大多数无明显症状，部分有消化不良的表现，可见上腹饱胀不适，以进餐后为甚，无规律性隐痛、嗳气、反酸、烧灼感、食欲不振、恶心、呕吐等。少数可有上消化道出血表现，一般为少量出血。浅表性胃炎症状较轻，而萎缩性胃炎可出现明显的厌食和体重减轻，并伴有贫血。

二、营养治疗原则

慢性胃炎的营养治疗主要在于通过饮食调节，限制对胃有强烈刺激的食物，并利用饮食来减少或增加胃酸的分泌，调整胃的各项功能，促进胃黏膜的修复。

1. 去除病因　彻底治疗急性胃炎。避免食入对胃有刺激的辛辣、生冷、硬质的食物，戒烟忌酒，少饮浓茶，避免暴饮暴食。

2. 选用易消化的食品　选用纤维短、柔软的鱼、虾、鸡肉、嫩牛肉等。对胃酸分泌过少或缺乏的萎缩性胃炎患者，应给予富含氮浸出物的鱼汤、鸡汤、肉汤、蘑菇汤等原汁浓汤或米汤，以及带酸味的食品，以增强胃液分泌，提高胃酸浓度和食欲。对伴有高酸性浅表性胃炎患者，应避免食用富含氮浸出物的原汁浓汤，而应选用煮过的鱼、虾、鸡肉、瘦肉等来烹调菜肴，如蒸鱼块、熘鸡脯丸子、肉末羹等，以减少对胃的刺激及胃酸分泌。多饮用牛奶、豆浆、烤面包或含碱的馒头以及新鲜蔬菜、水果等以中和胃酸。

3. 选择合适的烹调方法　食物的制作要细、碎、烂，多采用蒸、煮、炖、烩等方法，以保护胃黏膜。

4. 少量多餐，细嚼慢咽　一般每日 5 餐，定时定量，规律用餐，以减轻胃的负担。

三、参考食谱举例

慢性浅表性胃炎参考食谱

食谱组成

> 早餐　煮鸡蛋 50g　蛋糕 50g　大米粥 50g　酱豆腐 20g
>
> 加餐　牛奶 250ml
>
> 午餐　软米饭 100g　蒸肉饼（瘦猪肉 50g）　烧细软萝卜丝（白萝卜 200g）
>
> 加餐　鲜橘汁 200g　烤馒头片（面粉 50g）
>
> 晚餐　肉末碎青菜汤面（猪肉末 50g　菠菜 100g　挂面 50g）
> 　　　蒸鱼块（鲤鱼 150g）　花卷（面粉 50g）
>
> 加餐　豆浆 250ml
>
> 全日烹调油 15g　盐 3g

热能与营养素含量

> 总热量 7.50MJ（1794kcal）　　碳水化合物 204.02g　　钙 1170.36mg
>
> 蛋白质 117.03g　　维生素 B_1 1.97mg
>
> 脂肪 56.65g　　维生素 B_2 1.93mg

第二节　消化性溃疡

消化性溃疡是指胃肠与胃液接触部位的慢性溃疡，主要是指发生在胃和十二指肠的慢性溃疡，即胃溃疡和十二指肠溃疡。因溃疡的形成与胃酸、胃蛋白酶的消化作用相关而得名。消化性溃疡是常见病，十二指肠溃疡多见于青壮年，男性多见。胃溃疡发病年龄较迟，多见于中老年人。

一、临床表现

消化性溃疡的典型症状是慢性、周期性、节律性上腹痛，体征不明显。部分患者平时缺乏典型临床表现，而以大出血、急性穿孔为其首发症状。其他胃肠道症状及全身症状如嗳气、反酸、胸骨后烧灼感、流涎、恶心、呕吐、便秘等可单独或伴疼痛出现。十二指肠溃疡患者约有 2/3 的疼痛呈节律性，早餐后 1~3 小时开始出现上腹痛，如不服药或进食则要持续至午餐才缓解，食后 2~4 小时又痛，也需进食来缓解，约半数有午夜痛，患者常被痛醒，其规律为进食可缓解疼痛。典型的胃溃疡疼痛多在餐后 0.5~1 小时出现，经 2 小时左右疼痛逐渐消失。部分病例无上述典型疼痛，而仅表现为无规律性的上腹隐痛不适，伴胀满、厌食、嗳气、反酸等症状，多见于胃溃疡病例。

二、营养治疗原则

消化性溃疡的营养治疗目的是通过合理的膳食结构和科学的烹调方法，减少胃酸分泌，降低胃酸和食物对胃黏膜的侵蚀作用，减轻胃肠负担，促进溃疡面的愈合，防止复发，并改善患者的营养状况。

1. 少量多餐，定时定量　定时进餐，避免过饥过饱和暴饮暴食。每餐要有一个基本定量。吃得太饱使胃酸分泌增加，吃得过少又可引起疼痛。发作的急性期宜少量多餐，白天每隔 2 小时进食 1 次。症状得到控制后恢复平时的每日 3 餐，同时应避免餐间吃零食。为避免胃的过分扩张，减少胃酸对病灶的刺激，实行少量多餐的进食方法十分重要。根据病情每天可进食 5~7 餐。少量多餐可减少胃酸对溃疡面的刺激，又可供给营养，有利于溃疡面愈合。

2. 避免刺激性食物，选择细软易消化的食物　应避免食用机械性、化学性和过冷过热的刺激性食物。机械性刺激食物可增加胃黏膜的损伤，破坏胃黏膜的屏障作用，如粗粮、芹菜、韭菜、竹笋、干果类、干豆类等。禁食易产气的食物，如生葱、生蒜、生萝卜、蒜苗、洋葱，以及易产酸的食物，如凉粉、地瓜、土豆、凉拌菜等。坚硬的食物，如腊肉、火腿、香肠等，均可加重溃疡病的病情和促进溃疡病的复发，应禁食。化学性刺激食物可促进胃酸分泌，不利于溃疡面愈合，如浓肉汤、味精、咖啡、浓茶、巧克力，以及强烈的调味品，如芥末、胡椒粉、辣椒油、醋、辣椒、咖喱、烈酒以及油煎、油炸的食物和大量的蔗糖等。任何过冷过热的食物均能对胃黏膜产生不良影响，故应避免过冷过热的食物。应选择营养价值高、细软易消化的食物，如牛奶、鸡蛋、豆浆、鱼和瘦肉等，经加工烹调使其对胃肠道无刺激，同时补充足够的热能、蛋白质和维生素。

3. 供给充足的蛋白质、糖类、维生素及适量的脂肪　应供给足够的蛋白质以维持机体需要，每天每公斤体重按 1g 给予。应选用易消化的高蛋白质食品，如牛奶、鸡蛋、豆浆、豆腐、鸡肉、鱼肉、瘦肉等；并发贫血者应按每天每公斤体重 1.5g 给予。糖类既无刺激胃酸分泌作用，也不抑制胃酸分泌，是热能充足的保证，每天可供给 300 ～ 350g，宜选择易消化的食物，如稀粥、面条、馄饨等。蔗糖不宜过多，因其可使胃酸分泌增加，且易产生胀气。维生素 A、维生素 B、维生素 C 有促进溃疡愈合的作用，胡萝卜素有预防十二指肠溃疡的作用，故应多吃水果和蔬菜。脂肪不需要严格限制，因脂肪可抑制胃酸的分泌，适量脂肪对胃黏膜没有刺激；但脂肪过高可促进胆囊收缩素的分泌，抑制胃肠的蠕动，使胃内食物不易进入十二指肠，引起胃胀痛，还可引起高脂血症和肥胖，故应给予适量脂肪，如牛奶、奶油、蛋黄、奶酪和适量的植物油。

4. 烹调方法 溃疡病患者所吃食物必须切碎煮烂，可选用蒸、煮、软烧、烩、焖等烹调方法，不宜用油煎、炸、爆炒、烟熏、腌腊、醋熘、凉拌等方法加工食物。

三、分期营养治疗

溃疡病病情轻重不一，通常可按病情轻重分为四个阶段，即 I、II、III、IV 期。根据中国人的饮食习惯，溃疡病分期的饮食治疗方案如下。

1. 溃疡病 I 期营养治疗原则和要求 溃疡病 I 期饮食适用于溃疡病急性发作或出血刚停止后的患者。宜进流质饮食，每日 6～7 餐。每天可饮牛奶 2 次，若对饮牛奶不习惯或腹部胀气者，可用豆浆代替，或加米汤稀释。其他餐次可给予豆浆、米汤、蛋花汤、蛋羹、稀藕粉、菜汁、豆腐脑等。通常牛奶和豆浆中最好不加蔗糖，以防胃酸分泌增加，并注意甜咸相间。消化性溃疡伴有出血时应禁食。胃酸高的溃疡患者不宜饮用牛奶，因为近年来发现溃疡病患者饮用牛奶后有胃酸分泌增加的情况。一般选用无刺激性、易消化的流质饮食。

溃疡病 I 期参考食谱

食谱组成

早餐 米糊（富强粉 15g） 鸡蛋 50g 豆油 5g 盐 1g

加餐 豆腐脑 300g 豆油 5g 盐 1g

午餐 蛋黄米糊（米粉 15g） 鸡蛋 50g 盐 1g

加餐 牛奶 250ml 白糖 15g

晚餐 菜汁米糊（米粉 15g 菜汁 200ml） 盐 1g

加餐 蛋花汤（鸡蛋 40g 盐 1g）

夜餐 牛奶 250ml 白糖 15g

热能与营养素含量

总热能 4.73MJ（1130kcal） 维生素 B_1 0.65mg 钙 1188.80mg

蛋白质 66.76g 维生素 B_2 1.14rng 铁 17.46mg

脂肪 56.32g 维生素 C 154.50mg 锌 8.23mg

碳水化合物 88.94g 视黄醇 667.30μg

2. 溃疡病 II 期营养治疗原则和要求 溃疡病 II 期饮食适用于无消化道出血、疼痛减轻、自觉症状缓解者。可食用细软易消化的少渣半流质饮食，如鸡蛋粥、虾仁粥、肉泥、烂面条等。每日 6~7 餐，每餐主食 50g，可选用大米粥、挂面、面片汤、馄饨、面包片、烤馒头片等。加餐时可用牛奶、蛋花汤等。注意适当增加营养，以促进溃疡愈合。禁食含渣较多的食物。

溃疡病 II 期参考食谱

食谱组成

早餐　肉泥薄面片（富强粉 50g　猪瘦肉 35g　盐 1g）

加餐　牛奶冲鸡蛋（鲜牛奶 250ml　鸡蛋 40g）

午餐　肉泥面条（龙须面 60g　猪瘦肉 35g　豆油 6g）

加餐　鸡蛋汤冲藕粉（鸡蛋 30g　藕粉 15g）　苏打饼干 15g　盐 1g

晚餐　粥（粳米 50g）　烩鱼丸（鱼丸 50g　油 10g　盐 1g）

加餐　鸡蛋羹（鸡蛋 50g　盐 1g）

夜餐　牛奶 250ml　苏打饼干 15g　白糖 15g

热能与营养素含量

总热能 6.54MJ（1564kcal）　　　碳水化合物 179.82g　　　钙 650.45mg

蛋白质 83.74g　　　　　　　　　维生素 B_1 1.09mg　　　　铁 13.09mg

脂肪 56.65g　　　　　　　　　　维生素 B_2 1.40mg　　　　锌 10.01mg

3. 溃疡病 III 期营养治疗原则和要求　溃疡病 III 期饮食适用于病情稳定、自觉症状明显减轻或基本消失者。饮食仍以细软易消化的半流质食物为主，每日 5~6 餐，每餐主食不超过 100g，可选用烤馒头片、面包片、果仁粥、清蒸鱼、氽鱼丸、馄饨、小笼包等，禁食含粗纤维的蔬菜、粗硬食物和刺激性食物。饮食以清淡为主。避免过咸、过饱，防止腹胀。

溃疡病 III 期参考食谱

食谱组成

早餐　粳米 50g　馒头 50g　肉松 15g

加餐　豆腐脑 260g　豆油 6g　咸饼干 12g

午餐　粳米 50g　馒头 50g　青菜 60g　青鱼 95g　豆油 11g　盐 1g

加餐　牛奶 250ml　白糖 20g

晚餐　肉泥菜汤面条（挂面 50g　猪瘦肉 75g　青菜 100g　盐 2g）

加餐　牛奶 250ml　白糖 20g　蛋糕 75g

热能与营养素组成

总热量 9.60MJ（2294kcal）　　　碳水化合物 322.42g　　　钙 1187.50mg

蛋白质 116.24g　　　　　　　　维生素 B_1 1.46mg　　　　铁 57.75mg

脂肪 59.98g　　　　　　　　　　维生素 B_2 0.95mg　　　　锌 14.19mg

4. 溃疡病 IV 期营养治疗原则和要求　溃疡病 IV 期饮食可适用于病情稳定，溃疡基本愈合，进入恢复期的溃疡病患者。每天 5 餐。仍然需要适当限制对胃有刺激的食物，宜选用细软、清淡、易消化、少油腻、少刺激、营养全面的食物，如软米饭、包子、碎菜、肉丸、肝片等。主食可不限量，除了 3 餐主食外，另加两餐点心。仍不宜进食油炸及含粗纤维多的食物。

溃疡病Ⅳ期参考食谱

食谱组成

　　早餐　大米粥 25g　煮鸡蛋 50g　酱豆腐 25g

　　加餐　橘子汁冲藕粉（橘子汁 200ml　藕粉 25g）

　　午餐　软米饭 50g　猪肝炒花菜（猪肝 25g　花菜 120g　胡萝卜 50g）

　　加餐　豆浆 300ml　白糖 20g　蛋糕 75g

　　晚餐　粳米 100g　猪瘦肉 60g　鸡蛋 50g　豆油 10g　盐 2g

热能与营养素含量

　　总热量 8.23MJ（1967kcal）　　碳水化合物 251.10g　　钙 571.00mg

　　蛋白质 110.66g　　　　　　　维生素 B_1 1.44mg　　　铁 35.02mg

　　脂肪 57.82g　　　　　　　　 维生素 B_2 2.66mg　　　锌 15.49mg

第三节　腹泻

　　腹泻是消化系统的一种常见症状，指排便次数明显超过平日，粪便稀薄，水分增加，每日排便量超过 200g，或含未消化食物或脓血、黏液。腹泻分急性和慢性两类。急性腹泻发病急剧，病程在 2~3 周内。慢性腹泻指病程在两个月以上或间歇期在 2~4 周内的复发性腹泻。

一、临床表现

　　正常人一般每日排便 1 次，个别人每日排便 2~3 次或 2~3 日排便 1 次，但粪便成形，一般重量为 150~200g，含水量 60%~80%。腹泻时每日排便超过 3 次，排粪量增加，每日超过 200g，含水量超过 85%，可伴有轻微腹痛。

　　急性腹泻多由急性肠道感染、食物中毒或结肠过敏所引起，可并发脱水、酸中毒和休克。

　　慢性腹泻可由慢性肠道细菌感染、肠寄生虫病、非细菌性炎症、肠肿瘤、内分泌代谢障碍性疾病、食物及化学中毒、药物等因素引起。长期慢性腹泻可引起严重的营养缺乏以及水、电解质紊乱。

二、营养治疗原则

（一）急性腹泻

　　急性腹泻时如果膳食调理不当，往往会加重病情，影响疗效。故饮食治疗对急性腹泻患者非常重要。

　　1. 水泻期应禁食　急性水泻期需暂时禁食，以减轻食物对肠道的刺激，使肠道完全休息。必要时可静脉输液，以防脱水。

2. 清淡流质饮食　不需禁食者，病初宜给予清淡易消化的流质，如果汁、米汤、稀藕粉、稀杏仁露、蛋黄米粥、薄面汤等。禁牛奶、蔗糖等易产气的流质。

3. 根据病情调整饮食　排便次数减少，症状缓解后可改为低脂流质或低脂少渣、细软易消化的半流质饮食，如鸡蛋汤、大米粥、藕粉、细挂面、豆腐脑、烤面包、软馒头、面片等。腹泻基本停止后可供应低脂少渣半流质饮食，如面条、粥、馒头、软米饭、瘦肉泥等，仍应适当限制含粗纤维多的蔬菜和水果，以后逐渐过渡到普食。注意维生素 B 和维生素 C 的补充，选用新鲜橙汁、果汁、番茄汁、菜汤等。

4. 膳食要求　每天 6~7 餐，少食多餐，以减少肠胃负担，禁酒，忌肥肉、坚硬的食物、油脂多的点心及冷饮等。

（二）慢性腹泻

慢性腹泻病程长，消耗大，需根据病情灵活掌握膳食治疗原则，循序渐进，促进患者康复。

1. 低脂少渣、高热能、高蛋白质饮食　少渣饮食可减少肠蠕动，减轻腹泻，故宜进食挂面、粥、软饭等。高脂饮食不易消化，并加重胃肠负担，刺激肠蠕动，加重腹泻，故每天脂肪量以 40g 左右为宜，可选用低脂肪的食品，如瘦肉、鸡、鱼、豆制品等，也应限制植物油。为改善营养状况，应给予高蛋白、高热能饮食，并逐渐加量，每天宜供给蛋白质 100g 左右，可选用瘦肉、脱脂牛奶、蛋清、虾、鱼等。适当补充菜汤、果汁等，以补充每日所需维生素。

2. 禁忌食物　不宜食用粗粮、含粗纤维多的蔬菜和水果，如芹菜、韭菜、榨菜等；禁食坚硬不易消化的肉类和刺激性食物，如火腿、香肠、腌肉、辣椒、烈酒、芥末、胡椒等；肥肉、点心和高脂食物要坚决放弃。

3. 烹调方法　以蒸、煮、氽、烩、烧等方法为主，禁用油煎、炸、爆炒、滑熘等方法。

三、参考食谱举例

急性腹泻低脂少渣半流质参考食谱

食谱组成

早餐　大米粥（大米 50g）　蒸鸡蛋羹 40g　蛋糕 50g

加餐　藕粉 25g

午餐　鸡肉龙须面（鸡肉泥 50g　龙须面 100g　去油乌鸡汤 200ml）

加餐　豆腐花 25g

晚餐　大米粥（大米 25g）　发糕 25g　烩鱼丸 100g

加餐　苏打饼干 20g　藕粉 25g

热能与营养素含量

总热能 5.48MJ（1310kcal）　　维生素 B_1 0.59mg　　钙 227.23mg

蛋白质 74.03g　　　　　　　　维生素 B_2 0.55mg　　铁 10.48mg

脂肪 21.56g　　　　　　　　　膳食纤维 1.57g　　　锌 7.47mg

碳水化合物 205.06g

慢性腹泻低脂少渣半流质参考食谱

食谱组成

早餐　大米粥（大米 25g）　煮鸡蛋 50g　酱豆腐 20g

加餐　去油肉汤 200ml　烤面包片 50g

午餐　鸡蛋面条（细挂面 100g　鸡蛋 50g）　　肉松 10g

加餐　牛奶 250ml　水果 100g

晚餐　小花卷 75g　余鱼丸子 100g

加餐　藕粉 25g　苏打饼干 20g

热能与营养素含量

总热能 6.16MJ（1472kcal）　　碳水化合物 203.65g　　钙 511.43mg

蛋白质 82.55g　　　　　　　　维生素 B_1 1.38mg　　铁 13.66mg

脂肪 36.36g　　　　　　　　　维生素 B_2 1.07mg　　锌 8.58mg

第四节　便秘

便秘是消化系统的常见症状，指多种原因造成的大便次数减少和粪便干燥难解。正常人的排便习惯差别很大，这与个体差异、生活习惯尤其是饮食习惯有关。一般情况下，正常人每天排便 1~2 次，有的 2~3 天 1 次（只要无排便困难及其他不适均属正常），但大多数人（约占 60% 以上）为每天排便 1 次。正常情况下，食物经过胃肠道消化剩下的残渣到达直肠约需 24~48 小时，若排便间隔超过 48 小时，就可视为便秘。便秘可分为无力性、痉挛性和阻塞性三种。

一、临床表现

便秘的主要症状为大便干燥、排便困难，可出现腹痛、腹胀、排便不畅或里急后重感。长期便秘者不能及时排出废物、腐败物等，可产生精神萎靡、两胁隐痛、口苦、全身酸痛、恶心、食欲减退、疲乏无力及头痛、头昏等症状。排便极其困难者可有肛门疼痛、肛裂，甚至诱发痔疮、轻度贫血、营养不良等现象。

二、营养治疗原则

（一）无力性便秘

1. 供给粗纤维食物　增加饮食中的纤维素含量，每日约 40g。膳食纤维是使肠道功能正常的重要因素。为了增加膳食纤维，在平衡膳食的基础上，可多食用富含纤维的粗粮、带皮水果、韭菜、芹菜、菠菜等。

2. 增加饮水量 每日饮水 6~8 杯。早餐前饮一杯冷开水、冰牛奶或温凉淡盐水，可刺激排便。

3. 供给足量营养素 包括糖类、脂肪、蛋白质及 B 族维生素。尤其是维生素 B_1，可促进消化液分泌，维持和促进肠蠕动，有利于排便。适当增加高脂肪食物，如花生、芝麻、核桃、花生油、芝麻油、豆油等。植物油能直接润肠，且分解产物脂肪酸有刺激肠蠕动作用。脂肪总量每天可达 100g。

4. 多食产气食物 产气食物能促进肠蠕动，有利于排便，如洋葱、萝卜、蒜苗、生蒜、炒黄豆等。

5. 忌烟酒及辛辣刺激性食物 以免加重病情。

（二）痉挛性便秘

1. 少渣饮食 少渣饮食可减轻肠道刺激，故宜先采用无渣半流质饮食，然后过渡到少渣半流质、少渣软饭等。禁食含纤维多的食物和粗硬的食物，如粗粮、干豆、圆白菜、韭菜、坚硬的水果、干果等。

2. 适量脂肪 适量脂肪有利于排便，但不宜过多，每天应小于 100g。

3. 多饮水 饮水以利通便，如早晨饮蜂蜜水等。

4. 禁食刺激性食物 避免肠道产生痉挛，如酒、浓茶、咖啡、辣椒、咖喱等。

（三）阻塞性便秘

因器质性疾病引起者，如直肠癌、结肠癌等，应先去除病因。若为不完全梗阻，可考虑给予清流质饮食。

三、参考食谱举例

无力性便秘参考食谱

食谱组成

早餐 馒头（麸子 5g 面粉 50g） 小米粥（小米 25g） 煮鸡蛋 50g
拌白菜心（白菜 100g）

午餐 米饭（大米 150g） 肉丝炒芹菜丝（肉丝 50g 芹菜 100g）
海带虾皮萝卜汤（海带 50g 虾皮 5g 白萝卜 100g）

晚餐 葱花油饼（面粉 100g 豆油 50g） 牛肉丝炒扁豆（牛肉丝 75g 扁豆 150g） 拌水萝卜（水萝卜 100g 香油 10g） 黄豆芽骨头汤（黄豆芽 50g 骨头汤 150ml）

热能与营养素含量

总热能 6.53MJ（1560.49kcal）　　维生素 $B_1$1.02mg　　钙 453.13mg

蛋白质 63.81g　　维生素 $B_2$0.93mg　　铁 17.67mg

脂肪 7544g　　膳食纤维 10.99g　　锌 11.10mg

碳水化合物 157.11g

痉挛性便秘参考食谱

食谱组成

早餐　烤馒头片 50g　大米粥 25g　蒸蛋羹 50g　酱菜 15g

加餐　甜牛奶 200ml　白糖 8g

午餐　肉末鸡蛋面（肉末 50g　鸡蛋 50g　龙须面 100g）

加餐　藕粉 25g

晚餐　发糕 100g　大米粥 25g　肉末蒸蛋（肉末 25g　鸡蛋 50g）

加餐　蜂蜜牛奶（鲜牛奶 200ml　蜂蜜 10g）

热能与营养素含量

总热能 6.25MJ（1493kcal）　　维生素 $B_1$1.11mg　　钙 555.32mg

蛋白质 73.39g　　维生素 $B_2$1.34mg　　铁 14.12mg

脂肪 37.67g　　食物纤维 1.15g　　锌 8.58mg

碳水化合物 207.91g

（潘英杰）

第五节　肝硬化

　　肝硬化（liver cirrhosis）是一种常见的慢性肝病，可由一种或多种原因引起，肝脏损害呈进行性、弥漫性、纤维性病变。具体表现为肝细胞广泛变性坏死，肝小叶结构和血液循环途径逐渐被改建，使肝变形、变硬而导致硬化。该病早期无明显症状，晚期则出现一系列不同程度的门静脉高压和肝功能障碍，直至出现上消化道出血、肝性脑病等并发症，甚至死亡。肝硬化是我国的常见病和主要死亡病因之一，男性多于女性。导致肝硬化的常见原因为病毒性肝炎、酒精中毒、化学药物中毒、循环障碍等，我国以病毒性肝炎为主要病因。肝硬化的治疗过程中，营养治疗有着不可忽视的作用。科学合理的营养指导能缩短疗程，帮助患者改善生活质量，延长生存期。

一、临床表现

目前临床上将肝硬化分为肝功能代偿期和失代偿期，但两期界限常不清楚。

（一）代偿期

1. 全身症状　主要有乏力、易疲倦、体力减退。

2. 慢性消化不良症状　食纳减少、腹胀或伴便秘、腹泻或肝区隐痛，劳累后明显。

3. 皮肤改变　脸消瘦，色黝黑。1/3 以上患慢性肝炎或肝硬化的患者，其面部、眼眶周围皮肤较病前晦暗黝黑，这是由于肝功能减退，导致黑色素生成增多所致。

4. 内分泌失调症状　由于肝硬化的早期雌激素增加，雄激素减少，男性可见乳房增大、胀痛，睾丸萎缩。女性可见月经紊乱、乳房缩小、阴毛稀少等。

（二）失代偿期

1. 全身症状　疲倦乏力更加明显，皮肤干枯粗糙，面色灰暗黝黑。

2. 消化道症状　进食后即感到上腹不适和饱胀、恶心，甚至呕吐。肝硬化晚期对脂肪和蛋白质耐受性差，进油腻食物易引起腹泻。

3. 门静脉高压　表现为食道静脉曲张，脾大和腹水，尤以食道静脉曲张最危险，易出现消化道大出血。

4. 肝硬化腹水形成　肝硬化晚期腹水出现前常有腹胀。大量腹水使腹部膨隆，腹壁绷紧发亮，状如蛙腹，患者行走困难。

5. 出血倾向及贫血　肝硬化晚期常有鼻衄，齿龈出血，皮肤瘀斑，胃肠黏膜糜烂、出血，鼻腔出血，呕血与黑粪，女性常有月经过多等症状。

二、营养治疗原则

营养治疗的目的是通过合理的营养搭配，保护肝功能，改善消化功能，控制病情发展，促进肝细胞修复与功能恢复。应给予"三高一适量"饮食，即高蛋白、高碳水化合物、高维生素、适量脂肪。

1. 高热量　肝硬化患者应给予高热量饮食，具体供给量应视病情而定，一般每天为 2500~3000kcal（10.50~12.60MJ）。

2. 高蛋白质　高蛋白膳食有利于保护肝功能，促进损坏肝细胞的修复和再生。适宜于有腹水、低蛋白血症而无肝昏迷倾向的患者。根据患者情况，蛋白质供给量以每天 1.5~2.0g/kg 为宜。需要注意的是，肝功能严重受损者，肝脏不能及时清除体内蛋白质分解产生的氨，易引起中枢神经系统氨中毒。因此，有肝功能衰竭、肝昏迷倾向，血氨偏高时，蛋白质应限制，甚至暂时禁用。

3. 适量脂肪　肝硬化患者肝功能衰竭，胆汁合成及分泌减少，脂肪消化吸收功能减退，过多供给容易使脂肪在肝内沉积，阻止肝糖原的合成，加重肝功能损伤；但如脂肪过少，会影响食欲，故不可过分限制。以每日 40~50g 为宜，可给予含有较多不饱和脂肪酸的植物油。

4. 高碳水化合物　肝脏中糖原贮备充足时，可防止毒素对肝细胞的损害，有利于保肝与节约蛋白质，每日以供给 350~450g 为宜。

5. 多种维生素　应供给丰富的多种维生素，以保护肝功能，如维生素 B 族、维生素 C、叶酸、维生素 A、维生素 D、维生素 E、维生素 K 等。

6. 少量水和无机盐　有轻度腹水者宜低盐饮食，每日食盐 1.5~2.5g；严重水肿者宜采用无盐饮食，每日食盐限制在 0.5g，进水量限制在 1000ml 以内，待病情好转后逐步恢复食盐量。

7. 膳食注意事项

（1）注意烹调与调味，供给易于消化吸收、细软味美的食物，忌用油炸及多油食品、胀气食物、硬壳类食物、刺激性食物。

（2）肝硬化晚期食管-胃底静脉曲张者，饮食应细软、易消化、少刺激，避免生、冷、硬、粗糙的食物，以防造成食道静脉破裂出血。

三、参考食谱举例

肝硬化低脂肪高蛋白软食参考食谱

食谱组成

早餐　西红柿鸡蛋面条（面粉 50g　西红柿 100g　鸡蛋 50g）　小馒头 50g　豆浆 50g

加餐　鲜牛奶 250ml　橙子 150g

午餐　米饭 140g　清蒸鲫鱼 200g　炒时令蔬菜 250g（青椒 100g　土豆 150g）

加餐　青菜瘦肉末面条（挂面 50g　油菜 50g　瘦肉末 20g）　苹果 150g

晚餐　米饭 50g　花卷 100g　瘦肉溜莴笋片（瘦肉 80g　莴笋 100g）

　　　玉米香菇排骨汤（玉米 50g　香菇 20g　排骨 50g）

热能与营养素含量

总热量 10.43MJ（2493kcal）　　维生素 B_1 1.0mg　　钙 331.5mg

蛋白质 105.39g　　　　　　　　维生素 B_2 0.47mg　　铁 24.14mg

脂肪 35.35g　　　　　　　　　视黄醇 475.2μg　　　　锌 12.09mg

碳水化合物 377.73g　　　　　　维生素 C 54.4mg

第六节　脂肪肝

脂肪肝是指由于各种原因引起的肝细胞内脂肪堆积过多的病变。肝与脂肪的消化、吸收及分泌等过程密切相关，若肝脏脂肪代谢功能障碍，脂肪在肝组织内储积过量，就会产生脂肪肝。一般当脂质蓄积超过肝湿重的 5%，或组织学每单位面积见 1/3 以上肝细胞脂肪变性，则可确定为脂肪肝。脂肪肝正严重威胁我国人民的健康，成为仅次于病毒性肝炎的第二大肝病。其发病与肥胖、饮酒、运动过少、饮食过精、糖尿病、高脂血症等因素相关。

一、临床表现

脂肪肝的临床表现多样，轻度脂肪肝患者，有的仅有疲乏感，而多数脂肪肝患者较胖，故更难发现轻微的自觉症状。中、重度脂肪肝可有食欲不振、疲倦乏力、恶心、嗳气、呕吐、体重减轻、右上腹胀满、隐痛等症状。

二、营养治疗原则

现代研究表明，脂肪肝与饮食结构、生活方式密切相关。营养治疗是脂肪肝最基本的治疗措施。营养治疗原则包括控制能量摄入，减少糖和甜食，控制脂肪和胆固醇摄入，适当提高蛋白质的量，补充维生素、矿物质和食物纤维，调整饮食结构，坚持以植物性食物为主，动物性食物为辅。

1. 适量蛋白质　适当提高蛋白质的量，可以保护肝细胞，促进肝细胞的修复与再生。通常每天 $1.0 \sim 1.5 g/kg$，重体力劳动者可加至每天 $1.5 \sim 2.0 g/kg$，以占总能量的 $15\% \sim 20\%$ 为宜。可供给瘦肉、鱼、虾、牛肉、脱脂牛奶、大豆制品等。若饮食中蛋白质供应不足，减重患者可能出现虚弱、精神萎靡、易疲劳、抵抗力下降以及低蛋白质血症的表现。高蛋白质饮食可以避免体内蛋白质损耗，有利于肝细胞的修复与再生，防止肝细胞进一步受损。

2. 低脂肪　脂肪肝患者肝脏脂肪代谢功能障碍，因此应限制脂肪的摄入，特别是动物性脂肪。植物油含有丰富的必需脂肪酸，而必需脂肪酸参与磷脂的合成，能使脂肪从肝脏顺利运出，可阻止或消除肝细胞的脂肪变性，对治疗脂肪肝有益，故建议烹调油选用天然植物油。但全日食物和烹调油所供给脂肪总量不应超过 $40g$，同时应限制蟹黄、蛋黄、动物内脏等食物。

3. 适量碳水化合物　限制碳水化合物可减少胰岛素分泌，从而减少肝内脂肪的生成。以每日供给碳水化合物 $200 \sim 300g$，占总能量的 $55\% \sim 60\%$ 为宜。日常饮食可适量多吃蔬菜、水果。过多的碳水化合物可转变为脂肪，导致肥胖，促使脂肪肝的形成。碳水化合物过少也可引起因脂肪分解不充分而使酮体产生过多，导致酸中毒。

4. 充足的营养素　充足的维生素和矿物质能保证机体处于最佳状态。维生素 B 族、维生素 C、维生素 E、叶酸、锌、镁等，均可以促进和维持机体正常代谢，纠正或防止营养缺乏。脂肪肝患者饮食不宜过分精细，主食应粗细杂粮搭配，多食蔬菜、水果和藻类，以保证食物纤维的摄入。食物纤维可减少能量的吸收，并增加饱胀感。宜多食用燕麦、芹菜、玉米、海带、大蒜、黑木耳、苹果、牛奶、银耳、洋葱、西红柿、胡萝卜、花菜、香菇、山楂、无花果、柠檬等具有降脂作用的食品。

5. 膳食注意事项

（1）**严禁饮酒**　酒精可降低肝脏运输脂肪的能力，导致脂肪在肝内蓄积，引起或加重脂肪肝。饮酒是脂肪肝的主要危险因素之一。脂肪肝患者禁止饮酒。

（2）**饮食规律**　饮食不规律，如经常不吃早餐，或临睡前加餐及喜吃零食，或三餐饥饱不均，可扰乱正常的新陈代谢，不利于脂肪肝的治疗。因此，脂肪肝患者饮食要规律，一日 3 ~ 4 餐。

（3）**经常运动**　运动可以消耗过多的脂肪，促进脂肪肝患者的康复。脂肪肝的运动项目应以中低强度、较长时间的有氧运动为主，包括慢跑、中快速步行（115 ~ 125 步/分）、游泳、打羽毛球、踢毽子、跳舞、做广播体操、骑自行车等。

三、参考食谱举例

脂肪肝参考食谱

食谱组成

早餐　绿豆粥 100g　花卷 2 个（面粉 100g）　脱脂牛奶 100g

中餐　米饭 120g　鲫鱼萝卜丝汤（鲫鱼 150g　萝卜 60g）　豆腐丝 100g

　　　西红柿炒鸡蛋（鸡蛋 50g　西红柿 100g）

加餐　苹果 100g　无花果 50g

晚餐　米饭 100g　黑木耳芹菜炒牛肉丝（芹菜 100g　黑木耳 50g　牛肉丝 50g）

　　　紫菜汤（紫菜 20g）

热能与营养素含量

总热量 7.87MJ（1881.68kca1）　　维生素 B_1 l. 44mg　　钙 225.99mg

蛋白质 79.97g　　　　　　　　　维生素 B_2 1.62mg　　铁 14.01mg

脂肪 42.36g　　　　　　　　　　视黄醇 420.71μg　　　锌 18.43mg

碳水化合物 289.37g　　　　　　　维生素 C 153.92mg

第七节　胆囊炎与胆石病

　　胆囊的生理功能是浓缩和储存由肝细胞产生和分泌的胆汁。胆囊炎是由细菌感染、胆道阻塞及高度浓缩的胆汁或反流的胰液等化学刺激所引起的胆囊急性或慢性炎症。胆石病包括发生在胆囊和胆管的结石，为常见病、多发病。两者常同时存在，互为因果。胆石病引起胆汁淤积、细菌繁殖致胆囊感染，又是胆石形成的促发因素。

一、临床表现

　　急性胆囊炎发病急，大部分患者在发病初期有中上腹和右上腹阵发性绞痛，并有右肩胛下区的放射痛。常伴恶心和呕吐。体温一般在 38℃～39℃。少数患者可有轻度黄疸。体格检查见右上腹有压痛和肌紧张。墨菲（Murphy）征阳性。

　　慢性胆囊炎症状、体征常不典型。多数表现为胆源性消化不良，厌油腻食物、上腹部闷胀、嗳气等，胆囊区可有轻度压痛或叩击痛。

　　部分胆结石患者可无任何临床表现，但当结石阻塞胆管并继发感染时症状典型，呈持续性右上腹痛，阵发性加剧，可以向右肩背放射，往往伴有恶心、呕吐、寒战、高热和黄疸。

二、营养治疗原则

　　营养治疗的目的是供给低脂肪饮食，减轻或解除患者的疼痛症状，并预防结石的形成。

　　1. 适量蛋白质　提供适量蛋白质可以维持氮平衡，增强机体免疫力，对于修复损伤的肝细胞有益。但是过多的蛋白质可以导致胆汁分泌增加,不利于患者康复。因此,蛋白质的供给应适量。宜选择优质蛋白质为主的食品,如豆浆、鱼、虾、鸡肉、瘦肉、豆腐等。每天摄入蛋白质以 60~80g 为宜。

2. 低脂肪 摄入脂肪过多可以促使病变胆囊收缩,诱发胆绞痛。因此应该限制脂肪的摄入,特别是严格限制动物性脂肪的摄入,禁食动物油、动物内脏、肥肉。宜选用植物油,忌用油腻、煎、炸以及含脂肪多的食物。全日脂肪供给量 30~40g。

3. 低胆固醇 摄入过多的胆固醇会导致胆固醇沉积,引起胆结石形成。限制含胆固醇多的食物,如蛋黄、鱼子、动物内脏、松花蛋、蟹黄、肥肉等,全日摄入量不超过 300mg。

4. 高碳水化合物 胆囊炎与胆石病患者的热能主要靠糖类供给。摄入适量的碳水化合物能对蛋白质起到节氮作用。应多选易消化的高碳水化合物食物,如蜂蜜、马铃薯、苹果、梨、藕粉、白糖等。每天碳水化合物的供给量以 300~350g 为宜。

5. 充足的水和维生素 大量饮水有利于胆汁稀释,可减少胆汁的淤滞。每日饮水量至少 2000ml。要供给富含多种维生素、钙、铁、钾的清淡易消化的食物,多食用时令蔬菜、新鲜水果。

6. 少量多餐 每日进食 5~7 餐为宜,以刺激胆汁分泌,促进胆汁排出。饮食宜清淡易消化、温热。忌用刺激性食物和酒类,多采用炖、煮、烩、汆等方式。

三、参考食谱举例

胆囊炎、胆石病参考食谱

食谱组成

早餐　大米粥 50g　玉米馒头 50g　豆腐 20g

加餐　番茄汁 100g　蛋糕 50g

午餐　软饭 100g　丝瓜溜鱼片(草鱼 100g　丝瓜 150g)

加餐　藕粉 20g　白糖 15g

晚餐　大米粥 50g　千层饼 50g　胡萝卜泥肉末熘豆腐(猪瘦肉 50g　豆腐 100g 胡萝卜 80g)

加餐　香蕉 120g　橙子 60g

热能与营养素含量

总热量 7.93MJ(1895kcal)	维生素 B_1 1.08mg	钙 611.25mg
蛋白质 91.09g	维生素 B_2 0.85mg	铁 18.39mg
脂肪 19.45g	视黄醇 198.33μg	锌 14.39mg
碳水化合物 312.01g	维生素 C 87.5mg	

第八节　胰腺炎

胰腺炎(pancreatitis)是胰腺因胰蛋白酶的自身消化作用而引起的疾病。胰腺出现水肿、充血或出血、坏死等病变。临床上出现腹痛、腹胀、恶心、呕吐、发热等症状。血和尿中淀粉酶含量升高。可分为急性和慢性两种。

一、临床表现

（一）急性胰腺炎

1. 腹痛　为本病的主要表现和首发症状。发病急，腹痛程度不一，可为钝痛、刀割样痛、钻痛或绞痛，呈持续性，可有阵发性加剧。一般胃肠解痉药无法缓解，进食可加剧。疼痛部位多在中上腹，可向腰背部呈带状放射。水肿型胰腺炎腹痛3~5天即缓解。坏死型胰腺炎病情发展较快，腹部剧痛延续较长，由于渗液扩散，可引起全腹疼痛。

2. 恶心、呕吐及腹胀　多在起病后出现，有时频繁吐出食物和胆汁，呕吐后腹痛并不减轻，同时有腹胀。

3. 发热　多数患者有中度以上发热，持续3~5天。

4. 低血压或休克　常见于重症胰腺炎。患者烦躁不安、皮肤苍白、湿冷等，有极少数患者可突然发生休克，甚至发生猝死。主要原因为有效血容量不足，缓激肽类物质致周围血管扩张，并发消化道出血。

5. 水、电解质、酸碱平衡及代谢紊乱　多有轻重不等的脱水、低血钾，呕吐频繁时可有代谢性碱中毒。重症者尚有严重脱水、代谢性酸中毒、维生素E、维生素K缺乏症等。

（二）慢性胰腺炎

1. 腹痛　大部分患者存在反复发作的腹痛，间隔数月或数年发作一次，多位于中上腹部，呈钝痛或隐痛。疼痛严重时伴恶心、呕吐。患者喜蜷曲卧位、坐位或前倾位，平卧位或直立时腹痛加重。

2. 腹泻　轻症患者无腹泻症状，重症患者可伴有腹胀与腹泻，每天大便3~4次，量多，色淡，表面有光泽和气泡，有恶臭，多呈酸性反应。

3. 其他　消化不良症状如食欲下降、乏力、腹胀、消瘦、恶心等，常见于胰腺功能受损严重的患者。约10%有明显的糖尿病症状。合并胆系疾病或胆道受阻者可有黄疸。

二、营养治疗原则

通过限制脂肪和蛋白质的摄入量，以减轻胰腺负担，缓解疼痛，避免继续发作，促进受损胰腺的修复，有利于机体康复。

（一）急性胰腺炎

1. 急性期　为了抑制胰腺的分泌和防止胃肠胀气，应禁止一切饮食，以减轻胰腺负担。可给予肠外营养支持，从静脉供给所需的水、电解质、葡萄糖等营养物质，切忌过早进食。

2. 恢复期　当症状平稳、炎症控制后，可以逐渐过渡到肠内营养为主。恢复初期（4~5 天）以低脂高糖全流质饮食为主，选用米汤、果汁、蜂蜜水等。限制蛋白质和脂肪摄入。恢复中期（6~8 天）可以逐渐改为半流质，如大米粥、藕粉、鸡蛋清等。恢复后期可以逐步进低蛋白、低脂饮食，如肉末面条、青菜末、大米粥等。

3. 饮食原则　恢复进食后，原则上应少量多餐：每日 6~7 餐，每餐选用 1~2 种易消化的食物。宜采用蒸、煮、烩等少油的烹调方法，尽量不用油。严禁暴饮暴食及饮酒。

（二）慢性胰腺炎

治疗原则基本上与急性胰腺炎相同。待病情缓解后，可给予低脂肪、高碳水化合物、少渣半流质饮食。

1. 急性发作期　应禁食。

2. 适量蛋白质　适当供应蛋白质，每日约 50~70g，选用含脂肪量少、生物价值高的优质蛋白质。

3. 低脂肪　应加以限制，每日供给量为 20g 左右。

4. 足量碳水化合物　不受限制，以淀粉类食物为主。一般每日 350~450g。

5. 低胆固醇　伴有胆道疾病或因胰动脉硬化引起的胰腺炎者，胆固醇每日限制在 300mg 以内。

6. 足量维生素　补充维生素 A、维生素 B、维生素 C、维生素 D 等，尤其注意补充维生素 C，每天 300mg 以上。

7. 食物清淡而富含营养　如鱼、瘦肉、蛋白、豆腐等。忌用引起肠胀气的食物及刺激性食物，如萝卜、洋葱、黄豆、蚕豆、豌豆、红薯、辣椒等。调味品不宜太酸、太咸、太辣，因为能增加胃液分泌，加重胰腺负担。

8. 严禁酒、高脂食物　饮酒和吃高脂肪食物是引起慢性胰腺炎急性发作或迁延难愈的重要原因，应严令禁止。

三、参考食谱举例

慢性胰腺炎低脂少渣半流饮食参考食谱

食谱组成

　　早餐　大米粥 50g　西红柿汁 195g　白糖 10g

　　加餐　藕粉汁 50g　白糖 20g

　　午餐　软米饭 150g　清蒸鲫鱼 80g　新鲜青菜 110g

　　加餐　橘子汁 250ml

　　晚餐　大米粥 50g　鱼片冬瓜汤（鱼肉 50g　冬瓜 100g）

　　加餐　鲜橙汁 100g

热能与营养素含量

总热量 7.92MJ（1892kcal）	维生素 B_1 2.02mg	钙 932.48mg
蛋白质 83.03g	维生素 B_2 0.93mg	铁 23.72mg
脂肪 13.42g	视黄醇 732.95μg	锌 14.28mg
碳水化合物 359.59g	维生素 C 312.16mg	

第十章 泌尿系统疾病的营养治疗

泌尿系统由肾、输尿管、膀胱、尿道及有关血管、神经组成。肾脏是人体泌尿系统的重要器官，对体内各种营养物质的代谢及水、电解质和酸碱平衡等内环境的稳定起主要作用。泌尿系统疾病较复杂，最常见的有肾小球肾炎、肾病综合征、肾功能衰竭等。这些疾病都与营养素代谢关系密切。近20年来在肾脏疾病的饮食治疗方面有了很大进展，在配合医疗上起到了一定的作用，许多患者的病情得到缓解，延长了寿命。

第一节 肾小球肾炎

肾小球肾炎包括急性与慢性两种。急性肾小球肾炎简称急性肾炎，是以急性肾炎综合征为主要临床表现的一组疾病。多见于链球菌感染而产生免疫反应后，抗原抗体复合物沉积在肾小球引起炎症和损伤等病理性改变，其他细菌、病毒及寄生虫感染亦可引起发病。可发生在任何年龄，但以儿童多见，男性多于女性。慢性肾小球肾炎简称慢性肾炎，病因多样，病变迁延而进展缓慢，可出现不同程度的肾功能减退，最终出现慢性肾衰竭。可发生在不同年龄，以青壮年多见。

一、临床表现

急性肾小球肾炎一般在发病前 1~3 周有上呼吸道感染史，起病较急，主要临床表现为水肿、蛋白尿、血尿、少尿及高血压。轻者只有尿常规及血清 C_3 异常，典型者呈急性肾炎综合征表现。重者除有上述症状外，常并发急性心力衰竭、高血压脑病、肾功能衰竭等。实验室检查可见尿蛋白阳性、血沉增快、血液总补体明显下降。慢性肾小球肾炎多数起病缓慢、隐匿，病程长短不一，临床表现多样，主要表现为蛋白尿、血尿及管型尿，常伴有水肿、高血压、低蛋白血症、血胆固醇增高等，病情时轻时重，渐进性发展为慢性肾衰竭。

二、营养治疗原则

肾小球肾炎的营养治疗应根据病情的轻重而采取恰当的方法，其目的在于减轻肾脏负担，消除或减轻症状。要求提供易消化、富含维生素的饮食。急性肾炎及慢性肾炎急性发作期应限制蛋白质、水及钠盐的摄入。慢性肾炎应根据病情提供各种营养素，增强机体免疫力，尽可能保留残余肾功能，延长进入肾功能衰竭期的时间。

1. 低蛋白饮食　蛋白质的供给量应视病情而定。轻症者宜适当限制蛋白质，可按 0.8g/kg·d 供给；病情较重者，如血中尿素氮超过 21.4mmol/L 时，则按 0.5g/kg·d 供给，以减轻肾脏的负担。而限制蛋白摄入量的低蛋白饮食时间不宜过长，当尿素氮及肌酐清除率接近正常水平时，蛋白质供给量应逐步增至 0.8g/kg·d，以防止发生贫血，并有利于肾功能的恢复。

2. 适量供给热量　应予以足量碳水化合物和适量脂肪。肾小球肾炎发作期，患者多须卧床休息，热量消耗降低，因此每天的热量供给不必过高，可按 0.10~0.13MJ（25~30kcal）/kg·d 供给。应以碳水化合物为主，脂肪供热可占总热量的 20%~25%，并以植物脂肪为主。

3. 控制钠、钾离子及水分的摄入　应根据尿量及水肿情况，限制饮水量，采用低盐、无盐或少钠饮食。每日进液量应按照前一天尿量再加 500ml 的标准来限制。轻症者每日烹调用食盐量为 4g 左右；中、重度患者食盐量为 2~3g 或相当于 10~15ml 的酱油；必要时可给予无盐饮食。此外，要避免或禁食含钠较高的蔬菜，如白萝卜、小白菜、菠菜、卷心菜等，以控制钠的摄入量。若患者出现少尿或无尿时，应严格限制钾离子及水分的摄入。通常每天限制在 175mg 以内，要避免食用含钾较高的食物，如瘦肉、贝类、海带、紫菜、鲜蘑菇、香菇、黑枣、豆类及蔬菜和水果等。

4. 足够的维生素和微量元素　为保证营养和增进食欲，患者可多食用富含维生素的食物，如西红柿、胡萝卜、丝瓜、冬瓜等新鲜的蔬菜及水果。恢复期可多供给有滋养补益作用的食物，如山药、莲子、红枣、桂圆、银耳等。为预防贫血，应足量补充 B 族维生素、维生素 A 和维生素 C、叶酸及微量元素铁等，尤其是维生素 C 的摄入量应在 300mg/d 以上。

5. 限制刺激性食物　肾小球肾炎患者饮食宜清淡，应限制食用香料及刺激性食物，如茴香、胡椒等，忌酒、咖啡、香烟等，避免食用动物内脏。

6. 注意食物的酸碱性　成酸性食物以肉类、谷物类食物为主，即此类食物在体内代谢后，可生成酸性物质，如猪肉、牛肉、鸡肉、牡蛎、干鱿鱼、鳗鱼、鲤鱼、蛋类以及糙米、白米、面粉、花生等。成碱性食物则以蔬菜、水果及奶类为主，在体内代谢后可产生碱性物质，如海带、菠菜、胡萝卜、土豆、扁豆、南瓜、黄瓜、莴苣以及西瓜、香蕉、草莓、柿子、梨、苹果等。急性肾炎患者尿液多偏酸性，故宜食用成碱性食物，使尿液接近中性而有利于治疗。出现少尿或无尿症状的患者，则应限制含钾丰富的蔬菜、水果等碱性食物。

三、参考食谱举例

急性肾小球肾炎参考食谱

食谱组成

　　早餐　肉末粥（大米 50g　瘦肉 20g）　　甜包子（面粉 50g　白糖 20g）

　　加餐　水果（苹果 100g）

午餐　大米饭 100g　肉末冬瓜（冬瓜 200g　牛肉 20g）

加餐　酸奶 100g

晚餐　大米饭 100g　炒丝瓜（丝瓜 200g）糖拌西红柿（西红柿 200g　白糖 20g）

全天烹调食用油　花生油 30g

热能与营养素含量

总热能 7.26MJ（1749kcal）	钾 1362.75mg	钙 387mg
碳水化合物 310g	钠 207.7mg	铁 6.37mg
蛋白质 39.81g	镁 128.35mg	锌 4.4mg
脂肪 39.65g	铜 0.7mg	磷 389mg

第二节　肾病综合征

肾病综合征是由多种不同病理类型的肾小球病变所引起的临床症候群，可分为原发性和继发性两大类。原发性肾病综合征多见于儿童，其病理类型多为微小病变型，成人则以膜性肾病、系膜增生性肾小球肾炎为主。继发性肾小球肾炎多见于系统性红斑狼疮、过敏性紫癜、乙型肝炎病毒相关性肾小球肾炎、糖尿病肾病或由某些药物引起的肾炎等。二者共同的损害是肾小球基底膜通透性增高。

一、临床表现

肾病综合征的主要临床特征是蛋白尿、水肿、血浆白蛋白过低和血脂升高。

1. 大量蛋白尿　由于肾小球滤过膜通透性增高，对血浆白蛋白的通透性增加，致使原尿中蛋白的含量大增，而肾小球近曲小管无法全部回收，造成大量白蛋白从尿液排出，形成蛋白尿。成人 24 小时尿蛋白定量测定常超过 3.5g，甚至高达 20g 以上，小儿则 >50~100mg/kg·24h。由于大量蛋白质丢失，患者容易出现感染、高凝、微量元素缺乏、内分泌紊乱和免疫功能低下、营养不良等并发症。

2. 水肿　肾病综合征患者由于大量蛋白尿而致低蛋白血症，引起血浆胶体渗透压下降，使水分从血管腔内进入组织间隙，这是造成肾病综合征水肿的基本原因。同时，因水分进入组织间隙，又可引起血容量减少，在压力感受器的作用下，肾素-血管紧张素-醛固酮活性增加，抗利尿激素分泌增多，引起肾小管对钠和水的重吸收增加，进一步加重水钠潴留和水肿。

3. 高脂血症　因肾小球滤过膜受损，对血浆白蛋白的通透性增加，大量白蛋白丢失，促使肝脏代偿性增加白蛋白的合成。同时，肝脏脂蛋白的合成也增加，使血中的脂蛋白升高，胆固醇、低密度和极低密度脂蛋白浓度增加，从而引起高脂血症。

二、营养治疗原则

肾病综合征患者的营养治疗应以供应足够的蛋白质和热量，给予少盐或无盐饮食为基本原则。同时，应注意食物品种的多样化和色香味，以增进食欲。

1. 高蛋白质饮食 肾功能良好的患者，均应给予高蛋白饮食。成人一般按 1.5~2g/d·kg，每天的总量控制在 100~120g 以内，并主要给予优质蛋白质，以纠正和防止血浆白蛋白降低、贫血及营养不良性水肿。优质蛋白质应占蛋白供给总量的 60%~70%。若患者出现氮质血症或肾功能衰竭，则须限制蛋白质的摄入，可在低蛋白饮食的基础上适当补充，每天总供给量控制在 50g 左右。若患者营养不良情况较重，可适当给予水解蛋白、复方氨基酸等予以补充。

2. 供给足够热量 由于营养不良、产热不足等原因，可影响到机体对蛋白质等营养素的吸收和利用，故须供给足够的热量。按体重计算，每天 0.13~0.15MJ（30~35kcal）/kg，总量控制在 8.37~10.46MJ（2000~2500kcal）为宜。

3. 限制钠、水分的摄入量 应视水肿的情况而定。水肿较轻者，可摄入钠量为 1000~1500mg/d，重症者则应限制在 500mg/d 以内。食盐不超过 2g/d，或酱油 10ml。应注意禁食含钠较高的食物及含碱的主食，如咸菜、咸蛋、白萝卜、菠菜、小白菜、油菜等。对水分的摄入要加以限制，水肿严重者应严格记录出入液量。若使用利尿剂后水肿消退，则可适当放宽钠及水分的摄入量。

4. 脂肪适量 肾病综合征可导致高脂血症，故应降低胆固醇摄取量，并控制脂肪摄取种类和摄取量。宜采用低胆固醇饮食，供给脂肪总量为 50~70g/d，脂肪供热应占总热量的 20%以内。

5. 足量的维生素和矿物质 应选择富含铁及维生素 A、维生素 C 和 B 族维生素的食物。同时，由于长期大量的蛋白尿，可使机体钙磷缺乏，导致骨质疏松或低钙血症，故应注意钙的补充。

三、参考食谱举例

肾病综合征参考食谱

食谱组成

早餐 牛奶 250ml 白糖 20g 花卷（面粉 100g） 煮鸡蛋 50g

加餐 藕粉 40g 白糖 20g

午餐 米饭 100g 瘦肉炒青菜（瘦猪肉 100g 青菜 250g）

加餐 面包 100g 苹果 200g 煮鸡蛋 50g

晚餐 米饭 100g 清蒸鲫鱼 150g 炒卷心菜 250g

全天花生油 20g 食盐 1g

热能与营养素含量

总热能 8.29MJ（1983kcal） 碳水化合物 282.47mg 钾 2416mg 钠 1201mg

蛋白质 92.28mg 钙 775mg 镁 249mg 铁 35.55mg

脂肪 53.88mg 锌 11.85mg 铜 1.36mg 磷 1143mg

第三节 肾结石

肾结石是指发生在肾脏的结石病症。引起肾结石的原因颇为复杂，内分泌（甲状旁腺功能）亢进、维生素 D 过多、泌尿系统感染、高尿钙症以及长期卧床等，均可导致肾脏结石的发生。根据其化学成分之不同，结石可分为三种：草酸钙结石、磷酸钙与磷酸镁铵的混合结石和尿酸结石。此外，尚有其他少见的结石，如胱氨酸结石、黄嘌呤结石。肾结石多见于成年男性。在我国，男性比女性多 3~9 倍，其中尿酸结石男性尤为多见，含钙结石则以女性为多。

一、临床表现

肾结石可引起绞痛、血尿、继发感染和梗阻，以及因梗阻而引起的肾积水，进而可影响肾脏功能。其临床症状可因结石的大小、形状、活动度、局部损害程度及有无梗阻或感染等而异。

1. 肾绞痛 肾结石的典型症状为绞痛，疼痛的部位多位于腰部、肋脊角或上腹部，可向下腹部、腹股沟及大腿内侧、阴囊、睾丸、阴唇等部位放射，多呈间歇性钝痛或绞痛，疼痛多较剧烈。常因劳累、剧烈运动、舟车颠簸等引发或加重。

2. 血尿 结石在肾脏内移动或引发肾脏感染可引起血尿，亦为肾结石的典型症状。常在肾绞痛发作时或发作后出现，可为肉眼或镜下血尿，偶尔为无痛性血尿。

3. 肾积水等伴发症状 肾结石引起梗阻时，可有肾积水或并发感染等症状出现。因甲状旁腺功能亢进、痛风或高尿酸血症等引起的肾结石，同时可有原发病的症状。

二、营养治疗原则

对肾结石进行营养治疗要根据不同的结石类型，通过调整不合理的饮食结构，以减少或消除成石因素，预防复发。

1. 大量饮水 可增加尿液的排泄量，降低草酸、尿酸等成石因素在体内的浓度，调节尿的 pH 值以减少结石的形成。因此，无论何种结石，患者的饮水量应在 2000ml/d 以上，甚至可达 3000~4000ml/d，并于晚上睡前饮水 500ml，以保持一定的夜间尿量。

2. 不同化学成分结石的饮食治疗

（1）草酸钙结石 尿中草酸盐多为内源性，也可因肠内细菌作用于碳水化合物而形成，其中 33%~50% 的草酸由甘氨酸转变而来，故一般的饮食治疗较难奏效。凡尿中草酸盐含量 24 小时超过 40mg 者，除大量饮水外，应实施低草酸、低钙饮食。①避免食用含草酸及钙较高的食物，如菠菜、芦笋、甜菜、油菜、海带、虾米、香菇、核桃、豆类及豆制品、牛奶、雪里蕻及榨菜等。②忌服大量维生素 C，可口服叶酸 5mg/d、维生素 B_6 10mg/d，并限制维生素 D 的摄入，防止甘氨酸转变为草酸盐。③多进食成碱性食物以碱化尿液。

（2）磷酸钙与磷酸镁铵结石 低钙、低磷饮食及酸化尿液可减少成石因素。①低钙、低磷饮食：每天要控制钙在 700mg、磷在 1300mg 以下，忌食富含钙、磷的食物，如蛋类、牛奶、花生、大豆及其制品、绿叶蔬菜、动物蛋白及内脏、脑髓等。②多食成酸性食物：可多进食米、面制品等，使尿液呈酸性。③必要时可使用氯化铵等药物使尿液酸化，并可口服磷结合剂，以减少磷在肠内的吸收，同时要大量饮水。

（3）尿酸结石　①限制蛋白质摄入：蛋白质总量应按每天 0.8~1g/kg 供给。禁食含嘌呤较高的食物，忌饮含酒精的饮料及咖啡、可可等。其他肉类可少量食用，以 100g/d 以内为宜。牛奶和鸡蛋亦可适量食用。②增加新鲜蔬菜和水果：蔬菜和水果含有丰富的维生素 B、维生素 C 以及矿物质，在体内的代谢产物呈碱性，可溶解尿酸结石，有利于治疗。可每隔 1~2 天食用一次新鲜果汁或蔬菜汁等。③低热量饮食：此类结石病患者多为肥胖体型，甚至体重超标，故应限制热量供给，选用低热量饮食。谷类食品应以细粮为主，减少嘌呤的生成。

三、参考食谱举例

肾结石参考食谱

食谱组成

早餐　大米粥 50g　煮鸡蛋 50g　馒头 100g

加餐　梨 100g

午餐　鸡汤面（面条 100g　鸡肉 50g）　凉拌黄瓜 200g

加餐　西瓜 500g

晚餐　米饭 150g　清蒸草鱼 100g　炒冬瓜 200g

　　　胡萝卜马蹄瘦肉汤（胡萝卜 100g　马蹄 100g　猪瘦肉 50g）

全天烹调油　菜籽油 30g

热能与营养素含量

总热能 7.73MJ（1847kcal）	碳水化合物 265.55g	钾 2233mg	钠 486.4mg
蛋白质 62.75g	钙 314mg	镁 219.7mg	铁 12mg
脂肪 52.1g	锌 6.3mg	铜 1.1mg	磷 782mg

第四节　肾功能衰竭

肾功能衰竭是由于各种原因引起肾功能减退直至衰竭的临床综合征。按肾功能衰减的速度，可分为急性肾功能衰竭和慢性肾功能衰竭。

急性肾功能衰竭主要是由于大出血、大面积烧伤、严重感染以及心、肺、肝、肾严重疾病，或生物毒素、化学毒素等中毒，引起急性肾小管坏死，肾小球滤过率突然下降，尿量明显减少，甚至无尿，并伴有氮质血症、代谢性酸中毒及电解质紊乱，出现低血钠和高血钾等一系列肾脏衰竭现象。

慢性肾功能衰竭是发生在各种慢性肾实质疾病的基础上，如慢性肾小球肾炎、继发性肾炎、高血压病、肾动脉硬化、慢性肾盂肾炎及先天性肾脏疾患等各种破坏肾的正常结构和功能的肾脏疾患，导致肾功能减退而致衰竭的一种临床综合征。

一、临床表现

急性肾功能衰竭起病急骤，肾功能在短期内（数小时或数天）急剧下降，血肌酐明显增高，尿量明显减少，或可出现其他肾功能急性减退的症状。其病程演变可分为少尿期、多尿期和恢复期三个阶段。慢性肾功能衰竭起病缓慢，在肾小球滤过率降至正常的 20%~35% 时，才发生氮质血症，血肌酐亦升高，此时仍为肾衰竭的早期而无临床症状。肾小球滤过率降至正常的 10%~20% 时，患者血肌酐显著升高（约为 450~707μmol/L），才进入衰竭期。此时患者贫血较明显，夜尿增多，水电解质失调，并有轻度胃肠道、心血管和中枢神经系统症状。到慢性肾功能衰竭的晚期，则可出现尿毒症。

1. 蛋白质丢失及营养不良　多数急性肾功能衰竭患者都存在不同程度的蛋白质分解，患者每天可丢失蛋白质 150~200g，甚至更多。而急、慢性肾功能衰竭患者由于氮质血症的影响，出现食欲不振、腹泻等胃肠道症状，使蛋白质及热量摄入不足，引起营养不良；血液透析也可丢失游离氨基酸和葡萄糖；胃肠慢性出血、血液透析时血细胞破坏等引起出血时，每丢失 100ml 血液即损失 16.5g 蛋白质。

2. 水、电解质和酸碱平衡失调　急性肾功能衰竭发病后，短期内肾功能急剧下降，血肌酐、尿素氮明显升高，出现酸中毒、高钾血症、低钠血症及低钙血症等。进入多尿期后，若尿量过多，部分患者可出现血压下降及因明显失水而造成高钠血症、低钾血症等。慢性肾功能衰竭时因水、电解质平衡失调，常发生水肿、高血压和心力衰竭。磷酸、肌酸等酸性代谢产物因肾的排泄障碍而潴留，可引发酸中毒，成为尿毒症最常见的死因之一。

3. 钙、磷代谢紊乱　慢性肾功能衰竭患者血钙常降低，其低钙血症和高镁血症较急性肾衰明显。血磷的浓度由肠道对磷的吸收及肾脏的排泄来调节，当肾小球进一步损毁，滤过率<20ml/min 时，排磷减少，血磷升高，血钙降低，可出现低钙血症，并继发甲状旁腺功能亢进。同时，还可导致肾性营养不良，引起纤维囊性骨炎、肾性骨软化症和骨质疏松症等，出现骨酸痛、行走不便，甚至自发性骨折。

4. 各系统症状　随着病情的进一步发展，慢性肾功能衰竭患者还可出现高血压、心力衰竭、心包炎、动脉粥样硬化、呼吸系统症状、贫血及出血倾向、皮肤瘙痒、并发感染以及神经、肌肉系统症状等。急性肾功能衰竭患者则可在少尿期即出现各系统症状，甚至多器官功能衰竭。如较早即出现厌食、恶心、呕吐等消化系统症状，还可出现气促、心力衰竭等心血管系统症状，合并肺部感染、出血倾向以及性格改变、定向障碍、昏迷、抽搐等神经系统症状等。

二、营养治疗原则

营养治疗是肾功能衰竭治疗的重要措施。合理的营养可维持肾功能衰竭患者的生命代谢，增强机体抵抗力，调节机体内环境，缓解尿毒症症状，保护肾功能，延缓肾单位的破坏速度。口服补充营养成分是营养疗法最安全的途径，对于不能口服的患者，可采用鼻饲和胃肠外营养疗法。

1. 低蛋白质饮食　可降低血尿素氮，减轻尿毒症症状，因此，急、慢性肾功能衰竭患者均需采用低蛋白饮食。急性肾功能衰竭患者在少尿期应严格控制蛋白质的摄入量，一般患者可供给 20~30g/d 的优质蛋白，如鸡蛋、鱼、瘦肉、牛奶等，病情严重者则可采用无蛋白饮食，暂停供给蛋白质。对于高分解代谢或营养不良以及需接受透析治疗者，最好给予 1.0~1.2g/kg·d 的优质蛋白质或氨基酸。多尿期可给予 40~50g/d 的高生物价蛋白质，而在恢复期，蛋白质的供给可适当放宽，按 60~70g/d 给予。慢性肾功能衰竭患者给予 0.6g/kg·d 的蛋白质即可满足机体生理需要。应尽可能少食花生、黄豆及其制品等富含植物蛋白的食物，可部分采用麦淀粉作主食，以代替大米、面粉。

2. 适当补充必需氨基酸　肾功能衰竭患者由于摄入蛋白质过少，易发生蛋白质营养不良。因此，应加用必需氨基酸或必需氨基酸与 α-酮酸的混合制剂，以长期维持较好的营养状态。

3. 适当供给热量　急性肾功能衰竭患者的热量供给，一般为 1800~2000kcal/d（30~45kcal/kg·d），恢复期可增至 2000~2500kcal/d。可给予高渗葡萄糖、蔗糖或脂肪乳剂（含必需脂肪酸）等，主食最好以麦淀粉代替。多尿期食物蛋白质限制在 0.5~0.8g/kg·d，产热营养素比例为碳水化合物 80%，蛋白质 10%，脂肪 10%。慢性肾功能衰竭患者更需充足的热量供给，宜 2000~2500kcal/d，可多食用植物油和蔗糖、麦芽糖、葡萄糖等，其中碳水化合物与脂肪供热之比应为 3:1。可以麦淀粉、玉米淀粉等为主食，加餐选甜薯、芋头、马铃薯、苹果、马蹄粉、怀山药粉、莲藕粉等。

4. 限制水分的摄入　急性肾功能衰竭少尿期及慢性肾功能衰竭晚期少尿者，其水分摄入量以前一天尿量加上 500ml 为宜。急性肾功能衰竭多尿期及慢性肾功能衰竭Ⅱ期有多尿倾向者，如无水肿，尿量在 1500ml/d 以上者，饮水以少量多次为宜，可不加严格限制。

5. 控制无机盐及微量元素的摄入　肾功能衰竭少尿或无尿患者应采用低钠、低钾饮食，严格控制钠、钾的摄入量。钠的摄入量应根据病情和血钠水平而定，一般限制在 500mg/d；高血钾时，钾的摄入量通常在 175.9mg 以内，可食用含钾较低的蔬菜，如南瓜、西葫芦、冬瓜、茄子、芹菜、大白菜等。多尿者，钠、钾的摄入量可适当放宽。对高磷血症患者，应采用低磷饮食，磷的摄入量限制在 400mg/d 以下。宜多食白菜、萝卜、梨、桃、西瓜等。同时，饮食中要增加含铁、锌丰富的食物，以补充微量元素的不足。

6. 注意补充维生素　肾功能衰竭患者应采用高维生素饮食，注意补充 B 族维生素和维生素 A、维生素 C、维生素 E 等。若蛋白质摄入量<50g/d 时，应给予含多种维生素的制剂。

三、参考食谱举例

慢性肾功能衰竭参考食谱

食谱组成

早餐　甜牛奶（牛奶 200ml　白糖 20g）　鸡蛋 35g　饼干（麦淀粉 50g）

加餐　苹果　100g

午餐　面条（麦淀粉 200g）　拌西红柿（西红柿 200g　白糖 20g）　炒冬瓜 200g

加餐　鸭梨 100g

晚餐　米饭 50g　肉末粉丝煮西葫芦（瘦肉 25g　西葫芦 200g　干粉丝 50g）

全天食用油　花生油 35g

热能与营养素含量

总热能 7.58MJ（1811kcal）　视黄醇 143μg　钾 1247mg　钙 426mg

蛋白质 30.34g　钠 482.18mg　铜 0.86mg　镁 154mg

脂肪 54.16g　铁 10.67mg　锌 8.37mg　磷 483.81mg

碳水化合物 260.39g　膳食纤维 8g

第十一章 血液系统疾病的营养治疗

血液系统疾病即血液病，又称造血系统疾病。包括原发于造血系统的疾病，如淋巴瘤、白血病等；以及有明显造血系统表现的其他疾病，如感染性贫血、肝病引起的出血等。血液病主要反映在周围血细胞成分、功能变化和出凝血机制障碍方面。血液系统疾病与营养关系尤为密切，如缺铁性贫血、营养性巨幼红细胞性贫血、再生障碍性贫血等。临床治疗这些疾病除用药物外，必须加强营养治疗。

第一节 缺铁性贫血

缺铁性贫血是由于体内贮存的铁消耗殆尽，不能满足红细胞生成的正常需要而发生的贫血，属小细胞低色素性贫血。是目前世界上最常见的贫血，发病遍及世界各地，全球约有 6~7 亿人患有缺铁性贫血，其中以 6 个月至 3 岁的小儿发病率最高。根据 WHO 报告，小儿发病率高达 52%，男性成人约为 10%，女性为 20% 以上，孕妇达 40%。在多数发展中国家，约 2/3 的儿童和育龄妇女缺铁，其中 1/3 患缺铁性贫血。在发达国家，亦有约 20% 的育龄妇女及 40% 左右的孕妇患缺铁性贫血。

一、临床表现

正常情况下，铁的吸收、排泄维持动态平衡，人体一般不会缺铁，只有在需要增加、铁的摄入不足及慢性失血等情况下，才会导致缺铁。缺铁性贫血的临床症状由贫血、组织缺铁及发生缺铁的基础疾病所组成。

1. 贫血的表现 缺铁性贫血一般发生较为缓慢，患者常能较好地适应。早期可无症状，或仅有轻微症状。若病情较重或进展较快的缺铁性贫血，其表现多与一般性的慢性贫血相似。其中，疲乏、困倦、软弱无力是贫血最常见和最早出现的症状，皮肤黏膜苍白是其主要的体征。常见的症状为头晕、头痛、面色苍白、倦怠乏力、心悸、心率加快、活动后气促气短、眼花及耳鸣、注意力不集中及嗜睡等，足踝部可出现浮肿，女性患者可出现月经失调等。特有症状最常见的为消化道表现，如食欲不振、消化不良、腹胀、腹泻等。

2. 组织缺铁的表现 组织缺铁可影响身体发育，或出现精神、神经系统症状，如儿童、青少年发育迟缓，体力下降、智商低、容易兴奋、注意力不集中、烦躁、易怒或淡漠、异食癖和吞咽困难（Plummer-Vinson 综合征）。

3. 体征　除皮肤黏膜苍白外，尚有皮肤干燥、创口愈合缓慢、毛发干燥、指甲扁平、无光泽、易碎裂，部分患者指甲呈勺状（反甲），脾脏轻度肿大。个别重症患者可出现眼底苍白或视网膜出血等。

二、营养治疗原则

贫血的营养治疗要根据患者的病理和生理状况，以适当的途径补充相关营养素，并避免影响铁吸收的因素，从而达到纠正贫血的目的。

1. 高铁饮食　应多食用含铁丰富的食物，这对婴幼儿及哺乳期妇女尤为重要。食物中的铁有两种来源，包括肉类中的血红蛋白铁和蔬菜中的离子铁，即非血红蛋白铁。肉类、鱼类、家禽中的铁40%能被吸收，蛋类、谷类、坚果类、豆类及豆制品和其他蔬菜中的铁能被人体吸收的不到10%，而菠菜中的铁只能吸收2%左右。同时，给予高蛋白饮食可促进铁的吸收，也可提供体内合成血红蛋白所必需的原料。因此，补铁应以富含血红蛋白铁的瘦肉、鸡肉、鱼肉、动物内脏及全血等动物性食物为主，并辅以芹菜、红苋菜、香菇、海带、黑木耳等。在烹调食物时，采用铁制炊具可增加菜肴中的铁含量。

2. 增加维生素 C 摄入　维生素 C 能促进蔬菜中非血红蛋白铁的吸收。若在进食上述高铁食物的同时，摄入富含维生素 C 的柠檬汁、橘子汁以及富含铁的蔬菜，可使人体对蔬菜中铁的吸收率增加 2~3 倍。如果补充铁制剂，也应和维生素 C 同时服用，以促进铁的吸收和利用。

3. 限制咖啡因、鞣酸及植酸盐等的摄入　咖啡因、钙、磷等可影响铁的吸收，茶叶和蔬菜中的菜叶含鞣酸、草酸、植酸盐等较高，这些物质可与铁结合成不易溶解的络合物，影响或减少机体对食物中铁的吸收。

4. 必要时补充铁剂　对于重症缺铁性贫血患者，一般性的营养治疗难以迅速纠正其贫血状况，可予以口服铁剂补充。

5. 培养良好的饮食习惯　对婴幼儿应从小就进行饮食教育，使其养成不挑食、不偏食的良好饮食习惯，以避免或减少缺铁性贫血的发生。

三、参考食谱举例

缺铁性贫血参考食谱

食谱组成

　　早餐　肉末肝泥粥（大米 50g　瘦肉 50g　猪肝 50g）

　　加餐　苹果 100g

　　午餐　米饭 100g　炒牛肉 150g　炒苋菜 200g

　　　　　红枣木耳猪血汤（猪血 100g　红枣 30g　黑木耳 5g）

　　加餐　海带糖水（海带 50g　白糖 20g）

　　晚餐　米饭 100g　红烧鲤鱼 200g　炒芹菜 200g

第十一章 血液系统疾病的营养治疗 127

全天食用油　花生油 30g

热能与营养素含量

总热能 8.58MJ（2051kcal）　维生素 B_1 0.8mg　钾 3279mg　钠 650.5mg　钙 794mg

蛋白质 116.6g　维生素 B_2 2.3mg　镁 356.6mg　铁 57.8mg　锌 21.75mg

脂肪 49.2g　维生素 C 88mg　铜 2.4mg　磷 1206mg

碳水化合物 271.9g　视黄醇 3213μg　维生素 E24mg

第二节　营养性巨幼红细胞性贫血

营养性巨幼红细胞性贫血，又称营养性大细胞性贫血，是指由于叶酸、维生素 B_{12} 缺乏或其他原因引起 DNA 合成障碍所致的一类贫血。本病常见于婴幼儿，也见于孕妇和哺乳期妇女，其他年龄相对较少见。在我国，本病以农村多发，而随着人民生活水平的不断提高，此类病患的发生已日趋减少。

一、临床表现

本病起病缓慢，以 6~8 个月幼儿多见，尤其是维生素 B_{12} 缺乏者。其临床表现主要有以下几方面：

1. 贫血　起病大多较缓慢，常见乏力、疲倦、心悸、气促、头晕、耳鸣、面色苍白逐渐加重等慢性贫血症状，或可见面色蜡黄、颜面浮肿、头发疏黄等。

2. 消化道症状　常见恶心、厌食、时有稀便等消化道症状，以及舌痛，舌乳头萎缩而舌面光滑，或舌质红绛如瘦牛肉等，以恶性贫血更为显著。此外，尚可发生口角炎、口腔黏膜溃疡等。可伴有体重减轻或消瘦。

3. 神经系统症状　维生素 B_{12} 缺乏患者可出现神经系统症状，尤其是恶性贫血者，常出现表情呆滞，眼神发直，反应迟钝及嗜睡，智力减退，健忘、易激动以至精神失常，手足对称性麻木、软弱无力、共济失调，深部感觉减退以至消失，部分腱反射减弱、消失或亢进，跖趾反射和其他锥体束体征阳性等。

4. 其他　恶性贫血者可出现肝脾肿大，以肝大者为多见。部分患者甚至出现轻度黄疸。因血小板减少，还可出现紫癜或其他出血症状。

二、营养治疗原则

根据患者的身体状况和病情，应通过适当的途径增加营养，改善营养不良状况，以达到纠正贫血的目的。

1. 增加叶酸和维生素 B_{12} 的摄入　绿叶蔬菜和水果中叶酸的含量较高，患者应多食用新鲜的蔬菜、水果，如菠菜、油菜、香菜、橘子等。在烹调食物时，避免使用铜制炊具（可使叶酸加速破坏），并应避免高温和尽量缩短烹煮时间以减少食物中叶酸的破坏。还应多进食富含维生素 B_{12} 的动物性食物，如动物肉类和肝肾、蛋类、牡蛎、发酵干酪等。同时，在烹煮肉类过程中不要添加小苏打，以免使维生素 B_{12} 遭受破坏。

2. 适当补充其他营养素　应保证膳食中有较充足的蛋白质、铜、铁、维生素 C 和维生素 B$_{12}$ 等。蔬菜和水果（包括富含维生素 C 的水果汁）、适量的谷类食物和牛奶及奶制品等，均有利于叶酸的吸收。但是，过量补充维生素 C、维生素 B$_1$ 和铜反而会影响维生素 B$_{12}$ 的吸收与利用，因此要注意膳食平衡。

3. 视病情需要口服补充叶酸和维生素 B$_{12}$　老年人和胃肠道切除术后的患者，难以从食物中吸收维生素 B$_{12}$，可根据病情适当口服补充叶酸和维生素 B$_{12}$。

4. 注意钾盐和铁剂的补充　在给予叶酸和维生素 B$_{12}$ 补充治疗后，还应注意钾盐及铁剂的补充。

5. 禁止饮酒　酒精中毒可导致叶酸缺乏。故对于因叶酸缺乏所致贫血者，应禁止饮酒，以免加重病情。

三、参考食谱举例

营养性巨幼红细胞性贫血参考食谱

食谱组成

　　早餐　牛奶 250ml　花卷（面粉 50g）　　煮鸡蛋 50g

　　加餐　苹果 100g

　　午餐　米饭 150g　炒牛肉 150g　炒青菜 250g

　　　　　西红柿蛋花汤（西红柿 100g　鸡蛋 50g）

　　加餐　豆浆 250g　香蕉 100g

　　晚餐　米饭 100g　炒猪肝 150g　炒莴苣 200g

　　全天食用油　花生油　50g

热能与营养素含量

总热能 8.00MJ（1912kcal）	维生素 B$_1$ 0.9mg	视黄醇 8613.5μg	维生素 E 34.9mg
蛋白质 106.2g	维生素 B$_2$4.5mg	叶酸 1197.1μg	钠 776mg
脂肪 82.65g	尼克酸 43.8mg	钾 2993.5mg	镁 353.5mg
碳水化合物 186.5g	维生素 C 147mg	钙 693.5mg	铁 53.5mg
铜 2.5mg	磷 1498mg	锌 25mg	

第三节　再生障碍性贫血

再生障碍性贫血简称再障，是由化学、物理、生物因素及不明原因引起的骨髓造血组织显著减少、造血功能衰竭，进而以全血细胞减少为特征的临床综合病症。引起再生障碍性贫血的原因主要有氯霉素和抗肿瘤、磺胺类等药物，苯及其衍生物以及 X 线等放射性辐射，因阻挠 DNA 的复制而抑制细胞分裂，使造血干细胞数量减少，干扰骨髓细胞的生成以致贫血。其他生物因素如病毒性肝炎及各种严重感染等，也能影响骨髓造血。但约有半数以上再生障碍性贫血的患者找不到明确的发病原因。

在我国，再生障碍性贫血的发病不多，每年约 0.74/10 万人口，其中每年有 0.14/

10 万人口为重型（急性型）再生障碍性贫血。

一、临床表现

再生障碍性贫血分原发性和继发性两种，习惯上将发病原因尚未明确的称为原发性再生障碍性贫血，而将病因明确的称为继发性再生障碍性贫血，如某些药物、电离辐射、严重感染等可继发再生障碍性贫血。根据其临床进展快慢、疗效及骨髓象的特点，又可分为急性型（或重型）和慢性型两类。

1. 急性型（重型）　急性型再生障碍性贫血往往起病较急，病程较短，病情进展迅速。其贫血呈进行性加重，伴有明显的倦怠乏力、头晕、心悸等临床症状。其出血量较多，部位广泛，除皮肤、黏膜外，还常有深部出血，如便血、血尿、子宫出血、颅内出血等，容易危及生命。此外，急性型再生障碍性贫血患者还容易出现感染症状，其中以皮肤感染、肺部感染较多见，严重者可发生败血症，因此又常常伴有发热等症状。本型再障病情险恶，常用的对症治疗不易奏效。

2. 慢性型　慢性型再生障碍性贫血起病缓慢，病程较长，病情进展也较为缓慢，并以贫血为其主要表现。感染以呼吸道为多见，合并严重感染者较少。同时，其出血情况较轻微，以皮肤、黏膜为主，可出现皮肤紫斑或黏膜出血（衄血），并反复发作。除妇女易有子宫出血外，很少有内脏出血。

二、营养治疗原则

再生障碍性贫血患者由于造血干细胞的损伤或缺陷，以及造血微环境支持功能的缺陷，导致外周全血细胞减少而引起贫血、出血及感染等，多种治疗手段和方法都无法取得满意疗效。营养治疗主要是给予患者营养支持和对症治疗，目的在于通过提供足够的营养素和热能来维持和改善患者的营养与贫血状况，并预防出血。

1. 高蛋白饮食　蛋白质是一切生命的物质基础，具有构成、更新和修补机体组织的功能，并有调节人体生理功能、增强抵抗力的作用。再生障碍性贫血患者由于全血细胞减少，机体可代偿性增加造血，而血细胞的增殖、分化和再生等，均需要以蛋白质作为基础。同时，急性型再生障碍性贫血较多量的出血及慢性型再生障碍性贫血的反复慢性出血，亦能导致机体血细胞、蛋白质丢失。此外，出血可导致感染，感染又可加重出血，由此而形成恶性循环，可使患者身体每况愈下。因此，给予再生障碍性贫血患者高蛋白饮食，使之多摄入蛋白质，尤其是优质蛋白质，如瘦肉、鱼肉、鸡蛋、牛奶、动物的肝脏、肾脏等，有利于改善患者的贫血状况，增强其抵抗力。

2. 补充足够的维生素　维生素参与机体代谢，促进机体吸收能量和帮助组织构成基本原料，有维护身体健康、调节机体代谢和促进生长发育的作用，而且绝大多数维生素不能在体内合成，必须由食物提供。再生障碍性贫血患者由于贫血、出血和感染等，机体组织功能障碍，因此必须补充足够的维生素，以改善贫血和预防出血。患者每天应多食用新鲜的蔬菜和水果，以利于摄入足量、均衡的维生素。必要时可服用适量的维生素以补充不足，如维生素 B_1、维生素 B_6、维生素 K、维生素 C 等。此外，还应给予富

含维生素 B_{12} 和叶酸的食物来补充造血物质。

三、参考食谱举例

再生障碍性贫血参考食谱

食谱组成

　　早餐　牛奶 250g　面包 100g　煮鸡蛋 50g

　　加餐　蛋糕 100g　葡萄干 50g

　　午餐　米饭 100g　红烧鲤鱼 150g　拌菠菜 200g

　　　　　炒西红柿 100g

　　加餐　猪肝肉末粥（大米 50g　瘦肉 50g　猪肝 50g）　苹果 100g

　　晚餐　米饭 100g　炒苋菜 200g　炒牛肉 150g

　　全天食用油　花生油 50g

热能与营养素含量

总热能 10.05MJ（2401kcal）	视黄醇 4454.5μg　钾 4625mg	钠 993mg
蛋白质 126.9g	维生素 B_1 2mg　钙 1032mg	镁 468.5mg
碳水化合物 270g	维生素 B_2 2.6mg　铁 45mg	铜 2.5mg
脂肪 90.9g	尼克酸 37mg　锌 26mg	磷 1673mg
维生素 E 40mg	维生素 C 179mg	

第四节　白血病

　　白血病是造血干细胞的克隆性恶性疾病。其克隆中的白血病细胞失去进一步分化成熟的能力而停滞在细胞发育的不同阶段。特征是在骨髓和其他造血组织中白血病细胞（异常血细胞）大量、无限制地增生积聚，并浸润其他器官和组织，进而抑制和破坏正常血细胞的产生，导致一系列的症状。目前，人类白血病的病因尚不明确，可能与化学毒物、放射性物质、病毒感染、遗传因素等有关，或继发于其他血液病。

　　根据白血病起病的缓急以及病程长短，可分为急性白血病和慢性白血病。在我国，白血病发病率与亚洲国家相近，约为 2.76/10 万，低于欧美国家。恶性肿瘤死亡率中白血病居第 6 位（男性）和第 8 位（女性）。我国急性白血病比慢性白血病多见，其中急性非淋巴细胞白血病最多。男性发病率高于女性，成年急性白血病中以急性粒细胞白血病（AML）最多见，儿童以急性淋巴细胞白血病较多见。慢性粒细胞白血病发病率随年龄增长而逐渐升高。

一、临床表现

　　急性白血病起病缓急不一。急者可突然高热，类似"感冒"，也可出现严重的出血倾向；缓慢者脸色苍白、皮肤紫癜，可因月经过多或拔牙后出血难止而就医时才被发现。多呈进行性贫血、出血、感染，肝、脾、淋巴结肿大，骨和关节疼痛，并以胸骨压痛多见。慢性白血病起病缓慢，早期多无明显症状，随着病情发展，可见乏力、低热、消瘦、盗汗或多汗、上腹饱胀不适、肝、脾肿大，晚期出现贫血和出血倾向。周围血检查可见白细胞总数明显增多，出现原始或幼稚细胞。骨髓象显示有核细胞增生活跃，原始细胞和幼稚细胞增多。

1. 贫血　白血病患者都可能伴有贫血症状。急性者多呈进行性贫血，半数患者在就诊时已有重度贫血，可见面色苍白、头晕、困倦、乏力等症状。慢性白血病患者早期可有乏力、疲倦，后期才出现食欲减退、消瘦及贫血等。约有 8% 的慢性淋巴细胞白血病患者可并发自身免疫性溶血性贫血。

2. 发热　多数急性白血病患者早期即有发热，一般为低热，但若有继发感染，出现口腔炎、牙龈炎、咽峡炎，或有溃疡、肺部感染、败血症等，体温可达 39℃～40℃ 以上，并伴有畏寒、出汗等。慢性白血病患者则多随着病情的发展，后期才出现低热、多汗、消瘦等代谢亢进的表现，或由于免疫功能减退引起感染而出现发热。

3. 出血　约有 40% 的急性白血病患者早期即有出血症状，可发生在全身各部分，而以皮肤斑点、瘀斑、鼻出血、牙龈出血、月经过多等较多见。此外，可有眼底出血而致视力障碍，或并发弥漫性血管内凝血（DIC）而出现全身广泛性出血，以及头痛、呕吐、瞳孔不对称甚至昏迷而死亡的颅内出血。慢性白血病患者至晚期或白细胞显著升高时，可出现皮肤黏膜紫癜、眼底静脉充血及出血等。

4. 肝、脾和淋巴结肿大　白血病患者可有轻至中度的肝脾肿大，其中慢性白血病患者脾肿大相对较明显，慢性粒细胞白血病甚至可见巨脾症。多数白血病患者可出现淋巴结肿大，见颈部、腋部、腹股沟、纵隔及腹膜后、肠系膜等处的淋巴结肿大。

5. 骨骼和关节疼痛　多数急性白血病和部分慢性白血病患者可有胸骨中下段或局部压痛，或出现关节、骨骼疼痛，尤以儿童多见。在发生骨髓坏死时，可引起骨骼剧痛。

6. 组织浸润的其他表现　部分急性白血病患者可出现牙龈增生、肿胀；皮肤出现蓝灰色斑丘疹，局部皮肤隆起、变硬，呈紫蓝色结节；或见睾丸单侧无痛性肿大。

二、营养治疗原则

白血病是严重的消耗性疾病，应注意补充营养，纠正贫血，维持水、电解质平衡，增强机体对疾病的抵抗力。而且，由于化、放疗引起患者消化道功能紊乱，应给予患者少量多餐的高蛋白、高热量、易消化食物以及充足的维生素和低盐、低脂饮食。对于出现恶心、呕吐、厌食、嗅觉味觉改变等的患者，要注意尽量调整食物的色、香、味、形等，使其具有良好的外观和口感，以激发患者的食欲，或在患者进食前，舌面上滴数滴生姜汁以减轻患者的恶心、呕吐等症状。

1. 高蛋白、低脂肪饮食　高蛋白饮食可为机体补充足够的营养物质，对提高免疫力、增强抗病能力以及纠正贫血、修复机体损伤等，有较好的作用。而且，高蛋白质膳食可提高机体对硝基苯、三硝基苯等引起白血病的化学毒物的防御作用。富含胱氨酸、半胱氨酸的食物对接受放疗的患者有一定的防护作用，如蛋类、鱼类、瘦肉、动物的肝脏、牛奶等。膳食中脂肪供给量过多对因苯中毒所致的白血病患者无益，高脂肪饮食可使脂溶性毒物在体内蓄积增加，无利于消除致病因素，故应采用低脂饮食。

2. 补充足够的热量　由于白血病患者可出现发热或长期的低热，基础代谢增高，从而增加了能量的消耗，因此，必须补充足够的热量。给患者补充热量，应以碳水化合物为主。碳水化合物不仅给患者补充足够的热量，而且具有良好的解毒功能。

3. 调节水、电解质平衡　多数白血病患者的基础代谢增高，可出现长期反复的低热或高热，以及多汗、盗汗等症状，因此其体液的消耗也大增，故需给予足量的水与电解质，并给予低嘌呤饮食（参见第四章第三节尿酸结石的营养治疗）。如出现少尿、无尿和急性肾功能衰竭，则参照肾功能衰竭处理。

4. 供给足量的维生素　许多白血病患者由于消化道症状的影响，尤其是放疗后，在放射线作用下，消化吸收有不同程度的障碍，可影响维生素等的吸收，还会加重负氮平衡和维生素 C 的不足，故应供给富含维生素 C 和 B 族维生素的新鲜蔬菜和水果。维生素 K 能促进肝脏内凝血酶的合成，为防止出血，可多食含维生素 K 丰富的深绿叶菜、谷物和动物肝脏等。

5. 避免刺激性和难消化食物　白血病患者由于有厌食等消化道症状和消化吸收功能障碍，同时有肝、脾肿大及内脏出血等，进食粗糙、生硬等难消化或有刺激性的食物，可加重出血，故应给予稀软、容易咀嚼、易消化及营养丰富的食物。此外，应严禁吸烟、饮酒。

三、参考食谱举例

白血病患者参考食谱

食谱组成

早餐　牛奶 200ml　花卷 50g

加餐　肉末肝泥粥（瘦肉 50g　猪肝 50g　大米 50g）　苹果（泥）100g

午餐　面条 100g　拌菠菜 200g　清蒸黄花鱼 150g

　　　胡萝卜马蹄瘦肉汤（瘦肉 50g　胡萝卜 100g　马蹄 50g）

加餐　香蕉 100g　银耳莲子糖水（银耳 10g　莲子 25g　糖 20g）

晚餐　米饭 100g　炒苋菜 200g　肉末蒸蛋（瘦肉 50g　鸡蛋 50g）

全天食用油　花生油 20g

热能与营养素含量

总热能 9.13MJ（2041kcal）	视黄醇 4827μg　尼克酸 34mg	钾 4788mg	钠 885mg
蛋白质 107.3g	维生素 B_1 1.66mg　维生素 E 30.4mg	钙 1028mg	锌 21.5mg
脂肪 54.16g	维生素 B_2 2.52mg　铁 40.5mg	镁 792mg	铜 4.37mg
碳水化合物 357.27g	维生素 C 170mg　磷 2188mg		

第十二章　神经精神疾病的营养治疗

神经系统接受机体内外环境变化的信息，经整合后通过神经和体液传出，来调节其他各系统和器官的功能，以适应环境的变化，从而保持机体的完整和统一。当神经系统发生损伤和病变时，可出现感觉、运动、反射、认知、意识等神经和精神的功能异常，及其他系统和器官的症状。神经精神疾病除必要的药物治疗和功能锻炼外，饮食营养也起着重要的治疗作用。

第一节　脑血管疾病

脑血管疾病包括出血性和缺血性两类，常见的有脑出血、蛛网膜下腔出血、脑血栓、脑动脉硬化、脑萎缩等，又分急性脑血管疾病和慢性脑血管疾病，好发于中老年人。随着人们生活水平和生活方式的变化，在我国脑血管病的发病率逐年增高，且逐渐年轻化，严重影响着人们的身体健康，因此纠正营养失调和进行饮食营养治疗是防止脑血管疾病的重要途径之一。

一、临床表现

1. 脑血栓　脑血栓常因高血压、脑动脉粥样硬化、血液黏稠度增加等引起。其前驱症状较为明显，有头痛、眩晕、记忆力减退、肢体感觉异常或无力、言语障碍等，往往在睡眠和静止休息时出现半身不遂、口眼㖞斜、语言不利或失语。

2. 脑出血　脑出血发病前常有头后部、颈项部疼痛，发病多在白天，多数患者可伴有呕吐、突然昏倒、意识障碍。

急性脑血管病又名脑卒中、中风。严重者可发生脑疝，甚或死亡。饮食营养治疗在脑血管疾病慢性期、中风恢复期和预防中风发生方面具有重要意义。

二、营养治疗原则

营养治疗的目的是保护脑功能，恢复神经细胞的结构和功能。应根据患者的病情轻重，有无并发症，能否正常进食及身体状况等制定营养治疗方案。

1. 重症患者的饮食营养治疗　为使患者度过危重病阶段，逐渐恢复各项功能，昏迷患者在发病的 3 天内如有呕吐、消化道出血时应禁食，给予静脉补充营养，病情改善后可用鼻饲。

（1）静脉营养 营养物质包括产热营养素（碳水化合物、蛋白质和脂肪）与非热能营养素（水、维生素、矿物质和微量元素）。

①碳水化合物：供静脉输注的有葡萄糖、果糖、木糖醇、甘油和麦芽糖等，尤以葡萄糖最佳。葡萄糖是大脑和红细胞能源的底物，能直接为脑和红细胞所利用，并且来源方便、价廉、无配伍禁忌，输入人体后有明显的节氮效果。

②脂肪：供静脉输注的脂肪为直径小于 0.6μm 的脂肪乳剂，浓度为 10% 和 20%，其优点是供能量大，溶液等渗，在供脂肪的同时，还可提供必需脂肪酸，与葡萄糖合用有更明显的节氮效果。一般用量为每天 1~2g/kg。

③氨基酸（AA）：是体内合成蛋白质和维持生命活动的基本物质，应用时应注意必需氨基酸与总氨基酸的比例（E/T），成人为 20%，小儿为 40%。目前常用的静脉输液品种较多，如 Aminosyn（10%）、FreAmine（18.5%）、Travasol（8.5%）、11-氨基酸-833、14-氨基酸-823 和复合氨基酸注射液等。

④其他营养素：维生素、水、矿物质和微量元素虽然不是能源物质，但作为组织和体液的重要成分，是维持机体正常生理功能所不可缺少的营养素，能调节物质的新陈代谢，应注意补充。

（2）鼻饲营养 危重患者可在发病 3 天后给予鼻饲营养。为适应消化道吸收功能，开始几天内以米汤、蔗糖为主，每次 200~250ml，每天 4~5 次。在已经耐受的情况下，可给予混合奶，主要用牛奶、米汤、蔗糖、藕粉、鸡蛋、少量植物油以增加热能、蛋白质和脂肪，或用混合粉（面粉 100g，豆粉 10g，植物油 10g）。因本病多发于中、老年人，对昏迷时间较长，又有并发症者，应供给高热能、适量脂肪、高蛋白质的混合奶，营养素的鼻饲设计应按中老年人计算，热能的摄入应在每天 7.41~8.95MJ（1770~2140kcal）。蛋白质 80~100g，优质蛋白质占每天总蛋白质摄入的 50% 以上。脂肪 50~60g，以含不饱和脂肪酸的植物油为主。碳水化合物 250~300g，总液体量 2500ml，每次 300~400ml，每天 6~7 次。鼻饲速度宜慢，防止反流到气管内。必要时可选用匀浆饮食或要素饮食。

2. 一般患者的饮食营养治疗 一般患者是指轻型脑血管病或脑出血、脑血栓恢复期患者，每天热能可按 0.13~0.17MJ（30~40kcal）/kg 供给，体重超重者适当减少。蛋白质按 1.5~2.0g/kg，其中优质蛋白质占总蛋白质的 30% 以上。应给予含脂肪少而含蛋白质高的鱼类、家禽、瘦肉、豆类等。脂肪产热占总热能的 20%~30%，胆固醇应低于 300mg/d。应尽量少吃含饱和脂肪酸高的肥肉、动物油脂以及动物的内脏等。超重者脂肪产热应占总热能的 20% 以下，胆固醇限制在 200mg/d 以内。碳水化合物以谷类为主，产热占总热能不低于 55%，要粗细搭配，品种多样化。限制食盐的摄入，每天在 6g 以内。为了保证获得足够的维生素，每天应供给新鲜蔬菜 400g 以上。进餐应定时定量，少量多餐，每天 4~5 餐，晚餐应清淡易消化。

三、参考食谱举例

脑血管疾病轻型（或恢复期）参考食谱

食谱组成

早餐　肉末粥（小米 30g　瘦肉 20g）　发面花卷 50g　拌黄瓜 100g

加餐　苹果 100g

午餐　大米饭 100g　肉末冬瓜（冬瓜 200g　牛肉 20g）

　　　小葱拌豆腐（豆腐 50g　小葱 10g　芝麻油 5g　食盐 1g）

加餐　酸奶 200g

晚餐　大米饭 100g　清炖小黄鱼 100g　芹菜炒鸡蛋（芹菜 200g　鸡蛋 25g）

　　　糖拌西红柿（西红柿 100g　白糖 20g）

全天烹调用油　花生油 20g

热能与营养素含量

总热能 7.44MJ（1779kcal）	碳水化合物 285.5g	钙 527.3mg
蛋白质 63.45g	维生素 B_1 1.04mg	铁 14.2mg
优质蛋白质 34.98g	维生素 B_2 0.9mg	锌 9.29mg
脂肪 42.59g	胆固醇 287mg	

第二节　神经衰弱

神经官能症又称神经症，是一类较常见的神经机能性疾病。临床根据不同的症状表现，又分为神经衰弱、焦虑症、癔病、强迫症等，以神经衰弱症最为常见。神经衰弱是以疲乏、易激惹、头痛、抑郁、失眠、注意力不集中及缺乏欢乐感为特征的一种神经官能性疾病。它可出现在感染或衰竭时，亦可在感染或衰竭后出现，也可因长期情绪紧张而引起。

一、临床表现

发病一般较缓慢，病程较长。常见症状有：

1. 易疲乏。此与一般疲乏不同，一是它不因繁重劳动而引起，有些患者甚至早上一起床就感到疲劳不堪；二是虽经休息，疲劳不能缓解。

2. 常有头昏脑涨、头痛、失眠、多梦、记忆力减退、注意力不集中，以及耳鸣、眼花、急躁易怒、精神萎靡等。

3. 也可表现为植物神经或内脏器官功能紊乱，如心悸、面色潮红、手足发冷甚至发绀。有的出现气粗、胸闷或呼吸困难。也可出现食欲不振、嗳气、上腹部闷胀、肠鸣、便秘或腹泻。还可出现尿频、月经失调、阳痿、遗精、早泄等。

4. 由于对疾病认识不足，有些患者可产生焦虑、疑病和多疑现象，甚至出现消极情绪。

二、营养治疗原则

1. 充足的热能 许多患者出现不同程度的食欲不振，久之导致营养素摄入量过少，因营养不良而加重病情，因此要根据患者营养状况补充营养，一般要求每日热能摄入量要达到 6.7MJ（1600kcal）以上。

2. 增加优质蛋白质 可以多吃肉、鱼、虾、蛋、奶类食物。如果以素食为主者，则应多吃豆制品。一般每天蛋白质总摄入量不低于 60g。

3. 脂肪摄入要适当 一般以脂肪摄入量占总热能的 20%～25% 为宜。应多食含不饱和脂肪酸丰富的豆油、花生油、芝麻油等植物油。

4. 增加抗氧化营养素和 B 族维生素 维生素 E、维生素 C、β-胡萝卜素和硒能清除机体产生的自由基，具有抗氧化功能。B 族维生素参与各种营养素的生化代谢，对维持神经组织正常功能具有重要作用。因此，患者应多吃新鲜蔬菜和水果，也可每日补充维生素 E 200mg，维生素 C 200mg，复合维生素 B 30mg。

5. 增加铁、锌、钙等矿物质 含钙丰富的食物为奶制品、豆制品、虾皮等；含铁丰富的食物为猪血、羊血、动物肝脏、木耳、芹菜叶等；含锌丰富的食物为贝壳类海产品、虾、花生、动物内脏等。

6. 戒烟忌酒 尤其是失眠患者，应少饮或戒饮茶、咖啡等。

此外，还可配合心理治疗，解除患者多疑心理，鼓励患者振作精神，树立战胜疾病的信心。

三、参考食谱举例

神经衰弱参考食谱

食谱组成

早餐 豆浆 250ml 菜肉包（面粉 80g 瘦肉 20g 大白菜 100g 葱、姜适量）

加餐 香蕉 100g

午餐 大米饭 100g 原汁牡蛎 50g 清炒油麦菜 200g
凉拌猪血 30g 大蒜 20g 芝麻油 3g 食盐 1g

加餐 牛奶 200g

晚餐 馒头 80g 清蒸带鱼 50g 胡萝卜炒鸡蛋（胡萝卜 150g 鸡蛋 50g）
拌豆腐 50g

全天烹调食用油 花生油 20g

热能与营养素含量

总热能 7.17MJ（1714kcal） 维生素 B_1 1.3mg 钙 708.05mg 铁 22.32mg

蛋白质 71.47g 维生素 B_2 1.07mg 锌 14.37mg 硒 98.5μg

脂肪 48.41g 维生素 C 118.9mg 视黄醇 1036.26μg

碳水化合物 248.11g 维生素 E 23.82mg

第三节 中枢神经系统感染

中枢神经系统感染是由细菌、病毒、立克次体等病原体侵犯脑、脊髓、脑脊膜引起的炎症性疾病，包括脑炎、脊髓炎和脑脊膜炎。

一、临床表现

1. 脑炎 常见有乙型脑炎、散发性病毒性脑炎、化脓性脑炎等。主要表现为头痛、发热、精神症状、癫痫、偏瘫等，甚或意识障碍或昏迷。

2. 脊髓炎 常急性起病，数小时或几天内出现截瘫或偏瘫。病变脊髓以下各种感觉丧失或减退。急性期可有大小便潴留或失禁。

3. 脑脊膜炎 包括病毒性脑膜炎、结核性脑膜炎、化脓性脑膜炎等。其共有特点是发热、畏寒、头痛、呕吐、烦躁、惊厥，甚至昏迷等。

脑脊液检查对明确病变性质、病因鉴别有较大价值。

二、营养治疗原则

多数患者病情较严重，中枢神经调节功能障碍，可引起全身各器官功能紊乱。一是营养素吸收明显减少，二是大量营养素消耗。由于营养不足，必然影响神经细胞的恢复。饮食营养治疗的目的是保证足够的营养，以利于组织和功能恢复。

1. 高热能 病初患者食欲较差，热能供给宜每天 3.35~5.02MJ（800~1200kcal）。病情改善或恢复期，宜给予高热能饮食。

2. 足够的碳水化合物 要供给足够的碳水化合物，每天供给的总量为 350~500g。

3. 高蛋白饮食 最初供给 50~60g 的蛋白质，要以适合患者的胃口为佳；病情稳定后，每天可供给蛋白质 80~100g，宜生理价值高并易于消化的食物，如牛奶、豆浆、蛋类等。

4. 足够的脂肪 应给予容易消化、易吸收的脂类，以满足机体代谢的需要。

5. 充足的维生素 多食富含维生素的食物，如 B 族维生素和维生素 A、维生素 C 等，必要时也可口服或静脉注射。

6. 适量水与电解质 应摄入足够的水，每天不少于 2000ml。适量供给食盐，并补充丢失的钠、钾、氯化物等矿物质。

7. 少量多餐 根据患者情况，可给予流质饮食、软食、普通饮食，坚持少量多餐的原则。昏迷或不能进食者，可及早应用鼻饲，给予易消化的流质饮食，以保证营养供给。

三、参考食谱举例

中枢神经系统感染恢复期参考食谱

食谱组成

　　早餐　牛奶 250ml　咸鸭蛋 50g　馒头 50g　生菜 100g

　　加餐　面包　面粉 50g　豆腐 100g

　　午餐　炒面（富强粉 100g　花生油 5g）　大白菜炖肉（白菜 200g　猪肉 50g）
　　　　　大蒜拌马齿苋（马齿苋 50g　大蒜 10g　芝麻油 5g　食盐 1g）

　　加餐　番茄 100g　鸡蛋 50g

　　晚餐　大米饭 100g　清炖青鱼 50g　猪肠炒苦瓜（苦瓜 100g　猪肠 50g）
　　　　　糖拌莲藕（莲藕 100g　白糖 20g）

　　全天烹调食用油　花生油 30g

热能与营养素含量

总热能 11.51MJ（2750kcal）	碳水化合物 323.22g	钠 4936.4mg	钙 844.75mg
蛋白质 88.34g	维生素 B_1 1.72mg	钾 1916.32mg	铁 24.72mg
优质蛋白质 44.25g	维生素 B_2 1.4mg	锌 12.42mg	
脂肪 69.7g	维生素 C 201.7mg	视黄醇 1478μg	

第四节　癫痫

　　癫痫是短暂的阵发性大脑功能失调，由大脑神经元异常放电所致。其发作形式多样，可表现为运动、感觉、意识、自主神经、精神活动等障碍，或兼而有之。根据临床表现主要分为大发作、小发作、局限性发作及精神运动性发作四种类型。

一、临床表现

　　1. 癫痫大发作　又称全身性发作，表现为意识丧失及全身抽搐。半数患者在意识丧失前有先兆症状，如头昏、上腹部不适、视听和嗅觉障碍及精神错乱等。部分患者发作时，先发出尖叫声，随后因意识丧失而跌倒，瞳孔扩大，光反应消失，全身肌肉强直，呼吸停顿，口唇青紫，伴有阵挛性抽搐，历时数十秒钟，呼吸恢复，口吐白沫或血沫。部分病员有尿失禁。发作过后，全身松弛，可有昏睡，或意识立即恢复，感觉疲乏、肌肉酸痛、头痛等。

　　2. 癫痫小发作　多见于儿童，有短暂失神和肌阵挛，而无全身抽搐。可突然停止活动，两眼直视，茫然若失，或有点头动作。发作过后意识灵敏。发作频繁，每日多次，甚或上百次。

　　3. 癫痫局限性发作　见一侧肢体局部（多始于肢体远端）肌肉抽搐，如口角、手指、足趾，一般不伴有神志丧失。

　　4. 精神运动性发作　发作前可有先兆症状，如焦虑、上腹部不适等。继而出现精神模糊，产生一些无意识动作，如咂嘴、唱歌、跳舞、叫喊、奔跑、挣扎等。有的患者出现阵发性饥饿、恶心、呕吐和腹痛（腹型癫痫）。发作历时数分钟，甚或数小时。

二、营养治疗原则

癫痫病因复杂，某些营养障碍如急性酒精中毒、水中毒、低血糖、低血钙、维生素 B_6 缺乏等都可能成为癫痫发作的原因。营养障碍可使神经元的兴奋性升高，膜电位不稳定，造成神经元异常放电。癫痫反复发作会消耗大量营养素，加之营养摄入不足，导致营养失调。饮食营养治疗的目的是调节和补充机体营养，预防癫痫发作。

1. 日常饮食　癫痫患者的热能及蛋白质需求与正常人相同。应减少碳水化合物的摄入，提高脂肪的供给量，可占总热能的 60% 左右。

2. 限制水分　每天不超过 600ml。

3. 充足的维生素和矿物质　要充分供给维生素和矿物质，尤其是铁、钙等元素。

4. 禁食高糖和刺激性食物　如酒、含酒精的饮料、浓茶、浓咖啡等。

5. 纠正营养状态　对严重发作，特别是癫痫持续状态时，要及时纠正营养不足和营养失调。

6. 避免吃得过饱，饮食宜清淡　养成良好的饮食习惯，生活规律。保持精神舒畅。

三、参考食谱举例

癫痫患者参考食谱

食谱组成

早餐　馒头 50g　黄瓜炒鸡蛋　（黄瓜 100g　鸡蛋 50g）

加餐　火腿肠 50g

午餐　米饭 80g　猪肉（肥瘦）100g　四季豆 100g　拌菠菜 100g

加餐　苹果 100g

晚餐　米饭 70g　清炒茭白 100g　鲳鱼 100g　拌豆腐 50g

全天烹调用油　花生油 20g

热能与营养素含量

总热能 7.44MJ（1778kcal）　　碳水化合物 195.3g　　钙 668.9mg

蛋白质 72.55g　　　　　　　维生素 B_1 1.23mg　　铁 39.43mg

脂肪 78.58g　　　　　　　　维生素 B_2 1.1mg　　　锌 13.37mg

第十三章　癌症患者的营养治疗

20 世纪 80 年代初，著名的流行病学家 Richard Doll 和 Richard Peto 提出，由于癌症引起的死亡中大约 35% 与膳食有关。之后一直以来的研究也进一步证实了这一观点的正确性。食物是人体与外环境联系最直接、最经常、最大量的物质，也是机体内环境及代谢的物质基础。膳食的成分、膳食习惯、营养素的摄入不足、过剩或营养素间的摄入不平衡都可能与癌症发病有关。膳食营养在癌变的启动、促进和进展任一阶段均起着作用。在各个阶段，用科学的营养支持疗法补充各种必要的营养素，在加强患者的营养，增强免疫力，坚持放疗、化疗等治疗，减少并发症，改善恶病质，提高患者生活质量，延长生命等方面有积极的作用。因此，研究膳食、营养与肿瘤的关系有着极其重要的意义。

第一节　营养与癌症

流行病学调查及动物实验表明，营养素可影响癌症的发病率。细胞和分子生物学研究发现，某些营养素可抑制癌细胞的生长，诱导细胞分化，抑制癌基因的表达。所以，营养素与癌症的发生发展有着密切的关系。

一、营养素与癌症

（一）脂肪与癌症

膳食中脂肪对肿瘤的影响是目前研究较多、较明确的膳食因素。高脂膳食（尤其是动物性脂肪摄入过高）是导致癌症发生的直接和间接因素。目前比较一致的观点是脂肪摄入量过多可增加结肠癌、直肠癌、乳腺癌、子宫内膜癌、肺癌、前列腺癌等发生的危险性；同时，由于高脂膳食可导致肥胖，而肥胖又可增加患子宫内膜癌、乳腺癌、肾癌的危险性，因此可间接导致癌症的发生。

膳食高脂肪促使肿瘤形成的机制因肿瘤类型而异。目前认为高脂肪膳食促使肝脏胆汁分泌增多，胆汁中初级胆汁酸在肠道厌氧菌的作用下转变为脱氧胆酸和石胆酸，脱氧胆酸和石胆酸是促癌物质，可能诱发肠癌。此外，高脂肪可改变肠道细菌丛的成分和活性。曾有人观察到，食用高脂肪、高动物蛋白膳食者，粪便中厌氧菌增多，需氧菌减少。高脂肪膳食也可以影响雌激素的合成代谢，促使雌激素生成增加。雌激素中的雌酮和雌二酮有致乳腺癌的作用。

另据报道，低脂肪膳食易使食管癌、胃癌、宫颈癌和子宫癌的发病率增高。

关于胆固醇与肿瘤的关系也有报道。研究表明，子宫内膜癌的危险性随胆固醇摄入量的增加而增加。胆固醇还可能与肺癌、胰腺癌有关。

(二) 碳水化合物与癌症

研究表明，膳食中碳水化合物占总能量大于85%或低于40%都是不利于健康的。流行病学研究表明，高淀粉膳食可降低患结肠癌、直肠癌的危险性，主要机理为淀粉在结肠内被细菌发酵，产生短链脂肪酸，其中大量的丁酸有抑制DNA合成及刺激细胞分化的作用。但是，若摄入的是精制的淀粉食物，此种保护作用消失。精制糖特别是蔗糖含量高的膳食可能增加患结肠癌、直肠癌的危险性。据报道，摄入过多精制糖与妇女乳腺癌的发生及死亡率直接相关。

香菇多糖、猴头菇多糖具有抗癌作用。其他多糖如银耳多糖、灵芝多糖、枸杞多糖等也均有抗癌作用。

膳食纤维有预防结肠癌、直肠癌的作用，并有较明显的剂量反应关系。不溶性膳食纤维不溶于水，不能在肠道被发酵，可通过吸收水分增加粪便体积，促进肠蠕动，缩短食物残渣排出体外的时间，稀释致癌物或致癌物前体；可溶性膳食纤维能刺激肠道微生物的生长，生成短链脂肪酸，降低肠道pH值，从而抑制直肠癌和结肠癌的发生。

有研究证实，摄入的膳食纤维减少，将使食物在肠道的滞留时间延长，厌氧菌的作用增加，使致癌物或致癌物前体产生，大肠癌的发病率增加。但膳食纤维素摄入过多容易造成食道及胃的机械刺激和营养缺乏，导致食道癌和胃癌的发生。

(三) 蛋白质与癌症

流行病学资料表明，膳食蛋白质不足或过量均与肿瘤的发生与发展有关。动物蛋白及总蛋白摄取量与乳腺癌、结肠癌、胰腺癌和子宫内膜癌呈正相关，而与肝癌和食管癌呈负相关。在儿童时期即开始不吃或少吃动物蛋白及脂肪，其消化功能可能出现早衰，消化酶分泌下降，可导致胃癌发病率升高。因此，在供给适量蛋白质的同时，还应注意动物性蛋白质与植物性蛋白质间的适当比例。

(四) 维生素与癌症

1. 维生素A与癌症 维生素A的重要作用是控制上皮组织分化，维持上皮组织细胞的正常形态。依赖维生素A维持正常生长和分化的组织有气管、支气管、胃、肠道、肾、膀胱、睾丸、子宫、乳腺、前列腺、胆管、胰管、皮肤等的上皮。体内如果缺乏维生素A，这些重要器官的上皮组织就会出现异常，甚至可能发生癌变。其作用机制为：①抗氧化作用：维生素A可清除自由基，保护细胞膜和线粒体膜免受脂质过氧化物和致癌物的损伤；②诱导细胞的正常分化：摄入足量的维生素A能防止细胞异常分化，避免癌症的发生；③提高机体的免疫功能：维生素 A 可增强 NK 细胞活性，增强细胞介导的细胞毒作用，促进白介素 Ⅱ 的产生；④基因表达的调控作用：维生素 A 能明显抑制癌基因 c-myc 的表达。

类胡萝卜素可降低肺癌危险性的证据最充分，其他如食管癌、胃癌、结肠癌、直肠癌、乳腺癌和子宫颈癌的研究也表明，β-胡萝卜素有可能降低其危险性。

2. 维生素 C 与癌症　许多研究表明，维生素 C 可降低一些癌症的危险性，其中以对胃癌影响最为有力。胃癌高发区居民维生素 C 摄入量不足或缺乏，胃癌患者血清中维生素 C 的水平低于对照组。慢性萎缩性胃炎的对照研究显示，胃癌的危险性降低与维生素 C 的摄入量较高有关。维生素 C 含量高的膳食还可降低食管癌、肺癌、子宫颈癌、喉癌、结肠癌、直肠癌、乳腺癌和膀胱癌的危险性。其作用机制为：①通过抗氧化作用将致癌物解毒，并阻断其对 DNA 的损伤；②阻断致癌物质亚硝胺的合成；③促进淋巴细胞的生成；④增强机体免疫功能；⑤加速机体致癌物的排出；⑥促进干扰素的合成；⑦通过影响癌细胞的能量代谢直接抑制癌细胞的生长；⑧增加胶原物质的生成，增强机体自身对癌细胞的抵抗能力。

3. 维生素 E 与癌症　许多研究表明，维生素 E 含量高的膳食有可能降低肺癌、子宫颈癌的危险性。维生素 E 摄入量高者患结肠癌、直肠癌的危险性较低。肺癌和乳腺癌患者的血液中维生素 E 水平低于对照组，维生素 E 含量高的膳食有可能降低这两种癌症的危险性。其作用机制为：①清除自由基；②抑制癌细胞的增殖；③诱导癌细胞向正常细胞分化；④能使硒和类胡萝卜素保持还原状态，从而加强这些物质的抗氧化能力；⑤抑制亚硝胺的形成；⑥提高机体免疫功能。临床研究证实，维生素 E 与某些抗癌药物合用可增强疗效，同时还可减轻化疗的毒性反应。

4. B 族维生素与癌症　以偶氮染料诱发大鼠肝癌的实验表明，维生素 B_1 缺乏可促进肝癌的发生。流行病学研究证实，食管癌高发区主食中维生素 B_2 及烟酸常缺乏。维生素 B_2 对二甲基偶氮苯所诱发的大鼠肝癌有保护作用。有报道认为，维生素 B_2 可增强其他化合物的致癌作用，因前致癌物变为终致癌物的过程需要维生素 B_2。维生素 B_2 可抑制黄曲霉毒素的活性，减少肝癌的发生；维生素 B_6 很可能是黄曲霉素的拮抗物。Bell 发现乳腺癌患者尿中维生素 B_6 的主要代谢物 4-吡哆酸低于中位数者，乳腺癌易于复发；维生素 B_6 可抑制膀胱癌的进展和转移；维生素 B_6 缺乏的患者，免疫功能受损而预后不良。维生素 B_6、叶酸和维生素 PP 缺乏可促进肿瘤的发生。维生素 B_{12} 缺乏可增加胃癌和白血病的发病率，但过量可促使病情恶化。

5. 维生素 D、钙、磷与癌症　有报道认为，膳食钙与维生素 D 可防止结肠癌，而膳食磷可阻断这一防护作用；膳食高钙与维生素 D 可防护 DMBA 的致乳腺癌作用，膳食高磷则增加其易患性；前列腺癌的危险性与紫外线照射呈负相关，因正常前列腺存在维生素 D 受体，而维生素 D 又与细胞分化和基因表达有关。

（五）矿物质与癌症

1. 硒　在微量元素和癌症关系的研究中，硒的研究最多，也最受重视。上世纪 40

年代认为硒可能加强致癌物质的作用，目前研究证明硒有抗肿瘤作用。研究发现，硒与结肠、直肠、胰腺、乳腺、卵巢、前列腺、胆囊、肺和皮肤等部位的肿瘤及白血病发生呈负相关。干预实验也表明，硒（与其他微量营养素）能减少其他因素的致癌作用。目前认为硒的抑癌机制有以下几种：①作为机体内谷胱甘肽过氧化酶的必需组分，催化有机过氧化物分解，消除自由基，预防组织细胞受损；②抑制肿瘤细胞生长；③增加机体免疫功能，帮助白细胞和巨噬细胞消灭癌细胞；④提高肝微粒体酶的活性，使致癌物转变为毒性较低的化合物。

2. 锌 在很多癌症（如食管癌、肝癌、胃癌、乳腺癌、骨癌等）患者中往往出现血清锌低于正常人的情况。通过调查中国河南的食管癌发现，该地区饮水、食物及血、尿和头发中锌的含量与发病率呈负相关。食管癌患者血锌和发锌的含量比正常人低。在大鼠实验中，用甲基苄基亚硝胺为致癌物，发现锌缺乏的动物诱发肿瘤的发病率高，认为锌缺乏可能与食管癌发生有关；但也有动物实验显示，锌缺乏能阻止肿瘤细胞（如白血病、肺癌、艾氏腹水癌、浆细胞癌等）生长。

3. 碘 碘缺乏与过量都会增加甲状腺肿瘤的发病率。碘摄入不足可增加滤泡型甲状腺癌的危险性，碘摄入过多可增加乳头型甲状腺癌的危险性。病例对照研究发现，碘缺乏与甲状腺癌危险性相关，而长时间大量摄入含碘高的食物（如海产品）可阻断甲状腺对碘的摄取，导致甲状腺肿，也可增加甲状腺癌的危险性。国外专家调查了美国的五大湖区，同时又是缺碘的甲状腺肿大区，乳腺癌死亡率最高。在日本食用海产品较多，乳腺癌发病率低。缺碘也容易造成子宫内膜癌和卵巢癌的发病增加。

4. 铁 膳食铁摄入过多或特发性血红蛋白沉着而引起的铁过多，与肝癌、胃癌、结肠癌、直肠癌危险性增高有关。铁过多也是发生肝硬化的因素，肝硬化可发展为肝癌。有专家认为体内缺铁会使胃内生长出可以将亚硝酸盐转化为亚硝胺的一些微生物。

5. 钙 钙离子参与上皮细胞增殖和分化的全过程，机体的钙水平是直肠癌病因学因素之一。在正常膳食时肠内的钙浓度就可抑制结肠上皮生长，降低肠黏膜鸟氨酸脱羧酶（ornithine decarboxylase，ODC）的活性，而 ODC 在有丝分裂过程中发挥重要作用，其活性反映细胞增殖速度。临床研究证实，结肠内的离子钙可结合胆汁酸，形成不溶性的钙复合物，间接影响其对结肠黏膜细胞的增殖作用。

有关研究发现，使不典型增生的食管炎（食管癌前状态）患者适当补充钙，一年后复查未见到癌症病变。经检查发现食管上皮基底细胞过度增生受到抑制，而一些没有补充钙的患者有可能转变为食管癌。动物实验也表明，补充钙可以降低亚硝酸钠和甲基苄胺诱发的大鼠食管癌变率。

6. 钼 动物实验发现，钼能抑制大鼠食管与前胃肿瘤。流行病学调查证明，食管癌高发区的土壤中缺乏钼，可导致硝酸盐在农作物内聚集。国外专家在南非的调查发现，凡是饮水中钼含量低的地区，正是食道癌的高发区。据测定，食管癌高发区患者血清、尿及头发中钼的含量比低发区低。钼是植物硝酸还原酶的组成成分，可以使亚硝酸还原为氨，从而消除致癌的威胁；植物缺钼易导致亚硝酸盐及硝酸盐聚积，为体内合成致癌物质提供了条件。

7. 镍　在广东地区的调查发现，鼻咽癌高发区水和大米中镍的含量比低发区高。鼻咽癌患者的头发中镍含量也较高。动物实验表明，镍能促进亚硝胺诱发鼻咽癌，可能一种是促癌剂。食用咸鱼及腌制食品是我国南方鼻咽癌的一个高危因素，且与食咸鱼的年龄、食用的期限、频度及烹调方法有关。

8. 锗　锗可诱导机体产生干扰素，从而抑制肿瘤细胞的生长。

二、能量与癌症

摄入高能量可导致体重过重或肥胖，而肥胖与肠癌和乳腺癌有关，与肝癌、胆囊癌、泌尿系统癌症、子宫癌等也有一定关系。动物实验证实，长期限制能量的摄入，可减少多种肿瘤的发生，并使自发性肿瘤的潜伏期延长，肿瘤的数目减少，还可抑制移植性肿瘤的成活与生长速度。控制能量主要是限制膳食中的碳水化合物和脂肪。虽然限制能量的摄入可能抑制人和动物肿瘤的发生，但不能考虑用限制能量的方法来作为减少人体肿瘤生长的实际措施，因为过量限制膳食热量，必然导致其他营养素的摄入减少，造成免疫能力下降、机体衰弱等。预防癌症，膳食能量摄入以满足机体需要为宜，从而使体重保持在标准范围内。

恶性肿瘤是消耗性疾病，一方面肿瘤细胞的迅速生长和增殖使机体能量消耗增加，另一方面，机体在疾病状态下又会出现营养摄入不足或营养缺乏状态。同时，接受放、化疗及思想情绪也可影响食欲，导致摄食量进一步减少，加重营养不良。因此，恶性肿瘤患者应补充适宜的能量。以往临床常以高能营养液进行营养支持，结果发现在机体得到营养补充的同时，肿瘤细胞也因获得了大量能量而迅速生长。为了避免营养不良并满足癌症患者增高的代谢需要，目前肿瘤患者的能量供给采取疾病状态下的需要量，或比正常需要量下降 10%～30%，或平时营养状态良好的成人，每日按 8.37MJ（2000kcal）/d 供给，营养不良的患者，每日按 12.55～16.74MJ（3000～4000kcal）/d 供给。

三、食物中非营养素物质与癌症

近年来，食物中非营养素成分的生物效用备受关注。研究显示，非营养素成分摄入量与肿瘤发病率呈现一定关系。这些非营养素成分包括葱属化合物、类黄酮、叶绿素、二硫醇硫酮、异硫氰酸盐、萜类化合物、蛋白酶抑制剂、植酸、多酚类、葡糖异硫氰酸盐、吲哚、植物固醇、皂苷类、香豆素类等。这些成分大多存在于植物性食物内，统称植物化学素。葱属化合物存在于葱属蔬菜中，包括洋葱、大蒜、大葱和韭菜；类黄酮是一类多酚化合物，存在于水果、蔬菜、干果、茶、咖啡、种子、花卉、树皮中；二硫醇硫酮、异硫氰酸盐及萝卜硫素主要存在于十字花科蔬菜中；D 柠檬酸是研究得最多的萜烯类化合物，存在于柑橘果皮油中，常被作为调味品添加至果冻、布丁、口香糖、冰激淋等食品中；其他一些酚类存在于新鲜蔬菜和水果中；蛋白酶抑制剂物、植酸、皂甙等广泛分布在谷类、豆类及其他植物中。

四、酒精与癌症

大量流行病学资料表明，长期大量饮酒会增加肝脏对酒精分解代谢的负担，使肝细胞易发生炎症、坏死，最终可导致肝硬化；也可使脂肪在肝脏内沉积而引起脂肪肝，使肝脏丧失正常功能，增加诱发肝癌的可能性。饮酒还可引起口腔癌、咽癌、食管癌、胃癌、结肠、直肠、乳腺癌、甲状腺癌以及皮肤癌。在某些部位，酒精与其他致癌因素有着协同作用，如在肝癌发生中与黄曲霉毒素 B_1 或乙型肝炎病毒存在协同作用，在口腔癌和食管癌的发生中和烟草的协同作用使危险性成倍增加。

五、癌症的营养治疗

(一) 营养治疗的重要性

在癌症患者的综合治疗中，营养治疗是一个重要的组成部分。许多患者因营养不良问题没很好地解决而发生恶病质，导致预后不良。恶性肿瘤患者会出现一系列代谢紊乱，这需借助营养疗法来预防和纠正癌症发展过程中所出现的营养缺乏，使患者体重丢失限制在最低限度，从而改善患者的生存质量，增强机体免疫力，提高对化疗、放疗、手术等治疗手段的耐受能力，防止肿瘤的复发和转移，提高肿瘤患者的生存率。

(二) 营养治疗遵循的基本原则

据报道，恶性肿瘤患者的营养不良发生率为 40%~80%，这会影响肿瘤患者化疗、放疗、手术的效果及预后恢复。恶性肿瘤患者营养治疗的目标是维持良好的营养状态，预防发生营养不良。恶性肿瘤患者的营养治疗需遵循两条基本原则：①满足患者的营养需要；②保持患者良好的营养状态，以保证抗癌治疗的进行。

(三) 营养支持方案的选择

制定营养支持方案应全面了解患者的膳食史、体重改变情况、膳食量等，还需要根据患者的病情、手术、放疗和化疗等治疗方式所伴随的营养状况改变而决定。首先，应以口服营养方法为主，因为即使采用再好的管饲或胃肠外营养，都不及口服营养好，所以对癌症患者的营养治疗，应该努力使患者经口摄取适当的饮食。只有在患者胃肠功能有障碍、口腔不能咀嚼或者摄入营养不能满足需要时，才根据情况采用鼻饲或静脉方法给予补充或代替。一旦其胃肠功能恢复，即应改为口服进食。

针对各种抗癌治疗可能使患者发生恶心、呕吐、食欲减退和无食欲等症状，需调整食物以改善其进食状况。

1. 急性消化道症状 可服用清淡流质、低脂肪食品，如牛奶、乳酪、肉汁、鱼子、米汤、藕粉、蔬菜汤、水果汁，也可用银耳汤、白萝卜汁、红枣汤。

2. 呕吐 可用清淡流质饮食，如牛奶、生姜粥、藕粉、新藕加荸荠绞汁、牛奶加蜂蜜、乌梅加冰糖、莱菔子汁、绿豆汤、葱白饮、韭菜汁。

3. 食欲不好 可用健脾开胃、助消化、提高食欲的食物，如山楂、鸡内金、鸭肫、谷芽、麦芽、山药、白萝卜、扁豆等，也可用南瓜子、牛奶、豆浆等。

4. 食管炎　可用流质饮食，如稀羹、软饭、肉汤、水果汁、蔬菜汤、碳酸氢钠液、牛奶、豆浆、银耳加冰糖煮汤、白萝卜煎浓汤加蜂蜜、乌梅加冰糖、莱菔子汤、绿豆汤、藕粉、椰子汁、西瓜汁等。

5. 口腔干燥症　可用流质饮食，如茶叶水、柠檬水、蔬菜汤、葡萄糖液、西瓜汁、橙汁、乌梅汤、碳酸氢钠液、梨汁、橘汁等。

6. 腹泻　用低脂清淡食物，如生姜汁粳米粥、苹果酱、扁豆粥、藕粉、苋菜汤、莲子加绿茶汤等。

7. 腹胀　可用萝卜汁、白萝卜加粳米稀粥、山药粥加饴糖少许、果酱、砂仁粥等。

8. 脂肪痢　用清淡、无渣食物，如少油无渣软饭、银花加绿茶煎汁、山楂加红糖汤、葡萄汁加红糖、苹果泥、胡萝卜泥、挂面、山药粥、山药加扁豆汤等。

9. 唾液分泌减少　用含水分高的食物，如水果汁、蔬菜汁、瓜类、蒸蛋、含柠檬的食物、青菜汤、葡萄糖、香蕉、鱼汤、肉汤、酸梅汤等。

10. 味觉异常　用常规食物及多种冰冻食物、水果类、乳制品、巧克力、茶叶水、咖啡等。

（四）肿瘤的膳食预防措施

美国癌症研究所和世界癌症基金研究会组织了著名营养学、流行病学和癌症学专家撰写了《食物、营养与癌症预防》一书。该书提出了预防癌症的 14 条膳食准则。

1. 食物供应和进食　摄取以植物性食物为主的营养成分和多种食物品种的膳食。主要选择植物来源的食物，如蔬菜、水果、豆类和加工度比较低的谷类。

2. 保持体重　成年人群的体质指数［体重（kg）/身高^2（m^2）］范围在 21～23。因此，个体的体质指数应保持在 18.5～25 之间，避免超重。成年时期体重的增加宜限制在 5kg 以内。

3. 坚持体力活动　终身坚持体力活动。如果工作时体力活动较少，每天应步行 1 小时或进行相类似的活动量，每周还应适当安排较剧烈的活动至少 1 小时。

4. 蔬菜和水果　全年都吃各种不同的蔬菜和水果，每天 400～800g。

5. 其他植物性食物　每天吃各种富含淀粉或蛋白质的加工度较低的谷类、豆类、根茎类食物 600～800g，占总能量的 45%～60%。少吃精制糖。

6. 含乙醇饮料　鼓励不饮酒，不过量饮酒。

7. 肉类　如果吃肉，每日红肉（如猪、牛、羊等家畜）的摄取量应少于 80g。最好选择鱼类、禽类或非家养动物代替肉类。

8. 总脂肪和油类　限制摄入含脂肪较多的动物性食物，摄入适量的植物油。油脂的能量占总能量的 15%～20% 以下。

9. 盐和腌制食品　减少食盐的总摄取量。成人限制在每天 6g 以下，减少烹调用食盐和腌制食品。

10. 贮藏　易腐败的食物应妥善贮存以减少真菌污染。避免吃贮存期长、受真菌污染的食物。

11. 保存　易腐败的食物，如不能及时食用，应冷冻或冷藏。

12. 添加剂及残留量　建立和监测食物中食品添加剂、农药及其残留量和其他化学污染物的限量。在规定范围内的食品添加剂和农药残留量不致产生有害作用。发展中国家尤应注意对这方面的监测。

13. 烹调　不要吃烧焦的食物。避免将肉和鱼烧焦。尽量少吃在火焰上直接熏烤的食物，鼓励用较低温度烹调。

14. 膳食补充剂　采用有利于减少癌症危险的膳食模式，不用膳食补充剂。膳食补充剂对减少癌症危险并无帮助。

烟草对癌症危险性的影响很大，不鼓励生产和使用烟草。在日常生活中还应吃一些具有抗癌防癌作用的食物。

第二节　常见癌症的营养治疗

肿瘤的病因和发病机制虽还未完全明确，但营养不足或过剩、饮食结构不合理、饮食习惯不良，使某些致癌物质进入体内，可诱发癌症。癌症与营养、膳食有着密切的关系。

一、食管癌

食管癌是常见的消化道恶性肿瘤之一，男性比女性发病率高，40岁以上多见，尤其50~69岁最多见。我国北方各省比南方发病率高。食管癌的致病因素除与营养不良饮食习惯不合理有关外，还与长期吸烟、大量饮酒、进食粗硬热的食物、食用被亚硝基化合物和霉菌毒素污染的食物及进食速度快有关。流行病学调查证明，缺铁性贫血、蛋白缺乏症和土壤内缺乏微量元素钼、铜、硼、锌、镁和铁等，都可间接地诱发食管癌的发病。

由于病变在食管，故疾病发生后吞咽困难，或是完全不能进食是常见的症状。因此，食管癌患者常有营养不良。在进行营养治疗前，应对患者的营养状况作出评价，以确定营养治疗方案。

（一）手术或放疗前的营养

在决定给患者进行手术或化疗的同时，如患者已有体重减轻，应立即采取有效的形式给予补充营养。如患者能够进食，多采用半流食和全流食，并注意半流食和全流食的质量，不限制能量供给。必要时可做成匀浆饮食、要素饮食及混合奶等，记录摄入量和定期称量体重。饮食中应增加维生素和矿物质，同时考虑到肿瘤患者需要较高的能量，可根据体重变化确定摄入的热量是否足够。通常每天需要热量7.36MJ（2000Kcal）左右。在治疗期间，为了维持体重，需加倍提供热能。匀浆饮食是将正常人食物中的刺、骨和皮去除，用捣碎机搅成糊状。它所含的营养成分与正常人饮食相似，但在体外已粉碎，极易消化和吸收，可避免长期单一的饮食。匀浆饮食的配制方法较简单，将蔬菜、鱼、虾、瘦肉、鸡肉等洗干净后，去除刺、骨和皮，切成小块煮熟或炒熟，馒头去掉外皮，鸡蛋煮熟，分成块，将每餐食物的种类、数量按正常饮食配比全部混合，加适量水一起捣碎，搅匀，待全部食物搅成无颗粒的糊状物时，再加精盐 1~2g 即可。术后饮水、进食要遵医嘱，一般术后第 4 天可进食，半流食阶段可稍长，不急于过渡到普食。避免食用辛辣刺激性的食物，食物不宜过热、过硬，宜少食多餐，注重饮食搭配。如已不能进食，可采用肠外营养。

（二）手术或放疗期营养

如需做手术治疗，应在较短的时间内改善患者的营养状况，可用静脉营养的方法。在放疗期间或是放疗后的短时间内，由于局部水肿，患者可出现进食困难，此时宜服要素饮食、匀浆饮食或对局部无刺激的软食。治疗时间可持续数周。治疗结束后，多数患者可恢复正常进食。

（三）手术或放疗后的营养

放疗可能会引起食管狭窄，这是放疗后的常见并发症。如单纯性狭窄，则用扩张法效果明显。在肿瘤复发时，虽然扩张法暂时有效，但放置胃管非常重要，可以通过胃管提供要素饮食或其他类型的饮食。现在胃造瘘提供营养的形式已很少应用，食管狭窄且体质很差、重度营养不良的患者，常选用静脉营养。

（四）饮食治疗原则

1. 在为患者设计营养治疗方案时，任何时候都应尽可能采取肠内营养。饮食配方可据病情及时调整。

2. 食物以细、软、温热适中、少量多餐为原则。根据梗阻程度，选用合适的流质、半流质或软食。

3. 有呃逆者可选用荔枝、刀豆、柿子、核桃、甘蔗、苹果、萝卜等。

4. 有吞咽困难者，可选用鲤鱼、鲫鱼、乌骨鸡、河蚌、牛奶、梨、荔枝、甘蔗、核桃、韭菜、藕等。

5. 改善胸闷胸痛的食物有泥鳅、青花鱼、蜂蜜、韭菜、马兰头、荠菜、杏仁、金橘饼、无花果、猕猴桃等。

6. 喉中有泡沫黏液者可选用薏苡仁、橘子、苹果、橄榄、荸荠、菱角、琼脂、海蜇、蛤蜊、鲨鱼、甲鱼等。

7. 大便秘结者可选用蜂蜜、荸荠、莼菜、海蜇、泥螺、海参、无花果、桑椹、桃子、兔肉、芝麻、核桃、松子等。

（五）食管癌的预防

1. 加强粮食的保管，防霉去毒，日光照射粮食。不吃霉烂的食物和腌菜，这样可减少亚硝胺的含量。

2. 使用钼酸肥料，可增加粮食和蔬菜内钼及维生素 C 的含量，降低蔬菜硝酸盐和亚硝酸盐的浓度。

3. 维生素 A 和维生素 C 具有防治肿瘤的作用，维生素 B_2 可降低食管上皮细胞增生的癌变率。

二、胃癌

胃癌是我国最常见的恶性肿瘤之一，居消化道肿瘤第一位，死亡率占所有恶性肿瘤的 23%。任何年龄均可发生，大多数在中年以后，以 50~60 岁最多。我国甘肃省河西走廊、辽东半岛、江浙沿海一带胃癌发病率比其他地区高。

胃癌的病因和发病机制与遗传、免疫功能低下、生活环境和膳食因素有关，尤其是膳食营养对胃癌的发生有重要的影响。如嗜食油煎食物、熏制肉类、腌制食物、烫食、盐渍食物，进食无规律，吸烟，饮酒，饮用污染的水，食用发霉的食物，膳食中缺乏蛋白质、新鲜蔬菜以及维生素 A 和维生素 C，摄入过多含亚硝酸盐的食品等，均可促进癌肿的发生。

胃癌患者多以食欲不振、腹胀、呕吐、上腹疼痛或吞咽困难（贲门癌）为主要临床症状，因而影响患者的正常经口进食，所以胃癌患者通常有营养不良、贫血、消瘦、免疫力低下等症状或体征。

胃癌的主要治疗方法是手术。根据发病部位、临床分期，并结合患者全身状况，通常进行胃部分切除、全胃切除或次全切除术。营养支持疗法是手术疗法的基础，因此，在手术前制订出行之有效的营养支持方案是很重要的。

（一）手术前的营养

为确保患者更好地耐受麻醉和手术创伤、促进术后创口的愈合以及避免吻合口瘘，术前应根据检测结果制订出恰当的营养方案并及时实施。胃癌患者手术前应合理安排饮食，以提供丰富的营养素。应选用富营养、温和、清淡、少刺激、细软、易消化的食物，同时，品种宜多样化，以确保摄取均衡、充足的营养素。可给予牛奶、豆浆、鸡蛋羹、鱼汤以及米粥、藕粉、面条、馄饨等易消化的食物。通常要求：

1. 高热能　每日总热能的摄入量应为 8368~10460kJ（2000~2500kcal）。

2. 高蛋白质　蛋白质应占总热能的 20% 左右，且有 50% 的优质蛋白质。

3. 高糖类　糖类应占总热量的 65% 左右，以便肝脏能够储存较多的糖原，为患者进食困难时提供热能和维持血糖。

4. 适量脂肪　脂肪含量不宜过高，以占每日总热量的 15% 左右为宜。

5. 充足的维生素及微量元素　维生素 A、维生素 B_1、维生素 B_2、维生素 C 及维生素 E 等，如供给不足，可适当服食维生素及微量元素制剂。

6. 营养支持方式　患者进食困难时可鼻饲混合奶、匀浆膳和要素膳等，必要时可输血、氨基酸及脂肪乳剂。

7. 膳食安排 术前 3~5 天应停止普通饮食,改为少渣半流质饮食,尽量不用产气及纤维素含量高的食物。术前 1~2 天应食用无渣流质饮食。手术前 1 天晚上禁食并灌肠,以减轻术后腹胀。也可食用要素饮食,既保证营养,又减少粪便。

可根据患者进食情况决定进食途径。在幽门不完全梗阻时,可借助内窥镜插入十二指肠细管,注入全营养液;若幽门完全梗阻,以采用全静脉营养方案为宜。

(二) 手术后的营养

胃癌患者在手术治疗过程中,由于身体受到较大的创伤,容易发生体内营养物质极度匮乏,急需补充足够的营养,故饮食对胃切除术后的恢复十分重要。应提供含高蛋白和维生素 A、维生素 C 及 B 族维生素的食物。为预防骨软化病,膳食中应适量补充维生素 D。

在餐次安排上一般先采用一日 6 餐的胃肠术后食谱,待逐步康复后再采用胃病患者的一日 5 餐饮食。

术后第 3 天可进少量清流食,如稀藕粉、米汤、淡果汁水、菜汁水等,忌食蔗糖、牛奶及豆浆,以免引起腹胀。第 4 天仍进流质饮食,可适量饮用甜牛奶、甜豆浆等。第 5 天进少渣半流食,如大米粥、藕粉、果汁、菜汁等。第 9 日可改用一日 5 餐的胃病饮食。术后 14 天左右可进半流质饮食,以后可视患者的情况逐渐增加膳食的质和量。

随着患者手术后体质的恢复,应增加营养素的摄入量。膳食应含高蛋白质、高脂肪、高维生素和适量的糖类。每日蛋白质的摄入量应为 1.5~2g。在无腹泻的情况下,脂肪应按每日每公斤体重 1g 计算,宜选择容易消化吸收的脂肪。维生素的补充应采取适当饮新鲜的果汁、菜汁的方法,如仍不足,可适当补充片剂。糖类除主食外,可适当补充果糖、蔗糖等。

为提高患者食欲,促进恢复,要尽量使食物的品种多样化,并搭配合理,品种齐全,注重色、香、味、形;膳食宜清淡,富有营养,且易消化,避免过甜或过咸的食物;进食时要保持心情愉快,细嚼慢咽,少量多餐。

术后恢复期,应减少粗纤维类食物和过于油腻的食物;禁食生、冷、酸、辣等刺激性强的食物,以少渣高营养食物为主,如鱼类、肉糜等;控制豆类、洋葱、大蒜等食物的摄入。

(三) 术后放疗时的营养

胃癌患者术后接受放疗,往往会出现不同程度的全身反应,特别是消化道的反应。营养治疗不仅能保证放疗的顺利进行,还能提高放疗的疗效,减轻放疗带来的副作用。因此,营养支持是保持放疗患者的体力、提高放疗效果及抗癌能力的重要保证措施。

放射治疗会消耗某些体力及能量。因此,在放射治疗时应注意营养的补充,保证足够的蛋白质及能量。可采用少量多餐、营养丰富、清淡易消化的食物。

(四) 化疗时的营养

患者化疗时消化系统的症状比化疗前明显加重,常出现恶心、呕吐、厌油、食欲降低、进食量减少等。所以应在进行化疗前打好营养基础，以达到较好的营养状态。为了增加机体免疫力，可适当补充要素饮食。还应给予清淡少脂的厚流质饮食、半流质饮食或匀浆饮食以维持营养，使患者能耐受化疗。辐射损伤对营养代谢的影响涉及能量、蛋白质、碳水化合物、脂类、维生素、矿物质和微量元素，影响的程度与放射损伤轻重有关。其饮食原则为：

1. 以富营养、清淡、细软、易消化的食物为主，可进食少渣半流质或少渣软饭等。忌油腻、难消化、有刺激性的食物。

2. 烹调应以煮、炖、蒸、烩为佳，并尽可能将油撇掉，不采用煎炸、火烤等烹调方法。

3. 多食新鲜蔬菜和水果。

4. 为减轻化疗患者的缺铁性贫血，可选用一些含铁丰富的食物。

5. 食欲差的患者应少量多餐。

6. 为提高机体的细胞免疫功能，可食用含多糖类丰富的食物，如香菇、猴头菇、蘑菇、木耳等，以抑制癌细胞的生长。

7. 宜多吃新鲜葡萄，以减轻化疗药物带来的副作用。

8. 根据中医食疗的辨证施食原则，选用几种适宜的食疗、药膳方配合治疗。

（五）胃癌的预防

胃癌病因目前尚未明确，但与饮食有关，所以应从饮食方面避免其诱发因素。

1. 讲究饮食、饮水卫生。

2. 养成良好的饮水习惯，定时定量有规律进餐。

3. 忌食刺激性强和不易消化的食物，如辣椒、酒、咖啡等。

4. 不吃发霉变质的米、面、花生等。

5. 少吃油煎炸、火烤、腌、熏的食物。

6. 烹调宜采用蒸、煮、烩、炖等方法。

7. 多吃含维生素 A、维生素 B、维生素 C、维生素 E 丰富的食物。

8. 多食具有抗癌防癌作用的食物。

三、肝癌

肝癌为我国常见的恶性肿瘤之一，死亡率在恶性肿瘤中居第 3 位，仅次于胃癌和食管癌。本病发生在任何年龄，以 40~49 岁为多。

肝癌的病因迄今还不清楚，但许多研究显示，饮食营养与发病有密切联系。黄曲霉素 B_1 是肝癌最强的致癌剂，如长期大量摄取被黄曲霉素污染的食物易发生肝癌；杂色曲霉素、岛青霉素也可致实验性肝癌；摄入含硝酸盐及亚硝酸盐的食物，在体内易转化为亚硝胺，而亚硝胺是致癌的物质；微量元素与肝癌有一定的关系，肝癌流行区的土壤、水、粮食及人的头发、血液中含微量元素铜、锌较高，含钼较低；肝癌的发病率和死水污染有直接关系；营养不良可使机体免疫功能低下，也易使机体感染肝炎，而乙型肝炎病毒与肝癌有一定关系。

原发性肝癌是我国常见的恶性肿瘤之一，一旦确诊应尽早手术，并积极化疗。

肝癌患者肝功能会出现异常，导致糖代谢、蛋白代谢、脂肪代谢等一系列紊乱。因此肝癌的营养治疗极为重要。

（一）肝癌的营养治疗

由于肝癌消耗极大，而肝脏本身又是人体代谢的重要脏器，故肝癌患者在治疗前、治疗过程中以及治疗后都要加强营养。在治疗期间补充营养不仅可改善体质，使治疗得以进行，还能减轻治疗的反应，提高患者机体免疫力和疗效，延长生存期。肝癌患者常出现恶心、呕吐、腹泻、腹胀、食欲减退等许多胃肠道症状，影响营养治疗方案的实施。食谱中规定的食物量，患者无法全部摄入，严重影响着营养素的摄入，这一问题普遍存在于癌症患者中，肝癌患者尤为突出。因此，应采取灵活多样的措施，合理安排患者的饮食，想方设法使患者多吃一些，以支持其他治疗方法。

1. 肝癌的营养治疗原则　①以高蛋白、高糖、高维生素及低脂肪饮食为主：在平衡膳食的基础上，适当增加蛋白质，减少脂肪的摄入比例。三大产能营养素蛋白质、脂肪、糖类供能应分别占总热能的 12%~15%、15%~20%、55%~73%，糖类应以淀粉为主。②肝癌患者总热量常规控制在 10.46~11.72MJ（2500~2800kcal）/d 之间。③维生素：维生素 A、β-胡萝卜素、维生素 C 和的维生素 E 的充足供给，能增强对肝脏的保护作用，每日供给量应是原供给量的 2~3 倍；维生素 B_2 是肝脏中重要的辅酶，能促进肝细胞的呼吸作用，以维持正常的生理功能，缺乏时易诱发肝癌，故应增加维生素 B_2 的供给量，每日宜 3~5mg。④在肝癌高发区，微量元素硒每日供给量应为 0.1~0.2mg，以达到预防和治疗的目的。⑤多摄入清淡、少油的流质或半流质饮食。⑥烹调方法多采用蒸、炖、煮；食物要细软，易吞咽，易消化吸收。⑦少食辛辣和刺激性食物及富含粗纤维的食物。⑧中医食疗对肝癌的营养支持或配合各种综合治疗有着积极的作用。

2. 进食方法　为保证患者摄入更多的营养素，可采用以下方法：①餐前排空大、小便。肝癌患者无论是早期还是晚期，均会出现腹胀，如餐前将大、小便排空，在一定程度上能减轻腹胀，有利于进食。②先进食再喝汤、饮水。先喝汤或食用稀的食物会增加腹胀感，使本该摄入的营养物质减少，导致能量和蛋白质摄入减少。先进食再喝汤、饮水可以保证患者优先获得含能量高和蛋白质丰富的食物。必要时可食干膳食。③少量多餐。肝癌患者消化吸收功能减退，一次进食量多不仅会加重腹胀感，而且增加胃肠道的消化负担，故宜采取少量多餐的饮食方法。④在症状较缓解时进餐。肝癌患者常见肝区疼痛，严重时食欲全无，因此，进餐的时间应选在服用止痛药物后，待药物止痛效果最佳时进餐。⑤呕吐、恶心的患者，应找出疼痛的规律，抓住症状较轻的间隙及时进餐，以保证营养素的摄入。

（二）肝癌的预防

由于肝癌的病因和发病机制尚未明确，故只能从致病因素方面进行预防。

1. 不食用被黄曲霉素污染的食品。

2. 不食用腌制、熏制、腐烂变质的食物。

3. 饮流动的水。

4. 预防乙型肝炎的发病，做好乙肝疫苗注射。

5. 加强营养，防止营养不良，提倡高蛋白、高维生素、适量的脂肪、糖类及微量元素的饮食结构。

6. 忌酒和烟。

7. 多食有抗癌防癌作用的食物。

第十四章　外科疾病的营养治疗

外科手术是一种常见的临床治疗手段。手术创伤可引起机体一系列内分泌及代谢的改变，导致体内营养物质消耗增加、营养水平下降及免疫功能受损。营养不良可导致患者对手术的耐受力下降，术后容易发生感染、切口延迟愈合等并发症，影响预后。因此，术前营养储备是否良好、术后营养补充是否及时合理，是决定外科治疗是否成功的重要因素。

第一节　营养对外科患者的重要性

营养不良是外科住院患者中的普遍现象。据统计，外科患者因营养不良直接或间接导致死亡的可达 30%。因此，通过合理补充营养物质，术前及时纠正患者的营养不良状况，术后积极进行营养支持，对于提高患者手术耐受力、减少并发症、促进术后恢复具有至关重要的临床意义。

一、营养与外科疾病的关系

1. 蛋白质　是更新和修补创伤组织的原料，对外科患者有特别重要的意义，应充分保证其数量和质量。蛋白质缺乏可引起血容量减少，血浆蛋白降低，血浆渗透压下降，伤口愈合迟缓，免疫功能减退及肝功能障碍等。术后患者应给予高蛋白饮食，以 150g/d 左右为宜。

2. 碳水化合物　是供给热量最经济、有效的物质。体内某些组织主要利用糖类作为热量来源，如红细胞、骨髓、周围神经、肾上腺髓质以及创伤愈合所必需的成纤维细胞、吞噬细胞等。碳水化合物供给应占总热量的 60%~70% 左右。补充足够的碳水化合物有利于患者恢复正氮平衡，提高手术耐受性。

3. 脂肪　适量的脂肪可改善食物的风味，增加脂溶性维生素的吸收，以占总热量的 20%~30% 为宜。但肠胃功能不好的外科患者，摄入量应降低。

4. 维生素　维生素与创伤及术后愈合和康复的关系密切。维生素 A 能维持上皮细胞的正常增殖与分化；维生素 C 对胶原蛋白合成和伤口愈合有促进作用；B 族维生素参与能量代谢；维生素 D 可促进钙磷吸收，有助于骨折修复愈合；维生素 K 参与凝血过程，可减少术中和术后出血。故应足量补充各种维生素，促进术后伤口愈合。

5. 无机盐和微量元素　创伤后，随着尿氮的丢失，铁、钾、镁、锌、硫及磷的排出增加，术后及康复期应注意补充无机盐和微量元素。慢性消耗性疾病、营养不良、长期负氮平衡、胃肠液丢失的患者容易缺钾，还应特别注意钾的补充。

二、外科患者营养缺乏的原因

1. 术前营养不足　由于疾病本身的影响，手术前就可能存在着不同程度的营养不良。发生的原因主要有：

（1）膳食摄入量不足　患胃肠道疾病或遭受重大创伤时，疼痛、食欲不振、厌食、吞咽困难及消化道梗阻等可导致食物摄入量减少。

（2）消化吸收功能降低　胃肠、肝胆、胰腺等疾病可使消化液和消化酶分泌障碍，严重影响食物消化和营养素的吸收。

（3）热能及营养素需要量增加　术前精神紧张、感染发热及慢性消耗性疾病等均使机体的代谢消耗增加，因而对热能和各种营养素的需要量增加。

（4）营养素丢失　各种原因引起的腹泻、消化道外瘘、慢性失血、大面积烧伤和严重感染时，均可引起蛋白质和其他营养素的大量丢失。

2. 术中和术后的营养丢失　手术本身就是一种创伤，术中的组织损伤和失血必然会引起蛋白质及其他营养素的丢失。手术愈复杂，创伤愈大，丢失的蛋白质就愈多。如甲状腺次全切除术平均丢失蛋白质75g，而乳腺癌根治术平均丢失蛋白质的量为甲状腺次全切除术的两倍。手术后，蛋白质分解加速，尿氮排泄量明显增加，患者处于负氮平衡状态。术后负氮平衡持续的时间与手术的难度、时间和范围有密切关系，一般为5～10天（见表14-1）。

表14-1　各类手术的失氮量

手术名称	平均失氮量（蛋白质）	持续时间
乳腺癌根治术	15g（94g）	10 日
腹股沟疝修补术	18g（113g）	10 日
穿孔性阑尾炎切除术	49g（306g）	10 日
胃切除术	54g（338g）	5 日
迷切+幽门成形术	75g（469g）	5 日
胆囊切除术	114g（712g）	10 日
溃疡病穿孔修补术	136g（850g）	10 日

第二节　外科营养治疗的基本原则

手术创伤可引起一系列内分泌及代谢改变，使体内营养素高度消耗。术前患者如有足够的营养储备，可增加对手术的耐受力，术后伤口迅速愈合，早日康复。如有营养缺乏，特别是长期营养不良，术后营养不能及时补充，常因抵抗力下降而引起感染、创伤愈合延迟等并发症，影响临床治疗效果，甚至危及生命。因此，制定均衡合理的膳食营养治疗方案，及时补充营养，对患者康复具有极为重要的意义。

一、术前营养治疗原则

1. 高能量 高能量饮食能够增强机体抵抗力，增加能量储备，满足术后热能消耗的需要，有利于创伤修复。但摄入能量也不易过多，以免引起肥胖，对手术和健康产生不利影响。一般中等身高体重住院准备手术的患者，若仅仅起来坐在床边活动，则仅需增加基础代谢的10%左右；若能起床活动，则增加基础代谢的20%~25%；若安静卧床发热的患者，则体温每升高1℃，增加基础代谢的13%；若患者消瘦明显，宜在体重有较大增加后做手术。

2. 高蛋白 蛋白质对手术效果影响极大，供给充足的蛋白质能促进伤口愈合，防止发生营养不良性水肿和低血容量性休克，增强机体对麻醉的耐受力和抗感染能力，减少术后并发症，保护肝脏功能。手术患者蛋白质供应量应占总热能的15%~20%，或按每天1.5~2.0g/kg计算，其中优质蛋白质占50%以上。

3. 高碳水化合物 高碳水化合物饮食可供给充足的能量，减少蛋白质消耗，促进肝糖原合成和储备，防止低血糖的发生，保护肝细胞免受麻醉剂损害。通常术前热能供给为每天8.4~10.5MJ（2000~2500kcal），其中碳水化合物占总热能的65%左右。

4. 补充足量的维生素和必需微量元素 补充足量的维生素和必需微量元素对促进外科患者组织修复和伤口愈合至关重要。维生素C可降低毛细血管通透性，减少出血，促进组织再生及伤口愈合；B族维生素参与能量代谢；维生素A能促进组织新生，加速伤口愈合；维生素K参与凝血过程，可减少术中和术后出血；微量元素铁、铜、锌可促进伤口愈合。为增加维生素和必需微量元素在体内的储存，术前7~10天应给予维生素C 100mg/d，胡萝卜素3mg/d，维生素B_1 5mg/d，维生素PP 50mg/d，维生素B_6 6mg/d。出血或凝血机制降低时，可补充维生素K 15mg/d。

5. 合理补充水分 保证体内有充足的水分是维持正常代谢的先决条件之一。心脏和肾功能良好者可饮水2~3L/d。肥胖或循环功能低下的患者，术前1~3天宜给予低盐饮食，或术前5~6天内采用1~2天半饥饿饮食方式。

6. 术前并发症的营养治疗 ①患者有贫血、低蛋白血症及腹水时，除输全血、血浆和白蛋白外，还应通过饮食给予足够的蛋白质和热能。②高血压患者，需在药物治疗的同时给予低盐、低胆固醇饮食，待血压稳定在安全范围时再行手术，以减少手术过程中的出血。③糖尿病患者，则必须按糖尿病饮食要求供应膳食，并配合药物治疗，使血糖接近正常水平，尿糖定性转为阴性，以预防术后伤口感染及其他并发症。④肝功能不全的患者，要给予高能量、高蛋白、低脂肪膳食，并充分补充各种维生素，促进肝细胞再生，恢复肝脏功能。⑤肾功能不全的患者，需依照病情给予高能量、低蛋白、低盐膳食。

二、术后营养治疗原则

术后患者的膳食一般遵循由流质、半流质、软食逐渐过渡至普通膳食的原则，以肠内营养为主，必要时可考虑肠外营养支持，以及时补充各种营养物质。

1. 口腔、咽喉部手术　一般仅于手术当天中午禁食，晚饭即可用冷流质，至第 3 天中午改为少渣半流质饮食。食物不宜过热，以免引起伤口出血。1 周后可改为软食。

2. 胃肠道手术　术后患者须禁食 2~3 天，禁食期间进行肠外营养支持。待患者排气、肠道功能初步恢复后，可给予少量清流质饮食。其后视病情改为一般流质，5~6 天后改为少渣半流质、半流质饮食。伤口愈合良好者，术后 10 天左右即可供应软食。直肠或肛门手术后也要禁食 2~3 天，以后给予清流质、流质、少渣半流质饮食，特别应限制富含粗纤维的食物，以减少大便次数，利于伤口愈合。阑尾切除术后第 1 天应禁食，第 2 天可给流质，第 3 天改为半流质，第 5 天给予软食。若有阑尾穿孔、腹膜炎等并发症，则需推迟更换饮食种类的时间，必要时可行肠外营养支持。

3. 肝、胆、脾手术　术后患者的饮食以低脂、高蛋白的半流质为宜，以减轻肝、胆代谢负担。因门脉高压症行脾切除术的患者，由于存在肝功能障碍和食管静脉曲张，应限制脂肪及粗纤维的摄入，并将食物切碎、煮烂，以便于消化。

4. 其他部位手术　可根据手术创伤的大小、患者状况等决定营养支持的时间和方式。创伤小的一般术后即可进食。创伤大的或全身麻醉的患者，多伴有短时间的消化吸收功能障碍，需进行肠外营养补充。随着机体恢复，逐步改为肠内营养。对于颅脑损伤和昏迷的患者，应给予管饲营养支持。恶性肿瘤患者往往术前就存在不同程度的营养不良，应视病情补充营养。严重贫血、低血容量性休克、急性化脓性感染等患者，应及时给予输血或血浆代用品。

三、术后营养需要及饮食特点

手术创伤引发的应激反应使机体能量消耗和物质分解代谢增加，手术时出血和患者呕吐、出汗、胃肠减压、引流、创面渗出等丢失了大量含氮液体，损伤组织吸收及感染引起体温升高，术后并发症（如消化道瘘）造成的额外消耗，致使术后患者对能量和各种营养素的需要量明显增大。术后患者的营养补充要依病情而定，原则上是通过各种途径供给高能量、高蛋白、高维生素的膳食。

1. 能量　术后患者须增加能量供给。男性患者每日应供给能量 8.4MJ（2000kcal），女性为 7.5MJ（1800kcal），能经常下床活动后，应增加到 10.9~12.6MJ（2600~3000kcal）。患者的全天能量需要量也可按以下公式计算：

能量需要量=基础代谢能量消耗（BEE）×活动系数×应激系数

活动系数，卧床为 1.2，轻度活动为 1.3。手术或创伤时的应激系数见表 14-2。

表 14-2　不同手术或创伤时的应激系数

创伤种类	应激系数	创伤种类	应激系数
外科小手术	1.00~1.10	复合性损伤	1.60
外科大手术	1.10~1.20	癌症	1.10~1.45
感染（轻度）	1.00~1.20	烧伤（20%）	1.00~1.50
感染（中度）	1.20~1.40	烧伤（20%~39%）	1.50~1.85
感染（重度）	1.40~1.80	烧伤（40%）	1.85~2.00
骨折	1.20~1.35	脑外伤（用激素治疗）	1.60
挤压伤	1.15~1.35		

蔡东联. 实用营养学. 北京：人民卫生出版社，2005.

2. 碳水化合物　术后给予充足的碳水化合物，既能节约蛋白质，加速机体转向正氮平衡，又能防止酮症酸中毒，同时可增加肝糖原储备，具有保护肝脏的作用。供给量以 300~400g/d 为宜。

3. 蛋白质　是维持组织生长、更新和修复所必需的原料。术后患者多伴有不同程度的蛋白质缺乏，呈负氮平衡状态，不利于创伤愈合。应给予高蛋白膳食，以纠正负氮平衡，以 150g/d 左右为宜，并注意蛋白质的质和量。

4. 脂肪　术后患者膳食中脂肪含量应占总热能的 20%~30%。对于胃肠功能低下和肝、胆、胰腺术后的患者，应限制脂肪摄入量。若患者长时间依靠肠外营养支持，应保证必需脂肪酸的供给。肝病患者应选择中链甘油三酯，可直接经门静脉进入肝脏，易于氧化分解代谢。

5. 维生素　与创伤及术后愈合有密切关系。术前缺乏者应立即补充，营养状况良好的术后患者需大量补充维生素 C 及 B 族维生素。维生素 C 是合成胶原蛋白、促进创伤愈合所必需的物质，术后宜每天 1~2g。B 族维生素与能量代谢密切相关，也影响伤口愈合和机体对失血的耐受力，每天供给量可增至正常供给量的 2~3 倍。

6. 矿物质　创伤或术后患者因失血和渗出等原因，常使钾、钠、铁、镁、锌等矿物质大量丢失，应及时予以补充。

四、外科患者的营养补充途径

（一）肠内营养

肠内营养（enteral nutrition，EN）是指对于不能耐受正常膳食的患者，经口服和管饲途径，将只需化学性消化或不需消化的由中小分子营养素组成的营养液直接注入胃肠道，以提供营养支持的方法。与肠外营养相比，肠内营养具有副作用小、更接近正常生理状态等特点，故临床应用时应遵循"当胃肠道有功能时，应首选肠内营养"的原则，以利于有效改善患者的营养状态和免疫功能。

1. 适应证　原则上只要小肠具有一定的吸收功能，都可以采用肠内营养。其主要适应证可归纳如下。①胃肠功能正常但营养物摄入不足或不能摄入者，如昏迷、烧伤、大手术后的危重患者。②胃肠道部分功能不良者，如消化道瘘、短肠综合征等。③胃肠功能基本正常但合并其他脏器功能不良者，如肝、肾衰竭者。

2. 并发症

（1）胃肠道并发症　主要是营养制剂选择不当、渗透压过高、输注速度过快、营养液温度过低或有异味等引起的腹泻、恶心、呕吐。一般去除不利因素后可缓解。

（2）代谢并发症　由于营养液配方无法适应所有个体，个别患者可能出现脱水、高血糖等代谢并发症，但发病率明显低于肠外营养。

（3）感染并发症　可由营养液污染、输液系统污染等引起。通过严格规范操作、加强护理、认真监测等可以预防。

（4）置管并发症　长期经鼻置管可引起鼻翼部糜烂、咽喉部溃疡、鼻窦炎等并发症；胃造瘘固定不严密，可引起腹腔内感染。

（二）肠外营养

肠外营养（parenteral nutrition，PN）是对胃肠道功能障碍的患者，通过静脉途径输注各种营养素，以维持机体新陈代谢的治疗方法。肠外营养支持可分为中心静脉营养和周围静脉营养。中心静脉营养也称为完全肠外营养（total parenteral nutrition，TPN），即碳水化合物、氨基酸、脂肪、维生素、矿物质和水等所有营养物质均经静脉输入；周围静脉营养是部分营养物质经静脉输入，是对患者肠内营养摄入不足的补充。

1. 适应证　胃肠道功能严重障碍或衰竭的患者，即凡需要进行营养治疗，又不能或不宜接受肠内营养的患者，都是肠外营养的适应人群。如急性重症胰腺炎、胃肠道梗阻、大面积严重烧伤等。

2. 并发症　长期进行肠外营养治疗会导致多种并发症，主要有以下三类：

（1）置管并发症　主要与中心静脉导管的置入技术及护理有关。常见的有气胸、血胸、血肿、空气栓塞、血栓性静脉炎、创伤性动脉或静脉瘘等。

（2）感染并发症　在导管置入、营养液配制及输入过程中极易发生感染，导管性败血症是肠外营养最常见的并发症。因此，每一步骤必须严格按照无菌操作技术进行。

（3）代谢并发症　多与对病情动态监测不够、治疗方案选择不当或未及时纠正有关。常见的有高血糖症、低血糖症、高脂血症、高氨血症、高钾血症、低钾血症、低钙血症以及肝功能损害等。

为预防上述各种并发症的发生，必须严格执行无菌技术操作规程，熟练掌握导管穿刺技术，加强对患者的临床监护，及时进行各项检验分析，将患者的损伤降到最低。

第三节 常见外科疾病的术后营养治疗

一、胃大部切除术

胃大部切除术是胃肠部外科最常见的手术之一，属于中等手术，主要用于治疗胃癌、消化性溃疡等疾病。术后蛋白质分解增加，机体处于负氮平衡状态，表现为消瘦、贫血及体重下降等，如果治疗不当易发生营养失调。因此，合理均衡供给饮食不仅有利于伤口愈合及身体康复，而且能有效防止并发症的发生。

(一) 营养治疗原则

1. 保证热能供给 总能量摄入量是决定胃切除术后能否顺利康复的关键。通常完全卧床者所需能量为基础代谢的 1.2 倍，起床活动者增加 25% 以上，体温每升高 1℃，增加基础代谢的 13%。术后早期应通过静脉补充葡萄糖、氨基酸、脂肪乳剂、维生素等改善营养状况，纠正负氮平衡，促进机体康复。

2. 足量补充蛋白质 由于手术创伤应激、术中失血、脱水、术后较长时间的禁食以及胃肠减压等导致能量和蛋白质代谢增高，肌肉和脂肪组织消耗增加，负氮平衡明显。因此，胃切除患者应补充高蛋白饮食，按 1.5~2.0g/kg·d 计算，以易于消化吸收的优质蛋白为主。

3. 适当增加脂肪摄入 除少数因胆汁和胰液分泌不足而出现脂肪消化不良的患者外，大多数患者应适当增加脂肪摄入量，以补充热能需要。如无腹泻，可按 1~2g/kg·d 计算，选用易于消化吸收的脂肪，如植物油、奶油、蛋黄等。

4. 适量碳水化合物 碳水化合物容易消化吸收，是能量的主要来源。术后碳水化合物供给量以 300g/d 为宜，过量易致高渗性倾倒综合征，特别要注意少食单糖和双糖类。

5. 补充维生素和矿物质 术后患者可有不同程度的消化吸收障碍，易致 B 族维生素、维生素 A、维生素 C 以及铁、锌、镁等营养素缺乏，故应及时注意补充，以利于患者康复。

(二) 营养治疗方法及膳食特点

胃切除患者一般在术后第 3 天可以进食，原则是少量多餐，即每天 5~6 餐。开始为半量清流质，第 4~5 天给全量清流质，之后逐渐改为普通流质、半流质，每次饮食 100ml 左右。食管与十二指肠或空肠吻合术后，应给予容易通过吻合口的稀薄性状的饮食，禁供残渣多的食物，以免增加对吻合口的刺激。如发生吻合口瘘，则应改为空肠造瘘，给予流质或要素膳补充营养。病情好转后，逐步改为少渣半流质、软食、普食，每次主食 50~100g，以后可适当加量，加餐量宜少。另外，要注意定时定量进餐，以利消化吸收，同时可防止倾倒综合征和低血糖症的发生。胃切除术后患者不同时期的饮食可分三个阶段。

1. 第一阶段 早期饮食为流质，常用的食物有米汁、藕粉、鱼汤、肉汤、鸡汤、豆汁、菜汤、蛋花汤、蒸蛋等，每天 6 餐，每餐由 40ml 增至 150ml；后期流质增至 200ml 以上，并添加少量大米粥、薄面片等，为适应第二阶段饮食做好准备。目前，采用鼻肠管输入要素膳的方法，较好地解决了胃切除患者的术后早期营养问题。

参考食谱举例

胃切除术后第一阶段参考食谱

食谱组成

早餐　蒸蛋羹（鸡蛋 70g）

加餐　豆汁 200ml

午餐　鸡汤挂面（面粉 75g）

加餐　浓米汤 200ml

晚餐　肉末蒸蛋羹（鸡蛋 70g　瘦肉 20g）

加餐　香油菜泥汤（青菜 100g　香油 10g）

热能与宏量营养素含量

热能 3.15MJ（753kcal）　　蛋白质 34g　　脂肪 33g　　碳水化合物 80g

2. 第二阶段 饮食为半流质或软食。常用的食物有稠米粥、细挂面、馄饨、面包、饼干、馒头、荷包蛋、炖烂的鸡、鱼、肉、豆腐、豆腐脑、菜泥、果泥、炒嫩菜叶、熟透的水果等。每天 6 餐，主食供应量 50~100g。

参考食谱举例

胃切除术后第二阶段参考食谱

食谱组成

早餐　稀饭（大米 25g）　馒头（面粉 20g）

　　　西红柿炒鸡蛋（鸡蛋 50g　西红柿 100g）

加餐　蒸蛋羹（鸡蛋 70g）

午餐　肉丝面（面粉 50g　瘦肉 50g）

加餐　面包（面粉 25g）

晚餐　细面片 60g　肉丝炒白菜（瘦肉 25g　白菜 50g）

加餐　煮鸡蛋 50g

全日烹调用油　花生油 30g

热能与宏量营养素含量

热能 5.97MJ（1428kcal）　　蛋白质 51g　　脂肪 72g　　碳水化合物 144g

3. 第三阶段 饮食由软食过渡到普食。膳食种类广泛，除油炸食品和甜食外，一般不加限制，原则上每天 6 餐，数量按患者需要提供。

参考食谱举例

胃切除术后第三阶段参考食谱

食谱组成

早餐　大米稀饭 25g　馒头 50g　煮鸡蛋 50g

加餐　面片 25g　肉松 20g　橙子 50g

午餐　软米饭 100g　清蒸鲳鱼 100g　羊肉炒青菜（羊肉 80g　青菜 150g）

加餐　蒸蛋羹（鸡蛋 50g）　面包（面粉 25g）　苹果 50g

晚餐　蒸包（面粉 50g　瘦肉 40g　白菜 50g）　牡蛎汤 50g

加餐　胡萝卜饼（胡萝卜 50g　面粉 25g）

全日烹调用油　花生油 10g　色拉油 10g　食盐 6g

热能与宏量营养素含量

热能 7.89MJ（1886kcal）　　蛋白质 87.5g　　脂肪 55.1g　　碳水化合物 260g

（三）常见并发症的饮食预防

1. 倾倒综合征的饮食预防　倾倒综合征是指胃大部切除术后，患者因快速、大量进食而引起的以肠道和循环系统功能紊乱为主的临床症候群。为防止倾倒综合征发生，应做到以下几点：

（1）限制甜食摄入量　食物中糖量过多会刺激肠黏膜分泌肠液，导致渗透压明显增高，使细胞外液及血容量减少，极易诱发倾倒综合征。

（2）少量多餐　少量多餐可限制每餐食物摄入量，防止肠腔过分膨胀以及由此引起的肠蠕动增强。

（3）干稀分食　进餐时要将固体和液体食物分别摄入，液体食物或饮料应在吃固体食物前或后半小时饮用，因为汤和饮料通过胃肠速度太快，容易将较干的食物一起带入空肠，使之膨胀。

（4）平卧进食　采用平卧位进食，或进餐后取平卧位或侧卧位休息时，空肠内容物能回流到残胃，可延缓胃排空时间，使食物缓慢通过小肠，避免空肠的过度膨胀，以利于食物的消化吸收。

2. 低血糖综合征的饮食预防　低血糖综合征一般在进食后 1~3 小时出现，表现为患者极度疲乏、无力、头晕、出汗、颤抖、心慌、嗜睡、血糖低于正常。其发生原因是：食物迅速进入空肠后，葡萄糖吸收量增加，但由于体内尚没有足够的胰岛素产生，以致葡萄糖不能及时储存于肝脏内，从而使血糖呈一时性显著升高；高血糖又刺激机体产生过多的胰岛素，使血糖迅速降低；低血糖则刺激肾上腺素大量分泌，从而引起上述一系列症状。预防方法是调节饮食，少量多餐，以防血糖升高过快。在出现低血糖综合征时，少量摄取食物即可缓解症状。

二、短肠综合征

短肠综合征是由于小肠被大段切除（超过 20cm），食物在肠道停留时间缩短，小肠对各种营养素的吸收功能障碍而引起的多种临床症状。临床症状的轻重和预后，取决于切除小肠的长度及部位。广泛切除近端小肠后，主要造成三大营养素、钙和铁的吸收不良，患者会出现体重降低、贫血和骨质软化症；切除远端小肠则影响胆盐、脂肪和维生素 B_{12} 的吸收，患者可有腹胀、腹泻，粪便呈灰黄油腻状；小肠大部切除能导致各种营养素吸收障碍，以脂肪吸收不良较为常见，会产生明显的脂肪泻，患者可有全身性营养不良表现。

短肠综合征的饮食营养治疗，应根据小肠不同阶段的适应能力和患者消化吸收功能的恢复情况，采用肠外营养，待病情好转后再用管饲或口服要素膳。只要胃肠功能有改善，就应及早恢复饮食。进食能增加小肠酶的活性，促进小肠功能的恢复，防止其功能进一步减退。饮食治疗原则如下：

1. 少量多餐　小肠广泛切除后，患者消化吸收功能紊乱，早期常有大便次数增多，所以开始应给予清淡、少渣、易消化的流质，每次进食的数量要少，以后逐渐增加，每日 6~7 餐。随着病情好转，可改为半流质和软饭。

2. 高能量、高蛋白饮食　患者营养不良时，可出现负氮平衡，术后早期应采用肠外营养予以纠正。患者恢复经口饮食后，可先给予含淀粉的食物，再给予易消化的蛋白质食物。

3. 限制脂肪　小肠尤其是远端小肠切除后，脂肪吸收障碍严重，易出现脂肪泻，故应严格限制脂肪供给量。但可选用中链甘油三酯，因其溶解度大、代谢快，在没有胰脂酶的情况下也能消化吸收，不需再行乳化。

4. 供给充足的维生素和矿物质　小肠切除使维生素和矿物质出现不同程度的吸收障碍，尤其容易发生低钾血症，需要通过饮食或者静脉补充多种维生素和矿物质，特别要注意补充维生素 A、维生素 K、维生素 B_{12}、钾、铁等。

三、口腔外科疾病

口腔具有分泌唾液、磨碎食物、并对食物进行初步消化的作用。当患者患口腔外科疾病时，其咀嚼功能会受影响，不能进食固体食物，因此要给予患者流质、半流质、要素膳、混合奶和软饭。后期供应的饮食要细软、易吞咽，忌用刺激性食物。其营养需要一般与患病前无明显区别，但要保证供给足够的热能、蛋白质和维生素。

（一）颌面骨骨折

颌面骨骨折患者在进行颌骨固定治疗时，不能正常咀嚼和进食，但消化功能正常。应给予高热能、高蛋白和富含钙的食物。开始可让患者吸食流质、混合奶、匀浆膳或要素膳，以后逐渐增加餐次和数量。当开始放松固定时，可给予半流质，让患者试着缓慢咀嚼食物。随着骨折的愈合，要逐渐供应有适当硬度的食物，但一般在两个月内不宜咀嚼过硬的食物。

（二）颌面部软组织损伤

颌面部软组织损伤包括刺伤、咬伤、挫裂伤、混合伤等。颌面部损伤经外科治疗后，早期常因局部肿胀、缝合牵拉而导致张口和咀嚼困难，此时可让患者吸食或管饲流质、混合奶、要素膳，待肿胀消退后，改为半流质、软饭。进食时要防止食物污染创面，可将油纱布置于下唇红唇缘下喂食。口腔黏膜有烧伤者，每次进食后可用3%双氧水清洗；黏膜有溃疡时，需涂擦1%龙胆紫。对重度颜面部损伤和烧伤的患者，宜采用鼻饲饮食法。

（三）唇裂、腭裂及口腔肿瘤术后

在对唇裂、腭裂进行修复及对口腔肿瘤实施切除术后，须经鼻胃管给予流质、混合奶和要素膳。伤口愈合后改为半流质和软饭。

第十五章 烧伤患者的营养治疗

烧伤（burn）是指热力导致人体组织的损伤，是常见的急性损伤之一，主要有物理和化学烧伤两种。根据烧伤面积与深度，通常分为Ⅰ度、Ⅱ度和Ⅲ度三种类型。其中大面积的严重烧伤易引起全身性伤害。烧伤患者除药物和手术治疗外，及时合理地补充营养物质，可增强机体抵抗力，减少并发症，提高治愈率。

第一节 烧伤患者的营养需要

一、烧伤后的代谢反应

烧伤后的代谢分为低潮期和高潮期。在烧伤后的 1~2 天出现基础代谢降低，但并不明显；随后基础代谢旺盛，也称超高代谢，主要表现为分解代谢增强、耗氧量及产热增加、蛋白质过度分解、体重明显下降等一系列变化。大面积深度烧伤时，基础代谢率增加幅度可达 50%~100%。体温每升高 1℃，代谢率增加 10%~15%。例如，烧伤面积为 10%、30%、40%、60%时，基础代谢率分别增高 28%、70%、85%、98%。

（一）蛋白质代谢

患者烧伤后第 2 天即出现尿素氮排出量增加，丢失尿氮达 20~30g/d，可持续数日至数周。中等烧伤的分解代谢可持续 30 天，分解的蛋白质累积可达 12kg。若合并败血症时，可排出 60~70g/d。同时，在烧伤患者的尿中发现氨基酸达 10 种之多，其中包含一些非必需氨基酸，如组氨酸、酪氨酸、谷氨酸及天门冬氨酸。此外，在正常情况下存在于尿中的丙氨酸、甘氨酸及赖氨酸等，含量上也有所增加。氨基酸尿持续到烧伤创面愈合为止。

烧伤患者由于长时间的负氮平衡，体内基础代谢增加，饮食摄入减少，体重可迅速下降。烧伤愈重，体重下降愈多。烧伤面积>40%的患者两个月后可丢失入院时体重的 22%。体内蛋白质丢失 1/4~1/3，相当于丢失 40%~50%体重，即有生命危险。若长时间伴细菌感染，体重可减少到原来的 1/3。故控制体重丢失在 10%以下，是对患者加强营养支持的重要界限。

总之，烧伤患者尿中氮的排出与其年龄、性别、体重、烧伤严重程度、伤前营养状况、感染以及蛋白质、糖类摄入的多少都有一定关系。营养良好的人，体内蛋白质储备大，尿氮排出亦多。

（二）脂肪代谢

烧伤的水肿液中含有甘油三酯、胆固醇、磷脂及未酯化的脂肪酸等。烧伤部位流出的淋巴液中亦含有较多的上述脂类。未酯化脂肪酸的增加表明脂肪代谢高于正常，相当于每日 2000~3000kcal。烧伤后脂类成为体内的主要燃料。应激状态下，患者产生的热能 80%~85% 来自脂类的氧化。此时，可静脉输注脂肪乳剂以补充膳食脂肪的摄入，或使患者处于温暖干燥的环境内以降低氧耗。

（三）碳水化合物代谢

烧伤早期乳酸产生增多，同时伴有轻度的丙酮酸增加。烧伤患者体内肾上腺素分泌可诱发血糖迅速升高。50% 大面积烧伤患者于伤后 2 小时内出现高糖血症。由于多数烧伤患者均有不同程度的胰岛素耐受性，单纯的糖原异生并不能使血糖上升到如此高的水平。为了补偿烧伤后体内过度的分解代谢，临床应指导患者合理摄入高热量和高糖的饮食。

（四）无机盐和微量元素代谢

1. 钠　烧伤后可出现肾钠潴留，病情好转时出现钠利尿，即"钠潴留"和"钠利尿"现象。

2. 水　烧伤后排水的能力明显不足。有时患者表现为低血钠，往往是给予过多的低渗溶液引起的。

3. 钾　烧伤后钾离子从细胞内释出，从尿和创面丢失较多，常出现早期高钾血症、后期低钾血症和负钾平衡。随着创面的修复，蛋白质合成的增加，钾的需要量也相应的增加。

4. 锌　烧伤后血清锌下降，主要原因是从创面渗出液丢失。渗出液的锌含量是血浆的 2~4 倍，血浆中许多锌与白蛋白结合在一起，蛋白丢失带走了锌离子。其次，烧伤患者尿中锌的排出量显著增加，达正常人的 5~10 倍，可持续两个月。低锌血症将影响创面愈合。

5. 铜　烧伤后血清铜、铜蓝蛋白下降，下降程度与烧伤严重程度成正比，与输液造成的体液稀释、创面渗出及补充减少有关。

6. 铁　烧伤后血清铁降低，主要与铁摄入不足及手术切痂造成的出血有关。

7. 其他　磷代谢常与氮代谢相关联而出现负平衡，低磷对组织氧化、白细胞吞噬功能和细胞 ATP 的消耗具有不良作用。烧伤后血清钙虽能维持正常低限，但尿钙排出仍增多，伤后两周达高峰。镁的变化和锌相似，如长期得不到补充可发生缺乏。

（五）维生素代谢

维生素可从创面和尿中丢失，血清或血浆中维生素 A、维生素 B_1、维生素 B_2、维

生素 B_6、维生素 B_{12}、维生素 C、生物素、叶酸、烟酸均降低。

（六）酸碱平衡紊乱

烧伤很容易导致酸碱平衡紊乱，常见的有以下三种情况：

1. 代谢性酸中毒　严重烧伤早期出现的休克、感染等皆可使三羧酸循环障碍，导致碳水化合物、蛋白质和脂肪氧化不全，产生的乳酸、丙酮酸、酮体等酸性物质在体内积聚，引起代谢性酸中毒。

2. 呼吸性酸中毒　严重烧伤时的呼吸道梗阻和肺部并发症可致呼吸不畅，使二氧化碳在体内大量蓄积，从而发生呼吸性酸中毒。此外，烧伤后患者出现的脑水肿、感染、麻醉剂或其他药物引起的呼吸抑制，也是导致呼吸性酸中毒的原因。

3. 急性缺钾性碱中毒　急性缺钾时，细胞内钾离子渗出，细胞外的钠离子及氢离子进入细胞内，细胞外液中的氢离子浓度降低，pH 值上升（pH>7.5）形成碱中毒。当烧伤后血清钾离子浓度下降，出现碱中毒症状时，纠正的办法是及时补充钾离子，而不是补给酸性药物。

二、烧伤患者的营养需要

烧伤患者的营养需要应根据烧伤的面积、深度、病程分期、机体氮平衡状态、体重变化及临床检验结果等，确定具体补充数量和给予的时间。

（一）热能

严重烧伤后，由于高代谢，产热和氧耗增加，因此，对热量的需要也增加。热量的供给应根据烧伤严重程度、营养状况、体重变化等来制定。

1. 国内计算公式

（1）烧伤面积 50% 以上的成年人需补充能量 40~60kcal/（kg·d）。

（2）8 岁以下的儿童需补充能量 150kcal/（kg·d）。

2. 国外计算公式　见表 15-1。

表 15-1　常见烧伤患者能量需要计算公式[*]

来源	公式
Curreri	成人：能量摄入 = 25×体重（kg）+40×烧伤面积（%） 儿童：能量摄入 = B×体重（kg）+40×烧伤面积（%） （B：1 岁时取 100，2 岁时取 95，依此随年龄增长而递减，15 岁时取 25）
Boston Group Long	能量摄入 = 2×预测的基础代谢率（BMR）
Wilmore Davie&Lilijdahl	能量摄入 = 2000×体表面积（m^2） 成人：能量摄入 = 20kcal/（kg·d）+70kcal/烧伤面积百分比/d 儿童：能量摄入 = 60kcal/（kg·d）+35kcal/烧伤面积百分比/d

[*] 葛可佑. 中国营养师培训教材. 北京：人民卫生出版社. 2005.

（二）蛋白质

补充蛋白质的同时应补充非蛋白能量，以免蛋白质作为能量被消耗。一般非蛋白能量和氮的比例约为150kcal：1g，严重烧伤患者约为100kcal：1g。

国外不同研究提出的烧伤后蛋白质需要量见表15-2。

表15-2　烧伤患者蛋白质/氮需要量计算公式*

来源	公式
Curreri	3g 蛋白质/kg
Wolf/Burke	儿童、成人：1.5~2.5g 蛋白质/kg
Wilmore1	15g 氮/体表面积（m²）
Davies&Lilijdahl	成人：1g/（kg·d）+3g 蛋白质/烧伤面积百分比/d
	儿童：3g 蛋白质/（kg·d）+1g 蛋白质/烧伤面积百分比/d
Sutherland	成人＝1g×体重（kg）+3g×烧伤面积百分比
	儿童＝3g×体重（kg）+1g×烧伤面积百分比
Puritt	急性分解代谢期（伤后30天内）：氮 20.7~25.0g/（m²·d）
	分解代谢后期（30~39天）：氮 13.1~16.4g/（m²·d）
	急性分解代谢期（45天后）：氮 3.3~9.3s/（m²·d）

*葛可佑.中国营养师培训教材.北京：人民卫生出版社.2005.

（三）碳水化合物

碳水化合物具有保护心、肾、肝以及防止酸中毒和减缓脱水的作用，同时也是热能最经济而丰富的来源。烧伤后每日摄入量可在400~600g之间，包括静脉输入的葡萄糖在内。如果按体重计算，糖的供给量最好为5mg/（kg·min）。如一个60kg体重的患者按此公式计算，则为432g/d。糖供给不足时，患者可大量消耗体内脂肪，产生代谢性酸中毒，或消耗组织蛋白而影响创面修复。

（四）脂肪

重度烧伤时脂肪需要量增至3~4g/（kg·d）。选择脂肪时，应注意脂肪的消化率，选用含磷脂丰富的食物（如鸡蛋、大豆及其制品），并注意补给必需脂肪酸。根据患者具体情况，供给量占总热量的20%~30%为宜。当患者食欲不振，或并发胃肠功能紊乱及肝脏损害时，脂肪供给量需适当减少。

（五）维生素

烧伤后维生素的吸收发生障碍，故应大剂量补充各种维生素。不同烧伤面积患者的主要维生素需要量见表15-3。

表 15-3　不同烧伤面积患者的主要维生素需要量*

烧伤面积	维生素 A（μg）	维生素 B$_1$（mg）	维生素 B$_2$（mg）	维生素 B$_6$（mg）	维生素 C（mg）
<30%	1000	30	20	2	300
31%~50%	2000	60	40	4	600
>51%	3000	90	60	6	900

*葛可佑．中国营养师培训教材．北京：人民卫生出版社．2005.

（六）无机盐和必需微量元素

1. 钠盐　在严重烧伤后的休克期内，血液中钠离子下降，伤后第 3 天血钠逐渐正常，伤后 10 天左右达到平衡，部分患者可发生高钠血症。如果患者不发生水肿及肾功能障碍，可以不限制钠盐，每日从膳食中摄入食盐 6g 左右即可。

2. 水分　严重烧伤后，维持体液的平衡至关重要。患者输液量减少后，应保证每日摄入食物含水量及饮水量在 2500~3500ml 范围，同时注意观察尿量变化。烧伤早期创面丢失水分约为正常皮肤的 4 倍。

3. 钾盐　严重烧伤早期有钾升高，但因尿中及创面钾的丢失，患者可出现低钾血症。钾的代谢常与氮代谢平行，钾丢失时常出现负氮平衡。钾（mmol）与氮（g）的比最好为 5~6：1。烧伤后不同时期钠、钾需要量见表 15-4。

表 15-4　烧伤后不同时间患者 Na、K 需要量*

烧伤后天数	Na（mmol/kg）	K（mmol/kg）	K/Na
7~16	3.78	2.69~4.32	5.2
30~39	1.98	1.95~2.17	6.0
60~69	2.00	1.48	6.4
90~99	1.70	0.74	4.2
对照	0.64	0.74~0.57	4.5

*焦广宇．临床营养学．北京：人民卫生出版社．2002.

4. 锌　人体皮肤含锌量约占全身的 20%，创面渗出液的含锌量是血浆的 2~4 倍。蛋白质丢失时，也带走锌离子。烧伤后，尿锌排出量明显增高，可持续 2 个月。为促进烧伤创面的愈合，烧伤后应及时补锌。肉类（猪、牛、羊肉）、鱼类、海产品、豆类含锌量都较高。

5. 铜　烧伤后尿铜排出量明显增高。缺铜早期可使蛋白质合成受阻，血浆铜蓝蛋白减少，并可使铁蛋白中的铁利用受阻，易出现贫血。缺铜后期可使三磷酸腺苷（ATP）生成减少，体内合成反应降低。一般食物均含有铜，肝、肾、甲壳类、硬果类和干豆类含铜丰富。

6. 铁　铁是血红蛋白和肌红蛋白的组成部分，参与氧和二氧化碳的运输。铁又是细胞色素系统和过氧化物酶的组成成分，在呼吸和生物氧化过程中起重要作用。烧伤后应注意补给铁。膳食中铁的良好来源是动物肝脏、瘦肉、蛋黄和绿色蔬菜。

7. 磷　磷对烧伤患者非常重要。因为物质氧化供给能量的关键是如何将所释放的能量用于二磷酸腺苷（ADP）磷酸化为三磷酸腺苷（ATP），以供各种机械能的需要。因此，烧伤患者应查血磷。如血磷低，应立即补磷，肉类、豆类都含有丰富的磷。

烧伤患者的钠、钾、磷需要量比正常人高，尤其组织恢复时需要钾离子更多，钾离子的补充有利于氮的利用。烧伤患者的微量元素肠外营养供给量参见表15-5。

表15-5　烧伤患者的微量元素每日供给量*

微量元素	肠外营养供给量（mg）	微量元素	肠外营养供给量（mg）
Fe	1	Cr	0.2
Zn	10	I	0.5
Cu	2	Se	0.12
Mn	5	Co	0.05

* 葛可佑. 中国营养师培训教材. 北京：人民卫生出版社. 2005.

第二节　烧伤患者的营养治疗

一、营养治疗的原则

烧伤后的营养治疗原则根据烧伤的临床过程分为三期：

（一）休克期

以清热、利尿、消炎、解毒为主。补给多种维生素，不强调蛋白质和热量，应尽量增强食欲。

（二）感染期

继续利尿、消炎、解毒，给以高维生素膳食。逐渐增加蛋白质及热量以补充消耗，保证供皮区再生及植皮成活率，改善负氮平衡。强调补给优质蛋白质，并占全日蛋白质补给量的70%。

（三）康复期

给予高蛋白、高热量、高维生素、丰富而有全价营养的膳食。继续控制感染，提高免疫功能，增强抵抗力，促使迅速康复。

烧伤后各期饮食原则及营养量见表15-6。

表 15-6 烧伤后各阶段营养治疗原则及营养量*

病程	膳食原则	一日营养量	食物内容	餐次
休克期	清热、利尿、消炎、解毒，补给多种维生素，不强调蛋白质和热量，增强食欲	蛋白质 10~15g 糖 90~100g 热量 400~460kcal	茶、米汤、绿豆汤、西瓜水、鸭梨汁、牛奶、冰块酸奶、维生素饮料	6~8 餐
感染期	继续清热、利尿、消炎、解毒。逐渐增加蛋白质及热量，补充消耗，减轻负氮平衡，保证供皮区再生及植皮成活率	蛋白质 120~200g 脂肪 70~100g 糖 350~450g 热量 2510~3500kcal	各种粥、面食、鱼、虾、肉类、禽类、肝、蛋、牛奶、巧克力、各种蔬菜。食物可制成半流质	5~6 餐
康复期	高蛋白、高热量、丰富而有全价营养的膳食。继续控制感染。调整免疫功能，增加身体抵抗力	蛋白质 120~220g 脂肪 80~100g 糖 350~450g 热量 2600~3580kcal	各种面食、米饭、肉类、禽类、鱼、虾、牛奶、蛋类、蔬菜、水果	4~6 餐

*焦广宇.临床营养学.北京：人民卫生出版社.2002.

二、营养补给方法

为满足烧伤患者的营养需要，应遵循营养治疗原则，根据病情、病程、烧伤部位、胃肠道功能以及并发症，采用适宜的途径补充各种营养素，防止营养不良发生，促进患者康复，提高烧伤治愈率。

（一）补充营养的途径

1. 经口营养 口服是最主要的途径。一般休克期后肠蠕动已恢复，可先给休克期流食，如米汤、绿豆汤、西瓜水、维生素饮料等，每日 6~8 餐。感染期和康复期可根据病情及患者饮食习惯制定食谱，保证所需热量，一日 5~8 次。注意患者消化功能，少量多餐，以免因给予大量食物而导致急性胃扩张或腹泻。食欲不振时，可用调理脾胃的中药以改善食欲及胃肠道功能。

面部深度烧伤结成焦痂，或口周围植皮影响进食者，或口唇周围烧伤后疤痕挛缩的小口畸形者，或口腔面部烧伤、口腔牙齿固定等进食困难者，食物均应用高速捣碎机打碎或煮烂过筛，不经咀嚼即可下咽，以改善消化条件。

2. 管饲营养 主要用于患者消化功能良好，但有口腔烧伤，尤其是会厌烧伤，或其他原因引起的进食困难，如颜面、口周严重烧伤，张口困难者，或老人、小儿进食不合作者。管饲的营养液有混合奶和匀浆食物两种，混合奶中蛋白质、脂肪、糖的比例最好为 1:0.9:3，实际应用中可根据病情调整。

严重烧伤早期，胃肠道功能紊乱，管饲可用要素膳（合剂将要素膳粉剂与大豆油乳剂以生理盐水稀释配制而成）。严重烧伤的感染期及康复期可用匀浆食物，营养成分较混合奶的营养素完全，由牛奶、豆浆、牛肉、肝、鸡蛋、胡萝卜、糖、油、盐以高速捣碎机制成。1000ml 中含蛋白质 61g，热量 1190kcal。

鼻饲硅胶管的管径最好为 0.15~0.25cm，可将营养液借助输注泵于 24 小时连续滴入或间断滴入，2 小时一次，每次量为 150~200ml。温度以 37℃~38℃为宜。速率开始宜慢，浓度要低（20%），成人 40~50ml/h。一周以后逐渐加至 100~150ml/h。尽可能等渗，如为高渗透压，易引起恶心、呕吐；蛋白质过量时还可引发高渗性脱水。鼻饲膳食应现用现配，冰箱内保存时间一般不超过 24 小时。若属强酸或强碱引起的食管烧伤，可行空肠造瘘，由瘘管输注经加热消毒的混合营养要素膳。开始应先滴注米汤、果汁等，待适应后再给予脱脂奶、混合奶。滴注速度开始为 40ml/h，以后增至 120ml/h，温度以 40℃~42℃为宜。

3. 经口加管饲营养　患者经口进食不能完全满足营养素需要的情况下，可采用经口与管饲混合的营养支持。

4. 经口加周围静脉营养　采用经口营养或要素膳仍不能满足蛋白质和热能的需要时，可同时采用周围静脉营养。可用等渗或较等渗稍高的营养液，如 5% 葡萄糖和 3% 结晶氨基酸溶液，同时输注脂肪乳剂，更能提高非蛋白质热量的摄入。

5. 完全静脉营养（TPN）　由中心静脉补给，主要用于严重消耗而又不能采用经口/经肠营养的患者。静脉营养液以高渗葡萄糖（25%）和高浓度氨基酸溶液（4.25%）为主。长期应用必须补给必需脂肪酸、多种维生素及适量钾、镁、磷和微量元素（锌、铜、铁、碘）。必需时加入胰岛素、ATP、辅酶 A，并加强中心静脉的护理，同时每日查尿氮及血尿素氮、血清电解质、血糖、尿糖，定期查肝功能及其他有关指标。注意预防霉菌感染和全身感染。

（二）烧伤并发症的营养治疗

烧伤引起的并发症较多，在营养治疗过程中需综合考虑。

1. 应激性溃疡　是大面积烧伤时常见的极严重并发症之一，发病率为 12%~25%，致命性出血率为 5%，溃疡出血时间可持续 15 天，出血总量可达 4500~14000ml。应激性溃疡时，患者应当禁食，待出血停止后，允许患者饮无糖牛奶以中和胃酸，保护胃黏膜。开始用量为 50ml，以后增至 200ml，不要超过 1500ml/d。随着病情好转，可在饮用 250ml/d 牛奶的同时，供给蒸鸡蛋和鸡蛋薄面糊等。

2. 腹泻　对细菌性胃肠炎者，应给予少渣低脂流质饮食；若属霉菌性肠炎，可给予咸米汤。病情好转后可给予藕粉、小米粥、胡萝卜泥、苹果泥等具有助消化和收敛作用的食物。同时注意纠正水和电解质紊乱。

3. 败血症　当并发败血症时，应供给高蛋白、高热能、高维生素饮食。如有高烧和极度厌食，需暂时以鼻饲饮食为主。

4. 急性肾功衰竭　对急性肾功能衰竭的烧伤患者，应给予低盐、低蛋白、高热量、高维生素饮食，并根据病情调整水和钾的补充量。

5. 肝功能障碍　当肝功能障碍时，要给予清淡饮食，并让患者多吃新鲜蔬菜和水果。另外，可提供具有解毒作用的绿豆汤或百合汤等。

三、参考食谱举例

休克期参考食谱

食谱组成

早餐　米汤（粳米 25g）

加餐　果汁蛋白水（鸡蛋清 20g　果汁 50ml　蔗糖 10g）

午餐　绿豆汤（绿豆 20g　蔗糖 10g）

加餐　西瓜 100g

晚餐　果汁冰块（果汁 150ml　维生素 C 2g　冷开水 300ml）

加餐　鸭梨汁（鸭梨 200g）

热能与营养素含量

总热能 1.87MJ（447.35kcal）　蛋白质 10.75g　脂肪 2.98g　碳水化合物 93.86g

感染期参考食谱

食谱组成

早餐　米粥（粳米 50g）　荷包鸡蛋 1 个（50g）　肉松（瘦肉 100g）

加餐　苹果 200g　蛋糕 1 个（鸡蛋 50g　面粉 50g　蔗糖 20g）

午餐　三鲜烧卖（虾仁 50g　瘦肉 50g　香菇 25g）　清蒸小黄鱼 100g　凉拌空心菜 100g

加餐　鲜牛奶 200g　蛋糕 1 个　鸭梨 200g

晚餐　西红柿鸡蛋面（西红柿 100g　鸡蛋 50g　玉米面 100g）

　　　鸡丝腐竹拌黄瓜（鸡肉 100g　腐竹 50g　黄瓜 150g）

加餐　鲜牛奶 200g　蛋糕 1 个　橘子 300g

热能与营养素含量

总热能 13.08MJ（3126.12kcal）　蛋白质 175.81g　脂肪 94.55g　碳水化合物 393.37g

康复期参考食谱

食谱组成

早餐　绿豆粥（粳米 50g　绿豆 50g）　鸡蛋 1 个（60g）豆腐（50g）

加餐　酸奶（250g）　蛋糕 1 个　苹果（200g）

午餐　瘦肉粥（瘦肉 150g　粳米 50g）　烩三鲜（鸡片 100g　鱿鱼 100g　香菇 20g）　红烧鱼（鲫鱼 250g）

加餐　红豆汤（红豆 50g）　香蕉（200g）

晚餐　米饭（粳米 50g）　西红柿炒牛肉（牛肉 100g　西红柿 150g）　清炒四

季豆（菜豆 150g）

加餐　牛奶 250g　蛋糕 1 个　苹果 200g

热能与营养素含量

总热能 14.02MJ（3350.78kcal）　蛋白质 214.97g　脂肪 80.75g　碳水化合物 440.91g

第十六章　职业病的营养治疗

　　职业病是指企业、事业单位和个体经济组织的劳动者在职业活动中，因接触粉尘、放射性物质和其他有毒、有害物质等因素而引起的疾病。我国职业病危害因素分布广泛。从传统工业到新兴产业以及第三产业，都存在一定的职业病危害，接触职业病危害因素的人群数以亿计，职业病防治工作涉及 30 多个行业，法定职业病名单达 10 大类 115 种。接触职业危害人数、职业病患者累计数量和死亡数量及新发患者数量，都居世界首位。因此，如何采取有效的措施已成为职业病防治的关键问题。本章重点阐述几种常见职业病的营养防治。

第一节　尘肺

　　尘肺是由于在职业活动中长期吸入生产性粉尘（灰尘），并在肺内潴留而引起的以肺组织弥漫性纤维化（疤痕）为主的全身性疾病。尘肺主要依次分布在煤炭、有色、机械、建材、轻工等工业行业中。2001 年全国职业病发病情况通报中指出，2001 年新发尘肺病突破万例。我国法定有 12 种尘肺。

一、临床表现

　　尘肺患者的临床表现主要是呼吸系统症状，包括咳嗽、咳痰、胸痛、呼吸困难四大症状。此外，尚有喘息、咯血以及某些全身症状。

　　1. 呼吸困难　呼吸困难是尘肺最常见和最早发生的症状，且和病情的严重程度相关。并发症的发生则明显加重呼吸困难的程度和发展速度，并累及心脏，发生肺源性心脏病，使患者很快发生心肺功能失代偿而导致心功能衰竭和呼吸功能衰竭。这是尘肺患者死亡的主要原因。

　　2. 咳嗽　是一种突然、暴发性的呼气运动，有助于清除气道分泌物，因此咳嗽的本质是一种保护性反射。早期尘肺患者咳嗽多不明显，但随着病程的进展，患者多合并慢性支气管炎。晚期患者易合并肺部感染，使咳嗽明显加重。

　　3. 咳痰　是尘肺患者常见的症状。即使在咳嗽很少的情况下，患者也会有咳痰，这主要是由于呼吸系统对粉尘的清除导致分泌物增加所致。

　　4. 胸痛　是尘肺患者最常见的主诉症状，几乎每个患者或轻或重均有胸痛。

5. 咯血　较为少见，可由于上呼吸道长期慢性炎症引起黏膜血管损伤，痰中带有少量血丝；亦可能由于大块纤维化病灶的溶解破裂损及血管而咯血量较多，一般为自限性的。

6. 其他　除上述呼吸系统症状外，可有程度不同的全身症状，常见的有消化功能减弱、胃纳差、腹胀、大便秘结等。

二、营养治疗原则

尘肺患者营养治疗的原则是在均衡营养的基础上，戒烟戒酒，提高患者的组织修复能力，延缓病情发展。

1. 增加优质蛋白质的摄入　每日应在 90～110g，以补充患者机体消耗，增加机体免疫功能。

2. 补充足量的维生素及相应的微量元素　尘肺患者的肺泡内会产生各种过氧化产物，维生素 A、维生素 C、维生素 E 以及锌、硒等微量元素具有抗氧化作用，可帮助清除过氧化物。维生素 A 能维持上皮组织特别是呼吸道上皮组织的健康，对减轻咳嗽症状、防治哮喘有一定的益处。

3. 食物选择　应选择健脾开胃、清淡、有营养、易吸收的食物，如瘦肉、鸡蛋、牛奶、豆粉、新鲜蔬菜和水果，忌服过冷和油腻性食物。猪血和黑木耳是我国民间传统的防尘保健食品。

三、参考食谱举例

尘肺参考食谱

食谱组成

早餐　包子（三鲜馅）100g　银耳百合糯米粥（银耳 10g　百合 30g　糯米 100g）酱牛肉 50g　苹果 150g

午餐　面条（小麦标准粉 150g）　青椒肉丝（猪里脊 50g　青椒 100g　鸡蛋 50g 花生油 10g　生抽 4g　精盐 1g）　韭菜木耳炒猪血（韭菜 100g　水发木耳 50g　猪血 100g　花生油 10g　精盐 2g）

加餐　梨 200g

晚餐　花卷 100g　茄汁沙丁鱼 50g　蒜泥茄子（茄子 150g　大蒜 50g　芝麻油 5g 精盐 2g）　香菇油菜（香菇 50g　油菜 50g　花生油 5g　精盐 1g）

加餐　牛奶 200g

热能与营养素含量

总热能 11.58MJ（2767kcal）	视黄醇 2765.3μg	叶酸 193.89mg	钙 667.1mg
蛋白质 124.15g	维生素 B_1 1.48mg	烟酸 22.5mg	铁 32.7mg
脂肪 75.38g	维生素 B_2 1.6mg	维生素 C 147mg	锌 18.1mg
碳水化合物 397.99g	维生素 B_6 0.75mg	维生素 E 37.1mg	硒 84μg

第二节 职业性放射病

放射性疾病（radiation-induced diseases）是由电离辐射照射机体引起的一系列疾病。人体接受到电离辐射的方式可以分为外照射和内照射两种。接触 X 射线、γ 射线或中子源过程中，由于长期受到超剂量当量限值的照射，累积剂量达到一定程度后可引起外照射放射病。可能发生外照射放射病的工种有：从事射线诊断、治疗的医务人员，使用放射性核素或 X 线机探伤的工人，核反应堆、加速器的工作人员及使用中子或 γ 源的地质勘探人员等。内照射放射病是经物理、化学等手段证实有过量放射性核素进入人体，形成放射性核素内污染的疾病。

一、临床表现

多数患者有乏力、头昏、头痛、睡眠障碍、记忆力减退与心悸等植物神经功能紊乱的表现。有的出现牙龈渗血、鼻衄、皮下瘀点、瘀斑等出血倾向。部分男性患者有性欲减退、阳痿，女性患者出现月经失调、痛经、闭经等。

长期从事放射诊断、骨折复位和镭疗的医务人员，可见到毛发脱落，手部皮肤干燥、皲裂、角化过度，指甲增厚变脆，甚至出现长期不愈合的溃疡或放射性皮肤癌。少数眼部接受放射剂量较多的患者可出现晶状体后极后囊下皮质混浊或白内障。

二、营养治疗原则

1. 能量充足 辐射可造成能量消耗增加，长期受到小剂量照射的放射性工作人员应摄取适宜的能量，以防辐射敏感性增加。

2. 高蛋白膳食 电离辐射可直接和间接损伤生物大分子，造成 DNA 损伤，影响 RNA 的合成，从而影响蛋白质的合成。高蛋白膳食可减轻机体的辐射损伤，尤其是补充利用率高的优质蛋白质，减轻放射损伤，促进机体恢复。蛋白质可占总能量的12%～18%。

3. 增加必需脂肪酸的摄入 放射性工作人员应增加必需脂肪酸和油酸的摄入量，降低辐射损伤的敏感性。由于辐射可引起血脂升高，因此应控制脂肪占总能量的比值。

4. 增加果糖和葡萄糖的摄入 各种糖类对放射损伤的营养效应可能因其消化吸收或利用率的差异而有所不同。研究表明，果糖防治辐射损伤的效果最佳，葡萄糖次之。因此，放射性工作人员可以多增加水果摄入，提供充足的果糖和葡萄糖。

5. 适量无机盐和维生素 电离辐射的全身效应可以影响无机盐代谢，因此需要适量补充无机盐。电离辐射主要是引起自由基的损伤，因此应该补充大量的维生素 C、维生素 E 和 β 胡萝卜素，减少自由基带来的损伤，同时还需补充维生素 B_1、维生素 B_{12}、烟酸和叶酸。

三、参考食谱举例

职业性放射病参考食谱

食谱组成

早餐　面包150g　煮鸡蛋50g　酸奶150g　凉拌豌豆苗（豌豆苗100g　芝麻油2g）橙子100g

午餐　米饭（粳米250g）　杭椒牛柳（牛里脊肉60g　杭椒70g　淀粉10g　花生油10g 精盐3g　老抽3g）凉拌西兰花（西兰花100g　橄榄油2g）

加餐　杏仁（熟，去壳）50g　草莓100g

晚餐　烙饼50g　肉沫平菇（平菇50g　肥瘦猪肉10g　葵花子油5g　精盐2g　老抽2g）

加餐　牛奶150g

热能与营养素含量

总热能 10.87MJ（2599kcal）	视黄醇1858.2μg	维生素 C 244.9mg	钙724mg
蛋白质 90.99g	维生素 $B_1$0.91mg	烟酸 16.33mg	铁20.9mg
脂肪 80.13g	维生素 $B_2$1.69mg	叶酸89.12mg	锌14.0mg
碳水化合物 378.6g	维生素 $B_6$0.67mg	维生素 E 33.3mg	硒27.7μg

第三节　苯中毒

苯（C_6H_6）是无色、透明、具有芳香气味的油状液体，广泛用于工农业生产，作为制造染料、药物、香料、农药、塑料、合成橡胶等的原料。苯常作为溶剂及稀释剂用于油漆、油墨、粘胶、树脂等工业。苯中毒一般见于生产环境中的意外事故，如苯运输和储存过程中发生泄漏，或在通风不良的条件下进行苯作业，而又缺乏有效的个人防护等。

一、临床表现

苯主要经呼吸道进入人体，液态苯接触皮肤时亦可进入人体，苯在胃肠道可完全吸收。

1. 急性苯中毒　主要对中枢神经系统呈麻醉作用。轻者如醉酒状，伴恶心、呕吐、步态不稳、幻觉、哭笑无常等表现。重者意识丧失、肌肉痉挛或抽搐、血压下降、瞳孔散大，可因呼吸麻痹死亡。

2. 慢性苯中毒　主要是造血系统损害。以白细胞和血小板减少最常见，严重者可发生全血细胞减少和再生障碍性贫血。

二、营养治疗原则

苯进入体内后，部分由肺呼出，部分在肝脏代谢。因此，营养治疗的原则是保肝，增加优质蛋白质的摄入，减少脂肪的摄入，补充维生素。

1. 增加优质蛋白质的摄入 膳食蛋白质对苯毒性有防护作用。同时，苯的生物转化需要一系列酶的催化作用，而酶的数量与活性和机体蛋白质营养状况有关。

2. 减少脂肪的摄入 苯是脂溶性物质，体脂可增加苯在体内蓄积。因此，膳食中脂肪的含量不宜过高。

3. 足量碳水化合物 碳水化合物可提高机体对苯的耐受性，在代谢过程中可提供肝脏解毒的葡萄糖醛酸和解毒所需的能量。因此，应保证足量摄入。

4. 增加维生素 维生素C可提高机体对苯的解毒能力。同时，维生素C对铁的吸收利用、血红蛋白的合成和造血过程均有促进作用。维生素 B_1 能增进食欲和改善神经系统等的功能。维生素 B_6、B_{12} 和叶酸有使白细胞回升的作用。

三、参考食谱举例

苯中毒参考食谱

食谱组成

早餐 馒头（富强粉100g） 菠菜鸡蛋汤（菠菜50g 鸡蛋50g 紫菜10g 虾皮10g） 牛奶250g 凉拌黄瓜（黄瓜50g 豆腐干50g 精盐1g）

午餐 米饭（粳米200g） 清蒸草鱼（草鱼100g 香菇50g 蒸鱼酱油5g） 芹菜木耳炒肉丝（芹菜100g 水发木耳50g 猪里脊50g 花生油10g 精盐3g） 蜜桃（200g）

加餐 柚子200g

晚餐 饺子（素馅100g） 无糖八宝粥200g 西红柿炒鸡蛋（西红柿100g 鸡蛋50g 花生油10g） 凉拌鸡胗（鸡胗50g 洋葱50g 芝麻油2g）

加餐 酸奶100g

热能与营养素含量

总热能 10.82MJ（2585kcal） 视黄醇853.2μg 叶酸167.87mg 钙1192.6mg
蛋白质116.21g 维生素 $B_1$1.16mg 烟酸17.5mg 铁29.2mg
脂肪80.44g 维生素 $B_2$1.71mg 维生素 C129.7mg 锌14.4mg
碳水化合物349.04g 维生素 $B_6$0.3mg 维生素 E 39.7mg 硒66.2μg

第四节 铅中毒

铅为灰白色软金属。铅的用途很广，工业上接触铅及其化合物的机会很多。相关职业主要有铅矿开采、含铅金属的冶炼、蓄电池、染料工业、含铅汽油的生产及使用、印刷业等。铅及其化合物的蒸气、烟和粉尘主要通过呼吸道侵入人体，这是职业性铅中毒的主要侵入途径，也可经消化道吸收。

一、临床表现

铅中毒对机体的影响是多器官、多系统、全身性的，临床表现复杂，且缺乏特异性。主要损害神经系统、消化系统、造血系统和肾脏。

1. 神经系统症状 神经系统最易受铅的损害。铅可以使形象化智力、视觉运动功能、记忆、反应时间受损，语言和空间抽象能力、感觉和行为功能改变，出现疲劳、失眠、烦躁、头痛及多动等症状。

2. 消化系统 铅直接作用于平滑肌，可抑制其自主运动，并使其张力增高，引起腹痛、腹泻、便秘、消化不良等胃肠功能紊乱。

3. 血液系统症状 铅可以抑制血红素的合成，与铁、锌、钙等元素拮抗，诱发贫血，并随铅中毒程度加重而加重，尤其是本身患有缺铁性贫血的儿童。

4. 其他 长期接触铅可致儿童及成人慢性肾炎，肾小管的排泄及重吸收功能受损，出现蛋白尿、糖尿、痛风，晚期出现肾功能衰竭。孕妇如处于较大剂量铅暴露中，可以引起死胎、流产、胎儿畸形。儿童可出现学习障碍。

二、营养治疗原则

根据铅在机体内的代谢、毒性进入机体的途径和对机体的损害，对铅中毒患者及接触铅的作业人员进行营养治疗的主要原则如下：

1. 增加优质蛋白质 蛋白质营养不良能降低排铅能力。充足的蛋白质，尤其是含硫氨基酸有利于体内铅的排出。含硫氨基酸包括蛋氨酸、胱氨酸、半胱氨酸等。鸡蛋、瘦肉、鱼、豆腐及豆制品均属优质蛋白质食物。

2. 限制脂肪的摄入 高脂肪膳食可促进铅在小肠的吸收，因此铅作业人员应注意饮食清淡，忌油腻。

3. 足量的维生素 铅的代谢解毒过程需要消耗维生素 C，因此，铅作业人员应补充足量的维生素 C，每天至少 150mg。维生素 B_1、维生素 B_6 和维生素 B_{12} 有保护神经系统的作用，同时维生素 B_1 还有促进食欲和改善胃肠蠕动的作用。铅中毒时，对维生素 B_2 的需要量增加。维生素 A 也有预防铅中毒的作用。

4. 其他 膳食缺铁时铅的吸收增加。铁营养状况良好而接触铅时，可减轻贫血的程度和生长抑制作用。锌和铜都可减少铅的吸收，因此要注意多摄入富含铁、锌和铜的食物。果胶和膳食纤维能降低铅在肠道的吸收，因此铅作业人员应多食含果胶和纤维素的水果。牛奶中的乳糖可增加铅的吸收。

三、参考食谱举例

铅中毒参考食谱

食谱组成

早餐 包子（三鲜馅）200g   煮鸡蛋50g   豆浆200g   凉拌三丝（青椒30g 绿豆芽30g   胡萝卜30g   芝麻油2g   精盐1g）

加餐 苹果200g   燕麦片50g

午餐 米饭（粳米150g）口蘑炒牛肉（瘦牛肉50g   口蘑100g   精盐2g 花生油10g）豆豉鱼油麦菜（油麦菜100g   熟豆豉鲮鱼30g   花生油5g）

加餐 橙子 200g

晚餐 馒头（标准粉 50g） 冬瓜汤（冬瓜 100g 瘦猪肉 50g 盐 2g） 酱油豆腐（豆腐 50g 生抽 5g 花生油 5 克） 凉拌西芹（西芹 100g 芝麻油 2g 精盐 1g）

热能与营养素含量

总热能 10.65MJ（2545kcal）	视黄醇 1033μg	叶酸 177.04mg	钙 635.6mg
蛋白质 126.62g	维生素 B_1 1.15mg	维生素 E 47.26mg	铁 38mg
脂肪 78.13g	维生素 B_2 1.1mg	维生素 C 20.1mg	锌 18.5mg
碳水化合物 333.84g	维生素 B_6 0.39mg	烟酸 58.44mg	硒 30.7μg

第十七章　地方性疾病的营养治疗

地方病（endemic disease）也称为地方性疾病。从广义上来说，是指各种原因所致的具有地方性发病特点的疾病，包括某些传染病和非传染病等。从狭义上来说，地方病是指其发生与流行同病区中的某种或某些化学元素、生物因素密切相关的疾病。地方病具有一定区域性，长期居住在该地区的人群均有可能发病，其发病与否取决于个体暴露时间、暴露程度以及相应病因的易感性。

化学元素性地方病又称为地球化学性疾病，是由于地壳表面各种化学元素分布不均匀，造成地球上某一地区的土壤和水中某些化学元素过多或不足，导致人体摄入的营养素失衡，久之造成机体损害的疾病。地方性病区在我国分布较广，各地经济状况与饮食习惯不同，发病情况也不尽相同。本章主要介绍碘缺乏病和地方性氟中毒的营养治疗。

第一节　碘缺乏病

碘是人体必需的微量元素，在机体内参与甲状腺素的合成，长期缺碘可导致甲状腺功能减退，甲状腺素水平降低，严重时影响儿童的智力和身体发育。根据碘摄入不足的程度和发生时期及持续时间长短，可发生不同程度的碘缺乏病；另一方面，碘摄入过量对健康也有一定危害，如引起高碘甲状腺肿、碘中毒或碘过敏等疾病。

碘缺乏病（iodine deficiency disorders，IDD）是指从胚胎发育至成人期由于碘摄入量不足而引起的一系列疾病，包括地方性甲状腺肿、地方性克汀病、地方性亚临床克汀病及其引起的流产、早产、死产等。这些疾病实际是不同程度碘缺乏在人类不同发育期所造成的损伤，而甲状腺肿和克汀病则是碘缺乏病最明显的表现形式。

地质环境缺碘或饮用水中碘含量低是饮食缺碘的主要原因。碘缺乏病是一种世界性的地方病，目前全世界受碘缺乏威胁的人口达 16 亿，其中约有 6.6 亿人患有不同程度的甲状腺肿，3 亿人有不同程度的智力落后。我国的碘缺乏病流行范围广，发病人数多，病情较为严重，主要分布在东北、华北、西北和西南地区。

一、临床表现

1. 地方性甲状腺肿　主要表现为甲状腺代偿性肿大。弥漫性肿大的甲状腺表面光滑，有韧性感；若质地较硬，说明碘缺乏较严重或缺碘时间较长。患者仰头伸颈，可见肿大的甲状腺呈蝴蝶状或马鞍状。早期无明显不适，随着腺体增大，可出现周围组织的压迫症状，如气管受压可致呼吸困难，食管受压可致吞咽困难，颈交感神经受压可致Horner综合征（眼球下陷、瞳孔变小、眼睑下垂）。

2. 地方性克汀病　是在碘缺乏地区出现的一种比较严重的碘缺乏病。由于孕妇在怀孕期缺碘，造成胎儿的甲状腺激素供应不足，生长发育出现障碍，特别是中枢神经系统的分化障碍；另一种情况是在出生后摄碘不足，使甲状腺激素缺乏，明显影响身体和骨骼的生长发育。主要临床表现有：①不同程度的智力低下。②神经性耳聋，同时伴有语言障碍。③生长发育落后，表现为身材矮小，婴幼儿囟门闭合迟缓；克汀病征象，如傻相、面宽、眼距宽、塌鼻梁、腹部隆起等；性发育延迟，如女性月经初潮晚，男性性成熟晚。④甲状腺功能低下症状，主要表现为黏液性水肿，皮肤干燥，毛发稀少。

这两种疾病由于特征明显，容易发现。碘缺乏病更大的潜在威胁是儿童期间没有明显身体特征的脑发育损伤。

二、营养治疗原则

人体需要的碘主要来自食物，中国营养学会 2000 年提出的每人每日碘的 RNI 为：成年人 150μg，儿童 90~120μg，孕妇和乳母 200μg。在缺碘地区实行补碘是预防碘缺乏病的首选措施。补碘措施有食盐加碘、碘油、饮水加碘、强化碘食品和调味品等。同时为维持机体代谢正常，要做到合理膳食，尤其是增加富碘食物、蛋白质和多种维生素的供给。

1. 补充碘　碘强化措施是防治碘缺乏的重要途径，如在食盐中加碘，在食用油中加碘以及在自来水中加碘等，其中强化加碘盐是最经济、方便、有效的补碘方法。

（1）碘盐　在各类补碘的措施中，食用碘盐是最为经济实惠的群防群治措施。食盐加碘是目前国际上预防 IDD 首选的方法。碘盐是把微量碘化物与大量的食盐混匀后供食。WHO 推荐碘和盐的比例为 1/10 万，各国供应的碘盐中碘和盐的比例不一。我国规定为 1：20000~1：50000。碘盐中的加碘量应根据每人每天碘需要量、病区缺碘程度、每人每天食盐量以及当地致甲状腺肿物质危害程度等因素而定。食盐应注意放置在有盖的棕色玻璃瓶或瓷缸内，保持干燥、避光且存放时间不宜过久，以防碘化物的损失。

碘盐要坚持长年食用，在缺碘的地区，如果连续 3~6 个月不食用碘盐，就会产生缺碘的危害。

（2）碘油　是用植物油与碘化氢加成反应而制得的有机碘化物，也称为碘化油。有口服和注射制剂两种，通常用于难以推广强化加碘盐的边远地区，作为碘盐干预的辅助措施。应用的对象主要是育龄妇女、孕妇、哺乳期妇女以及 0~2 岁婴幼儿等特殊人群。我国用的碘油多是核桃油和碘合成的，近年来也有用豆油制成的碘油。

（3）富碘食物　平日膳食中应尽量选择含碘丰富的海产品，如海带、紫菜、蛤干、蚶干、干贝、淡菜、海参、海蜇等。

在全民补碘时需要注意高碘区的特殊性。若碘用量过多，可引发碘中毒或高碘性甲状腺肿。在高碘区需食用无碘盐。

2. 增加蛋白质供给量　蛋白质供给不足时，甲状腺功能减退，影响甲状腺激素合成。由于甲状腺功能减退会使小肠黏膜更新速度减慢，消化液分泌受影响，酶的活力下降，白蛋白水平随之下降，因此，碘缺乏时应增加蛋白质的供给量。一般成人蛋白质供给量为 1~1.2g/kg·d。如体重为 55kg 的成年女性，每天应供给蛋白质 66g。

3. 补充铁　甲状腺功能减退会影响铁的吸收，久之会继发缺铁性贫血，因此应多食富含铁的食物。应该注意的是，虽然动物内脏富含铁，但为了防止饱和脂肪酸摄入过多，应限制食用，而多选择黑木耳、蘑菇类食物补充铁，因其既含丰富的铁又含脂肪少。

4. 补充维生素　研究发现，某些病区的居民膳食中维生素 A、维生素 C、维生素 B_{12} 摄入不足可促使甲状腺肿的发生；叶酸参与蛋白质合成，也是促进铁吸收的维生素之一。瘦肉、全奶、禽蛋、新鲜蔬菜和水果中上述多种维生素含量较为丰富，应满足供应。

在推行全民补碘时需要注意高碘区的特殊性，用碘盐和碘油应适量。若用量过多，可引发碘中毒或高碘性甲状腺肿。在高碘区应用无碘盐。

三、参考食谱举例

碘缺乏病参考食谱

食谱组成

早餐　馒头 100g　小米红枣粥（小米 50g　红枣 30g）　凉拌海带丝（海带 30g）煮鸡蛋 50g

加餐　牛奶 250g

午餐　米饭 150g　清炖小黄鱼 100g　香菇青菜（香菇 50g　青菜 100g）　虾皮冬瓜汤（虾皮 20g　冬瓜 50g）

加餐　猕猴桃 100g

晚餐　肉末西红柿鸡蛋面（牛肉末 50g　西红柿 50g　鸡蛋 50g　挂面 100g）　清炒西兰花 100g

加餐　酸奶 125g

三餐共用酱油 10g　醋 10g　花生油 25g　碘盐 6g

热能与营养素含量

总热能 9.25MJ（2212kcal）	碘 153.5μg	
蛋白质 109.83g	脂肪 32.32g	碳水化合物 385.0g
维生素 A1721.9μg	维生素 C 175.85mg	维生素 $B_1$1.15mg
维生素 $B_2$2.11mg	尼克酸 25.87mg	钙 1192.7mg
铁 28.51mg	锌 18.04mg	

第二节　地方性氟中毒

地方性氟中毒（endemic fluorosis）是由于某些地区的环境中氟含量过高，导致该地区居民长期过量地摄入氟，引起以氟骨症（skeletal fluorosis）和氟斑牙（dental fluorosis）为主要特征的一种全身性慢性疾病，又称为地方性氟病。

地方性氟中毒是一种古老的地方病，在世界范围内均有发生，亚洲地区是氟中毒最严重的地区。我国的氟中毒分布很广，波及人口较多，病情较为严重。病区大多分布在黄河以北的干旱、半干旱地区，西到新疆，东到黑龙江省西部。北方以饮水型为主，南方以燃煤污染型为主，亦有饮茶型，主要分布在中西部和内蒙古等习惯饮砖茶的民族聚居区。

一、临床表现

适量的氟能维持机体的钙磷代谢，促进牙齿和骨骼钙化，防止龋齿。长期摄入过量的氟则可致病，人体摄入总氟量每天超过 4mg 时即可引发慢性氟中毒。本病好发于青壮年，女性患病率往往高于男性，妊娠期及哺乳期妇女更易发病，且病情严重。营养不良时，特别是蛋白质、钙、维生素供给缺乏时，机体对氟的敏感性增强。

1. 氟斑牙　大量氟沉积于牙组织，使牙釉面失去光泽，并出现不同程度的颜色改变，呈浅黄色、黄褐色乃至深褐色或黑色，釉面缺损，可表现为细小的凹痕，乃至深层釉质大面积剥脱。严重时牙齿硬度减低，易碎、易破裂乃至脱落。

婴幼儿发病较轻，主要表现为白垩样改变。恒牙氟斑发生在 7~8 岁以前一直生活在高氟环境的儿童，是因摄入过量的氟使牙釉质或牙本质受损所致。

2. 氟骨症　主要发生在 16 岁以后，通常女性病情较男性严重。氟骨症发病缓慢，患者很难说出发病的具体时间，症状也无特异性。

过量的氟进入机体后与钙结合成氟化钙，沉积在骨、软骨、关节面、韧带和肌腱附着点。疼痛是常见的自觉症状，通常由腰背部开始，呈持续性，无游走性，与天气变化无关，逐渐累及四肢大关节，一直到足跟。部分患者因椎管变窄，压迫神经或营养障碍而出现肢体麻木、行走感、感觉减退、肌肉萎缩。随着病情发展可出现关节功能障碍，甚至肢体变形，如脊柱生理弯曲消失，活动范围受限。严重者出现弯腰、驼背、僵直变形甚至瘫痪。

二、营养治疗原则

目前尚无针对地方性氟中毒的特效疗法，治疗原则主要是减少氟的摄入和吸收，促进氟排泄。膳食营养素缺乏时也能促进氟骨症的发生。因此，除改换水源、改造落后的燃煤方式以减少环境氟污染、研制低氟型砖茶等措施外，还应加强和改善患者的营养状况，增强机体抵抗力，减轻原有病情，提倡蛋白质、钙、镁、维生素丰富的饮食，达到热量足够，特别应重视儿童和孕妇的营养补充。

1. 充足的优质蛋白质和热量　食物中的蛋白质能增加尿氟排泄量，减少氟在人体内的蓄积，其氨基酸等降解产物也能降低氟化物的毒性作用。有研究表明，营养不良特别是蛋白质、热量和钙缺乏会加重氟中毒的流行和病情程度。因此，膳食中应保证优质蛋白质和热量摄入充足。动物性食物中蛋白质含量高，利用率也高，应满足供应。奶及其制品、豆类及其制品不仅含钙量高，而且富含优质蛋白质，若每日喝牛奶 500g，即可获得 15g 优质蛋白质和 600mg 钙。

2. 增加钙、镁、硒等多种矿物质 钙摄入量与氟中毒相关，钙摄入不足能加重地方性氟中毒。钙可与氟离子结合成难溶性的氟化钙（CaF_2），由粪便排出，从而减少机体对氟的吸收，故应吃富含钙的食品。有研究表明，饮食摄入钙过低时，补充维生素 C 和酪蛋白不能降低氟的吸收；同时，补钙可防治骨软化型氟骨症。因此，应充足供应小虾皮、海带、芝麻酱和绿叶蔬菜等含钙丰富的食物。

镁可抑制氟在肠道内的吸收，增加尿氟及粪氟的排泄。有研究表明，当氟、镁、钙共存时，高含量的钙、镁离子可减弱或对抗氟中毒症状，使机体氟中毒的骨损害得以减轻或延缓。同时，钙、铁、锌摄入丰富可以减轻氟斑牙的严重程度。

适量硒对体内过量的氟有较强的拮抗作用。研究证实，氟中毒患者体内抗氧化酶类活力降低，脂质过氧化物含量上升，给氟中毒患者补硒可促使尿氟排泄，同时纠正自由基代谢紊乱。

3. 补充维生素

（1）补充维生素 C 和维生素 E 维生素 C 可减轻或消除氟对能量代谢的影响，促使氟在体内代谢，加速氟从体内排出。有研究表明，维生素 C 和维生素 E 联合干预可有效拮抗过量氟诱导的脂质过氧化作用，对氟中毒大鼠肝、肾、脑组织有明显的保护作用。因此，宜多食富含维生素 C 和维生素 E 的食物，如绿叶蔬菜、辣椒、水果等。

（2）增加 B 族维生素的摄入 若患者发生神经系统损害，则需要补充 B 族维生素，尤其是维生素 B_1 和维生素 B_{12}。宜多食杂粮、豆类、干酵母、坚果、动物肝脏、蛋类等富含 B 族维生素的食物。

（3）补充维生素 D 维生素 D 可促进钙的良好吸收，调节钙磷代谢，因此在补充钙的同时还应补充维生素 D。维生素 D 主要存在于海水鱼、肝、蛋黄和动物性食品及鱼肝油制剂中。

三、参考食谱举例

地方性氟中毒参考食谱

食谱组成

早餐 燕麦粥（燕麦片 25g 玉米面 50g 牛奶 250g 白糖 10g） 面包 50g 草莓酱 10g 鸡蛋 50g

加餐 酸奶 125g

午餐 米饭 150g 羊肝 50g 青尖椒 50g 洋葱 25g 花菜 100g 虾仁 50g 黑木耳 10g

加餐 猕猴桃 100g 鲜枣 50g

晚餐 馒头 100g 小米粥（小米 50g） 鲫鱼烧豆腐（鲫鱼 100g 豆腐 50g） 茄子 100g

西红柿 50g　柿子椒 50g

加餐　牛奶 250g

三餐共用酱油 10g　白糖 10g　花生油 20g　盐 6g

热能与营养素含量

总热能 9.92MJ（2370kcal）　蛋白质 119.04g　脂肪 42.87g

碳水化合物 422.34g　维生素 C 334.35mg　维生素 E 33.12mg

维生素 $B_1$1.32mg　维生素 $B_2$2.71mg　钙 1437.6mg

镁 583.6mg　铁 41.1mg　锌 18.01mg

硒 102.25μg

下篇　中医食疗

第十八章　概　述

　　中医食疗是在中医药理论指导下，研究如何利用食物来促进机体健康、防病治病的一门学科。

　　中医食疗历史悠久，内容丰富，安全有效，寓防治于日常饮食之中，是中国营养学独具特色的组成部分，备受世人青睐。尽管中医食疗与现代临床营养学的理论体系有所不同，但二者可以相互配合，优势互补，对于提高临床疗效有着十分重要的意义。

第一节　中医食疗的指导思想

一、整体观念

1. 天人相应整体观

　　中医认为人处于天地之间，生活于自然环境之中，为自然界的一部分，因此，人和自然具有相通相应的关系。自然界的气候变化对人体产生一定的影响，所以饮食当顺应四时的变化作出相应的调整，否则易患疾病。春季阳气升发，万物生机勃勃，为了顺应这种变化，可食用一些辛散之品，如葱、姜、蒜、香菜、豆豉等，以振奋身体的阳气；夏季天气炎热，宜食苦寒清热之品，如苦瓜、绿茶、绿豆等；三伏天暑湿较重，宜食健脾化湿之物，如冬瓜、薏苡仁、白菜等；秋季气候干燥，宜食甘润之品，如百合、枇杷、蜂蜜等；冬季气候寒冷，又逢身体休养生息之时，宜予温补之品，如羊肉、狗肉等。

2. 人体自身整体观

　　中医认为人体的各个部分都是有机地联系在一起的，这种相互联系是以五脏为中心，通过经络的作用而实现的。它体现在脏腑与脏腑、脏腑与形体各组织之间的生理、病理各个方面。在临诊过程中，可以根据五官、形体、色脉等外在的变化，了解脏腑的虚实、气血的盛衰以及正邪的消长，从而确定治疗原则。如老年人常见腰酸腿软、眼花耳聋等症，考虑到目与肝有关，肾与骨、耳有关，可知上述症状为肝肾不足所致，治疗原则宜补益肝肾，可经常食用枸杞子、桑椹、羊肉、黑芝麻、核桃仁等，从而达到聪耳明目、坚骨延年的效果。

二、平衡阴阳

阴阳是指一切事物或现象相互对立统一的两个方面。就人体而言，也存在着阴阳两个方面。身体患有疾病，究其原因，无一不是阴阳失调所致，如阴阳之偏盛偏衰。因此饮食治疗应以调整阴阳平衡为基本指导思想。"谨察阴阳所在而调之，以平为期"（《素问·至真要大论》），以达到"阴平阳秘，精神乃至"的正常生理状态，从而保证身体健康。

三、食药同源

食药皆属于天然之物，具有同一的形、色、气、味、质等特性，因而二者在性能上有相通之处。食物也具有类似药物的四气五味、升降浮沉、归经、功效等属性。正如宋代《养老奉亲书》所说："水陆之物为饮食者，不管千百品，其四气五味、冷热补泻之性，亦皆禀于阴阳五行，与药物无殊……人若知其食物，调而用之，则倍胜于药……善治药者，不如善治食者。"

中医学中经常出现食药同用的现象。从古代众多的本草、方剂典籍中不难发现药食同用的例子，如当归生姜羊肉汤、百合鸡子黄汤、青蒿蘖等。但是食物与药物还是有所不同，与药物相比，食物性质比较平和，作用和缓，没有毒副作用。

第二节　食物的性能

食物的性能主要有性、味、归经等几方面内容。

一、食物的性

食物具有寒、凉、温、热四种性质，中医称为"四性"或"四气"。其中温热与寒凉属于两类不同的性质。温次于热，凉次于寒，即在共同性质中又有程度上的差异。还有一类食物，寒热性质都不太明显，作用比较和缓，则归于平性，食物以平性居多。

常用食物的四性归类举例如下：

1. **寒性食物**　马齿苋、苦瓜、莲藕、食盐、海带、鸭梨、西瓜、冬瓜等。
2. **凉性食物**　茄子、白萝卜、丝瓜、苋菜、芹菜、大麦、绿豆、茶叶等。
3. **热性食物**　芥末、肉桂、辣椒、花椒、干姜等。
4. **温性食物**　韭菜、茴香、葱白、香菜、糯米、胡桃仁、羊肉、羊奶等。
5. **平性食物**　粳米、小米、圆白菜、黄豆、扁豆、莲子、牛肉、牛奶等。

从生活和临床应用食物的经验来看，寒凉性食物多有滋阴、清热、泻火、凉血、解毒等作用，温热性食物多有温经、散寒、助阳、活血、通络等作用，平性食物大都具有补益滋养的功效。

二、食物的味

中医在长期的食疗中发现，不同滋味的食物作用往往不同，而滋味相同的食物常有共同之处。食物味是指食物的具体味道，主要有五种：辛、苦、甘、酸、咸。

1. 辛味食物　有发散、行气、行血的作用。如干姜、葱白发散风寒，适用于外感表证；陈皮、香橼、佛手行气解郁，适用于肝郁气滞等证。

2. 苦味食物　能清热、泄火、燥湿、泻下。如苦瓜清热解毒，用于火热实证；杏仁润肺降气，化痰止咳，适用于外感咳嗽、气喘等。

3. 酸味食物　有收敛、固涩等作用。如乌梅、石榴等。前者安蛔止痛，用于蛔虫症。后者涩肠、止血、止咳，可治疗泻痢、脱肛、下血、咳喘等。

4. 咸味食物　能软坚散结，泻下通便。如海藻、海带等，适用于甲状腺肿大（古代称为瘿瘤）等。

5. 甘味食物　有补益缓急、和中作用。多用于治疗虚、疼痛等证，如蜂蜜、大枣、山药等。

三、食物的归经

归经是指食物对于机体某部分的选择性作用——主要对于某脏腑、经络或某几经发生显著的作用，而对其他经则作用较小或没有作用。如鸭梨、芹菜同属寒性食物，虽然都有清热作用，但其作用侧重点不同，前者偏于清肺热，后者偏于清肝热，各有所长。按归经，食物可分为：

1. 归心经的食物　百合、龙眼肉、莲子、酸枣、小麦等。

2. 归肺经的食物　梨、甘蔗、荸荠、枇杷、白果、罗汉果等。

3. 归脾经的食物　粳米、小米、大豆、大枣、猪肉、莲藕等。

4. 归肝经的食物　马齿苋、芹菜、枸杞子、黑芝麻、茴香等。

5. 归肾经的食物　猪肾、羊肾、海参、海马、桑椹、黑豆等。

6. 归胃经的食物　粳米、小米、糯米、土豆、萝卜、牛肉等。

7. 归膀胱经的食物　刀豆、玉米、冬瓜、肉桂、茴香等。

8. 归小肠经的食物　食盐、赤小豆、冬瓜、苋菜等。

9. 归大肠经的食物　马齿苋、茄子、苦瓜、苦菜、荞麦、木耳等。

性、味、归经都是从一个侧面反映食物的特性，在选择食物的时候，要将其多种性能综合考虑，合理应用，才能收到良好的预期效果。

第三节　食物的治疗作用

食物的治疗作用概括起来有三个方面，即补、泻、调。

一、补益正气

人体各种组织、器官和整体的机能低下，是导致疾病的重要原因，中医学把这种病理状态称为正气虚，其所引起的病证称为虚证。虚证的临床表现，由于有阴虚、阳虚、气虚、血虚等的不同，而各具其证候特点，但总体上表现为精神萎靡、身倦乏力、心悸气短、食欲不振、腰疼腿软、脉象细弱或沉细。

凡是能够补充人体物质、增强机能、提高抗病能力、改善或消除虚弱证候的食物，都具有补益脏腑、扶助正气的作用。这类食物大多为动物类、乳蛋类或粮食类食物。如：

1. 补气类 粳米、糯米、小米、籼米、黄豆、豆腐、牛肉、鸡肉、兔肉、鹌鹑、鸡蛋、鹌鹑蛋、土豆、胡萝卜、大枣等，用于气虚证。

2. 补血类 猪肉、羊肉、猪肝、羊肝、牛肝、甲鱼、海参、菠菜、胡萝卜、黑木耳、桑椹等，用于血虚证。

3. 滋阴类 鸡蛋黄、鸭蛋黄、甲鱼、乌贼、猪皮、鸭肉、桑椹、枸杞子、黑木耳、银耳等，用于阴虚证。

4. 补阳类 羊肉、狗肉、鹿肉、兔肉、羊肾、猪肾、鸽蛋、鳝鱼、虾、淡菜、韭菜、枸杞子、刀豆、核桃仁等，用于阳虚证。

二、祛除邪气

外界致病因素侵袭人体，或内脏机能活动失调，皆可使人发生疾病。如果病邪较盛，中医称为"邪气实"，其证候则称为"实证"。实证的范围很广，如邪闭经络或内结脏腑，或气滞、血瘀、痰湿、积滞等，都属于实证范围。一般实证的症状有呼吸气粗、精神烦躁、脘腹胀满、疼痛难忍、大便秘结、小便不通或者淋沥涩痛、舌苔黄腻、脉实有力等。

用于实证的食物，大都具有祛除病邪的作用，邪去则脏安，身体康复。泻实类食物的种类较多，分别介绍如下：

1. 辛温解表类 生姜、大葱、蒜等，用于风寒感冒。

2. 辛凉解表类 杨桃、茶叶、豆豉等，用于风热感冒。

3. 清热泻火类 苦瓜、苦菜、蕨菜、西瓜等，用于实热证。

4. 清热燥湿类 茄子、荞麦、马齿苋等，用于湿热病证。

5. 清热解毒类 绿豆、赤小豆、马齿苋、苦瓜等，用于热毒证。

6. 清热解暑类 西瓜、绿豆、绿茶等，用于暑热证。

7. 清热利咽类 荸荠、青果、无花果等，用于咽喉肿痛证。

8. 清热凉血类 茄子、藕节、丝瓜、黑木耳等，用于血热证。

9. 通便类 香蕉、菠菜、竹笋、蜂蜜、核桃仁等，用于便秘证。

10. 祛风湿类 薏苡仁、木瓜、樱桃、鳝鱼等，用于风湿证。

11. 芳香化湿类 扁豆、蚕豆等，用于湿温、暑湿、脾虚湿盛证。

12. 利水类 玉米、玉米须、黑豆、绿豆、赤小豆、冬瓜、冬瓜皮、白菜、鲤鱼等，用于小便不利、水肿、淋病、痰饮等。

13. 温里类 干姜、肉桂、花椒、茴香、胡椒、辣椒、羊肉等，用于里寒证。

14. 行气类 香橼、佛手、刀豆、玫瑰花等，用于气滞证。

15. 活血类 山楂、茄子、酒、醋等，用于血瘀证。

16. 止血类 藕节、黑木耳等，用于出血。

17. 化痰类 海藻、昆布、海带、紫菜、萝卜、生姜等，用于痰证。

18. 止咳平喘类 杏仁、梨、白果、枇杷、百合等，用于咳喘。

19. 安神类 莲子、小麦、百合、龙眼肉、猪心等，用于失眠。

20. 收涩类 乌梅、莲子等，用于泄泻、尿频等滑脱不禁证。

三、调和脏腑

中医认为脏和腑虽然各有不同的生理功能，但它们之间既分工又合作，相互依赖，构成了有机整体，从而保证身体正常的生命活动。如果脏腑之间，脏与脏、腑与腑之间失去协调、平衡的关系，就会导致疾病的发生。如脾胃都是饮食消化的主要器官，胃主受纳、腐熟，脾主运化，脾气以升为顺，胃气以降为和。若脾胃不和，脾气该升不升，则会出现食欲不振、食后腹胀、倦怠乏力、头晕脑涨等清阳不升、脾不健运的症状；胃气当降不降，则出现食停胃脘的胀满、胃痛、恶心欲呕的症状。治宜调和脾胃，予以扁豆、生姜、山药、猪肚、胡萝卜、麦芽、谷芽等食物。

第四节 饮食治疗原则

一、平衡膳食

在日常生活中应力求饮食多样，荤素搭配，平衡膳食。《黄帝内经》提出"五谷为养，五果为助，五畜为益，五菜为充，气味合而服之，以补精益气"（《素问·脏气法时论》），即以谷类食物滋养人体，动物食品补益脏腑，蔬菜水果作为副食补充，这样配制的膳食含有人体所需要的各种营养成分，比例适当，又可避免五味偏嗜，是身体健康、防治疾病的基本保证。在此基础上，结合个人体质、具体病证予以相应的膳食，最终达到"阴平阳秘，精神乃治"的状态。

二、辨证施食

辨证论治是中医治疗学的一条基本原则，也是中医食疗的精髓之一，具体体现为辨证施食。辨证施食是由辨证与施食相互联系的两个部分所组成。辨证不是各种症状的简单罗列，而是通过对症状、舌苔、脉象等进行综合分析，从中找出内在的联系，得出证候的概念，并以此作为食疗的重要依据。辨证是决定食疗的前提和依据，施食是食疗的手段和方法。

《黄帝内经》中提出"虚者补之"、"实者泻之"、"寒者热之"、"热者寒之"等一系列治疗原则，所以辨证配膳时，要根据病证的阴阳、表里、虚实、寒热，分别给予不同的饮食治疗。例如对虚证虽然都应该补益，但还要注意区别是阴虚还是阳虚。《黄帝内经》中有"形不足者，温之以气；精不足者，补之以味"的训诫。这就是说，阳气虚弱的病证，应该给甘温益气之品，以使阳气旺盛；而对于阴精亏损的患者，则要用厚味之物补益精血，以使阴精充足。又如热病烦渴，要给予清凉的饮食；中寒腹痛，就要用温热的饮食。

其次，还要辨明疾病属于哪一脏腑，根据病证所在的脏腑，采取不同的饮食营养疗法。如水肿的治疗，对于证属风邪犯肺、肺失宣化的阳水，应施以宣肺利尿的饮食，如葱白粥、五皮饮等；证属脾虚水湿潴留的水肿，当健脾利湿，予以薏苡仁、扁豆、茯苓、鲤鱼等食物。

三、顾护脾胃

中医学认为，"胃为水谷之海"，"脾为气血生化之源"。胃主收纳，脾主运化，二者互为表里，共同协作，完成食物的受纳、腐熟、消磨和对精微物质的吸收与输布，进而滋养五脏六腑、肌肉筋骨、皮肤毛发，所以脾胃为人体的后天之本。如果脾胃失健，就会变生他病。如胃气不和，受纳失司，则进食减少，恶心呕吐。脾胃运化无力，则出现腹胀便秘、疲倦乏力、少气懒言、面色萎黄等一派虚弱的征象。因此脾胃功能的强弱对于疾病的传变、转归、康复都起着重要的作用。我们在实际生活中，不论是以食健身，还是以食治病，都要注意补益脾胃以生气血，顾护脾胃而不伤中州。此外，平时要饮食有节，不加重脾胃的负担。

第五节　饮食宜忌

所谓饮食宜忌，是指有关食之"所宜"与"非所宜"的诸般情况。中医学对此非常重视，认为"所食之味，有与病相宜，有与身为害，若得宜则补体，害则成疾"。元代《饮食须知》也强调："饮食借以养生，而不知物行有相宜相忌，纵然杂进，轻则五内不和，重则立兴祸患。"饮食宜忌贯穿于疾病的各个时期，它对于疾病的发生、发展和转归都有着十分重要的影响。

一、病中宜忌

1. 寒热虚实证

（1）寒证　宜食温热性食物，忌食寒凉、生冷食物。

（2）热证　宜食寒凉或平性食物，忌食温燥伤阴食物。

（3）虚证　阳虚者宜温补，忌寒凉；阴虚者宜清补，忌温热、辛辣；一般虚证患者大多脾胃功能减退，消化力弱，所以不宜食用油腻、坚硬、黏滞难化的食物，饮食宜清淡、有营养。

（4）**实证**　宜食清利淡渗食物，忌食温补食物。

2. 生冷　脾胃虚寒而致胃痛、呕吐、腹泻者，忌食大量生的蔬菜、水果及冷饮（如冰茶、汽水、冰淇淋等）和冷食（如冷饭、冷菜等）。

3. 发物　风寒感冒、哮喘咳嗽、斑疹伤寒、痤疮疮肿、病后初愈的患者应忌食腥膻、辛辣发物，如海鱼、无鳞鱼、虾蟹、羊肉、芫荽、葱、姜、蒜等，以免引起新病加重，旧病复发。

4. 黏腻　脾虚痰湿或夏月感受暑湿的患者不宜进食黏滑油腻的食物，如糯米、肥猪肉、奶酪、油炸制品等。

5. 辛辣　辣椒、花椒、韭菜、葱、姜、蒜等辛辣之物，为内热证患者所忌。

6. 腥膻　海产品、羊肉、狗肉等食物，为风热、痰热、斑疹疮疡等证所忌。

二、服药宜忌

清代医学家章杏云说："患者饮食，借以滋养胃气，宜行药力，故饮食得宜为药饵之助，失宜则反与药饵为仇。"有的食物可以减轻药物的作用，降低疗效。如萝卜可以减弱补气类药物的功效，所以二者不宜同服。茶叶可与多种药物发生化学反应，因此饮茶时间与服药时间最好隔开。《本草纲目》中还记载了一些经验，如薄荷忌蟹肉、甘草、黄连、桔梗忌猪肉等，仅供参考。

三、胎产宜忌

怀孕分娩是特殊生理时期，饮食要特别注意。

妊娠期由于胎儿生长发育的需要，应给予营养滋补的食物，避免吃辛热温燥、不易消化的食物。

分娩后的乳母，可多用鸡、鸭、鱼、牛肉、猪蹄炖汤喝，既补充营养，又促进乳汁分泌。避免生食、寒冷或辛辣之物，但也不要禁忌太多，以免影响母亲及乳儿的健康。

需要指出的是，食物在治疗过程中虽有一定的作用，但性质多平和，偏性不著，久服才能生效，在临床多是起辅助作用。

第十九章 中医常见病症的食疗

第一节 感冒

感冒是以鼻塞、流涕、喷嚏、咳嗽、头痛、恶寒、发热等为主要临床表现的一种病证。因感受六淫或时行疫毒，导致肺卫失和。本病四季均可发病，尤以春冬季为多见。上呼吸道感染、流行性感冒可参考本节有关内容治疗。

一、膳食原则

1. 一般感冒多为实证，治疗以解表达邪为主。风寒予以辛温解表，风热治以辛凉解表，夹有暑湿当清暑去湿，体虚感冒应标本兼顾。

2. 饮食宜清淡易消化，不宜食油腻、黏滞、辛辣的食物。

二、辨证食疗

1. 风寒感冒

【证候】鼻塞，流清涕，咳嗽声重，咯痰稀薄，恶寒发热，肢体酸痛；舌苔薄白，脉浮紧。

【治法】辛温解表，宣肺散寒。

【食疗方】

(1) 葱豉汤(《补缺肘后方》)

配方：葱白 10g，豆豉 10g。

制法用法：用温水泡发豆豉，洗净备用。将清水放入锅中，大火烧开后，放入葱白、豆豉，煮 10~15 分钟即可。每日 1 剂，每日 2 次，3 天为 1 个疗程。

方解：方中葱白味辛性温，有发表通阳的作用；豆豉味辛甘，微苦，性凉，可解表除烦。二者合用，共奏发表散寒之功。适用于风寒感冒。

(2) 紫苏粥(《粥谱》)

配方：紫苏 10g，粳米 100g。

制法用法：粳米洗净，常法煮粥，将熟时加入紫苏，继续煮 10~15 分钟即可。每日 1 剂，每日 2 次，3 天为 1 个疗程。

方解：方中紫苏味辛性温，善于发表散寒，开宣肺气，并行气宽中；粳米味甘性平，补中益气。两味配伍，共奏解表散寒、行气宽中、调和肠胃之功效。适用于风寒感冒兼胃肠症状者。

2. 风热感冒

【证候】发热重，恶寒轻，咳嗽，咽疼，头痛；舌边尖红，苔薄黄，脉浮数。

【治法】辛凉解表，清肺透邪。

【食疗方】

（1）荆芥粥(《养老奉亲书》)

配方：荆芥 10g，薄荷 5g，淡豆豉 10g，粳米 100g。

制作及用法：先将荆芥、薄荷、淡豆豉另煎，煮开后继续煎煮 10 分钟即可，去渣取汁，备用。粳米煮粥，米烂时兑入药汁，同煮为粥。每日 1 剂，每日 2 次，趁热服食，3 天为 1 个疗程。

方解：方中以荆芥、薄荷为主，长于散风热，清头目，利咽喉。豆豉、粳米为辅，豆豉味辛，微苦，性寒，解表除热；粳米滋养脾胃，有助于鼓邪外出。四药合用，共奏疏风散热、辛凉解表之功。适用于风热感冒。

（2）银花茶(《疾病的食疗与验方》)

配方：银花 20g，茶叶 6g，冰糖适量。

制法用法：将银花、茶叶放入锅中，武火烧开，改用文火煮 10 分钟即可。或将原料放入茶杯中，用开水冲泡，代茶饮。每日 1 剂，3 天为 1 个疗程。

方解：方中银花味辛性凉，可清宣疏散，清热解毒；茶叶味甘苦性凉，清头目，除烦热，利小便，生津液；冰糖调和诸药。三物合用，共奏辛凉解表、宣散风热之功，适用于风热感冒。

3. 暑湿感冒

【证候】身热，微恶风，汗少，肢体酸重或疼痛；头晕头痛，咳嗽痰黏，鼻流浊涕，心烦口渴，小便短赤；舌苔薄黄腻，脉濡数。

【治法】清暑祛湿解表。

【食疗方】

（1）白扁豆汤(《中医食疗学》)

配方：白扁豆 60g，粳米 100g，食糖适量。

制法用法：先将白扁豆洗净，用温水浸泡 1 小时，再与粳米同煮为粥，食糖调味。每日 1 剂，分早晚服食，3 天为 1 个疗程。

方解：方中白扁豆味甘性平，擅长健脾和中，化湿消暑；粳米味甘，性平，是健脾益胃的佳品。二者合用，共奏健脾化湿之功。适用于外感暑湿之邪。

（2）清络饮(《温病条辨》)

配方：西瓜翠衣 6g，扁豆花 6g，银花 6g，丝瓜皮 6g，荷叶 6g，竹叶 6g。

制法用法：将上述六味原料放入锅中，加清水，大火烧开后改用小火继续煮 15 分钟即可。去渣取汁，代茶饮。每日 1 剂，每日 2 次，3 天为 1 个疗程。

方解：方中西瓜翠衣即西瓜皮，味甘淡，性寒凉，可清热解暑；扁豆花化湿解暑；银花辛凉解表；丝瓜皮清热通络，利尿解暑；荷叶清暑利湿；竹叶清心利尿。诸药合用，共奏清热解暑、化湿升阳之功。适用于夏天的暑热感冒。

4. 体虚感冒

【证候】恶寒发热，头痛鼻塞，倦怠乏力，气短懒言，反复发作；年老或多病者恶风，易汗出；舌质淡，苔薄白，脉浮无力。

【治法】扶正解表。

【食疗方】

(1) 生姜红枣粥(《常见病的饮食疗法》)

配方：生姜 10g，红枣 3 枚，粳米 100g。

制法用法：将生姜切片，红枣掰开，粳米淘洗干净，放入锅中，加水煮粥。每日 1 剂，分早晚服，3 天为 1 个疗程。

方解：方中生姜味辛，性温，发表散寒；红枣味甘，性温，长于补中益气，养血安神；粳米味甘性平，健脾益气。三物合用，共奏益气养血、发散解表之功，适用于平素气血虚弱复感风寒者。

(2) 葱豉煲豆腐(《饮食疗法》)

配方：淡豆豉 10g，葱白 10g，豆腐 100g。

制法用法：锅内放入豆腐、清水，水开后加入食盐、葱白、豆豉，煮 5~10 分钟即可。热服，服后盖被取微汗。每日 1 剂，分早晚服，3 天为 1 个疗程。

方解：方中淡豆豉长于疏散解表；葱白主发散风寒邪气；豆腐益气和中。三者合用，共奏健脾益气、扶正驱邪之功。适用于年老体虚外感证。

第二节 发热

发热有外感、内伤之分。外感发热可参见有关章节的内容。凡因气血阴阳亏损，脏腑功能失调导致的发热，称为内伤发热。内伤发热一般以低热多见，或患者自觉发热而体温不高。

功能性发热、肿瘤、血液病、结缔组织病、慢性感染性疾病、内分泌疾病等出现的发热，可参照此节治疗。

一、膳食原则

1. 发热的治疗必须根据发热的不同类型施以不同的方法，或疏肝解郁，或活血化瘀，或益气补虚，或补血退热，或滋阴增液。

2. 慎用苦寒或发散之品，以免苦寒太过，损伤脾阳；辛辣易化燥伤阴，反而加重病情。

3. 饮食清淡爽口，易消化，忌油腻、辛辣、腥膻之物。

二、辨证食疗

1. 肝郁发热

【证候】心烦身热；性情急躁，胸胁胀满，喜叹息，口苦；舌苔黄，脉弦数。

【治法】疏肝解郁。

【食疗方】

(1) 金玫饮(《中医食疗学》)

配方：郁金10g，干玫瑰花6g，冰糖适量。

制法用法：郁金加水煎汤，后入玫瑰花煮开即可，酌加冰糖，代茶饮。每日1剂，分早晚服，5天为1个疗程。

方解：玫瑰花味甘，微苦，性温，能舒肝胆之郁气，和血行血，健脾降火；郁金行气解郁，活血止痛。二者合用，共奏疏肝解郁之功。适用于肝郁发热或血瘀发热之证。

(2) 菊花粥(《慈山粥谱》)

配方：菊花10g，粳米100g，冰糖适量。

制法用法：先将粳米加水煎煮至米熟时，放入菊花、冰糖，煮10分钟即可。每日1次，3天为1个疗程。

方解：方中菊花味辛、甘、苦，性微寒，善于疏风、平肝、解热；粳米甘平，健脾益气；冰糖甘凉，可清热。三者合用，共奏疏肝解郁之功。适用于肝郁发热或风热外感之证。

2. 瘀血发热

【证候】下午或夜晚发热，口干咽燥，身体常痛有固定处或肿块，面色黯黑；舌质紫暗，脉象细涩。

【治法】活血化瘀。

【食疗方】

(1) 桃仁粥(《太平圣惠方》)

配方：桃仁10g，粳米100g，冰糖适量。

制法用法：将粳米洗净，桃仁去皮尖打碎，备用。锅中放入粳米、桃仁，煮成粥，以冰糖调味。每日1次，5天为1个疗程。

方解：方中桃仁味苦，性平，活血祛瘀，润肠通便；粳米味甘性平，补中益气；二者与味甘性平的冰糖相配，泻中有补，以免伤及正气。三者合用，共奏活血化瘀、补中益气之功。适用于血瘀发热证或肠燥便秘证。孕妇忌服本品。

(2) 山楂汤(《简单便方》)

配方：山楂30g，冰糖适量。

制法用法：山楂冲洗干净，去核切片，放入锅中，加清水，煮约20分钟，以冰糖调味即可。代茶饮。每日1剂，5天为1个疗程。

方解：方中山楂味酸甘，性微温，散瘀血，消食积；冰糖味甘，性凉，甘酸合用，化瘀血而不伤新血，开郁气而不伤正气。二者合用，共奏活血化瘀之功。适用于瘀血发热、消化不良、高血脂症等。

3. 气虚发热

【证候】发热常在劳累后发作或加重，头晕乏力，自汗，容易感冒；气短懒言，食少便溏；舌质淡，苔薄白，脉细弱。

【治法】益气补血。

【食疗方】

(1) 参麦茶(《陕西中草药》)

配方：太子参10g，浮小麦15g。

制法用法：将太子参、浮小麦切碎，放入茶杯中，用开水冲泡，温浸15分钟即可，代茶饮。或放入锅内，加水煎煮20分钟后去渣取汁，饮服。每日1剂，每日2次，10天为1个疗程。

方解：方中太子参味甘微苦，性平，可补气生津，是补气药中一味清补之品；浮小麦为小麦未成熟的颖果，味甘性凉，益气除热，且能止汗。二者合用，共奏益气解热止汗之功。适用于气虚发热、汗出等症。

(2) 粟米粥(《本草纲目》)

配方：粟米50g。

制法用法：粟米淘洗干净，放入锅中，加清水上武火煮开后，改用文火煮至粥成即可。每日1剂，每日2次，5天为1个疗程。

方解：粟米即小米，味甘咸，性同粳米，长于补中益气，而性质偏凉，尤适用于气虚发热者食用。

4. 血虚发热

【证候】发热，热势多为低热；或面色无华，心悸不宁，身倦乏力，或月经稀少，色淡；舌质淡，苔薄白，脉细弱或细弦。

【治法】补血益气。

【食疗方】

(1) 鸡肝粥(《寿亲养老新书》)

配方：鸡肝50g，粳米100g，豆豉、食盐各适量。

制法用法：鸡肝洗干净后，切碎备用。粳米淘洗干净，放入锅中，加清水、豆豉，煮至粥将成时，加鸡肝、食盐，开后煮5分钟即可。每日1剂，每日2次，7天为1个疗程。

方解：方中以鸡肝为主，补血养肝；以粳米、豆豉为辅佐，粳米健脾益气；豆豉清热除烦。诸料合用，共奏补肝明目之功。适用于血虚发热所致的目暗、头晕等症。

(2) 百合鸡子黄汤(《金匮要略》)

配方：百合7枚，鸡子黄1枚，冰糖适量。

制法用法：从鸡蛋分出鸡蛋黄，备用；百合剥开，洗净，放入锅中，加入清水，武火烧开后改用文火，调入鸡蛋黄搅匀，煮开后以冰糖调味食用。每日1剂，每日2次，7天为1个疗程。

方解：方中以百合为主，润肺清心；鸡子黄为辅，滋阴清热。二者合用，共奏滋阴润肺、清心安神之功。适用于阴虚发热、热病后期阴血损伤、余热扰心等症。

5. 阴虚发热

【证候】午后或夜间潮热，手足心热，或骨蒸颧红；心烦盗汗，失眠多梦，口干咽燥，或腰膝酸软，大便干结，尿少色黄，男子遗精，女子月经稀少；舌质红，无苔或少苔，脉象细数。

【治法】滋阴清热。

【食疗方】

（1）地黄粥（《太平圣惠方》）

配方：生地黄20g，粳米100g。

制法用法：先将生地黄煎取汁液，备用。粳米放入锅内，加水煮至米烂时，兑入生地黄汁。每日1剂，每日2次，7天为1个疗程。

方解：方中生地味甘苦，性寒，滋阴凉血，清热生津；粳米补中益气。二者合用，增强补虚之功，适用于阴虚内热所致的潮热，温病后期，余热未尽，阴津损伤的发热、咯血等症。

（2）枸杞叶粥（《太平圣惠方》）

配方：鲜枸杞叶250g，粳米100g，豆豉汁、葱白、食盐各适量。

制法用法：枸杞叶摘洗干净，切碎备用。粳米淘洗干净，放入锅中，加清水煮至米熟时，加入枸杞叶、葱白、豆豉汁、食盐，煮至粥成。每日1剂，7天为1个疗程。

方解：方中重用枸杞叶为主，补虚劳，清内热；以粳米、豆豉为辅佐，粳米滋养脾胃，豆豉清热除烦。三者合用，共奏补虚劳、清内热之功，适用于阴虚内热所致的潮热，阴津损伤的发热、咯血等症。

第三节　咳嗽

咳嗽是以咳嗽、咯痰为主要临床表现的一种病症，多因外邪侵袭肺脏，或脏腑功能失调，内伤及肺，肺失宣降所致。咳嗽是肺系疾病的一个常见病症，根据其发生的原因，可分为两大类：外感咳嗽和内伤咳嗽。外感咳嗽是由外邪（风寒、风热、燥热）侵袭肺卫引起，内伤咳嗽则是由脏腑功能失调所致。

上呼吸道感染、支气管炎、肺炎、肺结核等疾病所引起的咳嗽，可参考本节内容进行治疗。

一、膳食原则

1. 外感咳嗽宜宣肺散邪；内伤咳嗽多为虚实夹杂，宜标本兼治，偏虚者以扶正补肺为主，偏实者以祛邪化痰为要。

2. 饮食宜清淡，多吃蔬菜和水果，慎食辛辣、油腻、腥膻之品。

二、辨证食疗

1. 风寒袭肺

【证候】咳嗽声重，咯痰稀薄色白；鼻塞，流清涕，恶寒，发热，肢体酸痛；舌苔薄白，脉浮紧。

【治法】疏风散寒，宣肺止咳。

【食疗方】

(1) 生姜粥(《饮食辨录》)

配方：生姜 10g，粳米 100g，葱白 10g。

制法用法：生姜切片，葱白切碎，备用。将粳米煮粥，待米熟后，加入生姜、葱花，粥成时将生姜片取出。每日 1~2 次，5 天为 1 个疗程。

方解：方中生姜解表散寒，温肺化饮；葱白发散解表，通阳散寒；粳米健脾益气。三者合用，共奏辛温发散、解表散寒之功。适用于风寒感冒，风热咳嗽及内伤咳嗽忌用本方。

(2) 姜糖苏叶饮(《本草汇言》)

配方：生姜 6g，紫苏叶 3g，红糖适量。

制法用法：生姜切丝，苏叶碾碎，与红糖一起放入瓷杯中，用开水冲泡，温浸 10 分钟即可。代茶饮，每日 3~5 次，5 天为 1 个疗程。

方解：方中生姜与苏叶皆为辛温之品，生姜发散风寒，兼以和胃降逆；苏叶发表散寒，开宣肺气，行气宽中；红糖温中补中。诸味配伍，共奏解表散寒、行气宽中、调和肠胃之功，尤其适用于风寒咳嗽兼胃肠症状者。

2. 风热犯肺

【证候】发热头痛，微恶风寒，咳嗽咽疼，苔薄黄。

【治法】疏风清热，化痰止咳。

【食疗方】

(1) 无花果茶(《饮食疗法》)

配方：无花果 30g，绿茶 15g。

制法用法：取无花果、绿茶放入茶杯内，用沸水冲泡，温浸 10~15 分钟，加入冰糖调味即可。代茶饮，每日 3~5 次，5 天为 1 个疗程。

方解：方中无花果味甘性凉，清热、生津、利咽；绿茶味苦甘，性凉，清热解毒，生津止渴。二者合用，共奏清热生津、利咽止咳之功。适用于风热犯肺引起的发热头痛、咳嗽咽疼等症状。

(2) 二花茶(《小儿常见病食疗方》)

配方：金银花 5g，绿茶 3g。

制法用法：将金银花洗净，放入锅中，加水适量，煮开 5 分钟后，去渣取汁，倒入装有茶叶的杯子中，加盖焖 5 分钟即可。代茶饮，每日 3~5 次，5 天为 1 个疗程。

方解：方中金银花味甘性寒，既能清热解毒，又有轻宣疏散之效；绿茶味苦甘性凉，清热除烦，通利小便。二者合用，共奏疏风清热、化痰止咳之功。适用于外感风热或温病初起的咽痛、咳嗽等症。

3. 肺燥咳嗽

【证候】干咳无痰，或痰少不易咯出；口舌干燥，苔薄而涩；舌红少津，脉数细。

【治法】润肺止咳，生津润燥。

【食疗方】

（1）丝瓜花蜜茶（《滇南本草》）

配方：鲜丝瓜花 20g（干品 10g），蜂蜜 10g。

制法用法：将丝瓜花洗净，放入杯中，用沸水适量冲泡，加盖焖 15 分钟，调入蜂蜜，趁热顿饮。每日 1~2 次，5 天为 1 个疗程。

方解：方中丝瓜花性寒，味甘微苦，无毒，清肺热，祛痰止咳；蜂蜜味甘性平，滋肺润燥，调味。诸味合用，共奏润肺止咳之功。适用于肺燥引起的干咳无痰、口舌干燥等症。

（2）五汁饮（《温病条辨》）

配方：梨 1000g，鲜藕 500g，鲜芦根 100g，鲜麦冬 50g，鲜荸荠 500g。

制法用法：先把五种原料洗净。将芦根切成段，加水煎汤取汁；梨去皮核，荸荠去皮，鲜藕去节，麦冬切碎或剪碎，将处理过的后四味原料放入榨汁机内搅绊，取榨好的汁液倒入容器中，与芦根汤混合即可。代茶饮，每日 1~2 次，5 天为 1 个疗程。

方解：方中梨与荸荠均为甘寒养阴之品，清热润燥；鲜芦根善清肺经之热；鲜麦冬养阴清肺热。五汁相配，共奏甘润清补之功。适用于肺燥咳嗽，温热病后期津伤以及内伤消渴等。

4. 痰热郁肺

【证候】咳嗽痰多，咳声重浊，痰黄黏，咯吐不爽；胸胁胀满，面赤或身热，口干欲饮；舌质红，苔薄黄或腻，脉滑数。

【治法】清热化痰，肃肺止咳。

【食疗方】

（1）雪羹汤（《古方选注》）

配方：海蜇 50g，荸荠 4 枚，食盐适量。

制法用法：海蜇用温水洗净，切成丝备用；荸荠去皮洗净，切成片备用。海蜇、荸荠放入锅中，加清水以大火烧开，再改用小火，继续煮 10 分钟，以食盐调味即成。每日 1 次，7 天为 1 个疗程。

方解：方中以海蜇为主，清热化痰，润肠通便；以荸荠为辅佐，清热化痰以助海蜇之力。二者合用，共奏清热化痰、润肠通便之功。适用于痰热郁肺证和大便秘结症。

（2）罗汉果饮（《广西中药志》）

配方：罗汉果数个。

制法用法：每次取干罗汉果 1 个，掰成碎片，放入茶壶中，用开水冲泡，温浸 5~10 分钟即可。代茶饮，每日 1~2 次，5 天为 1 个疗程。

方解：方中罗汉果味甘性凉，长于清热化痰，润肺止咳，并能润咽喉，滑肠通便，不仅用于痰热郁肺证，也可用于咽痛、便秘等症。

5. 肺阴亏耗

【证候】干咳痰少，或痰中带血，咳声短促；形体消瘦，潮热盗汗，疲乏无力；舌红少苔，脉细数。

【治法】滋阴润肺，化痰止咳。

【食疗方】

(1) 麦冬粥(《食鉴本草》)

配方：麦冬 20g，粳米 100g。

制法用法：先将麦冬煎取汁液，与粳米一同煮粥。每日 1 次，7 天为 1 个疗程。

方解：方中麦冬养阴润燥，益胃生津；粳米补中益气，健脾和胃。两者合用，共奏滋阴润肺、健脾益气之功。适用于肺阴亏耗引起的干咳痰少、潮热盗汗等症，外感咳嗽和痰湿咳嗽忌食本方。

(2) 海参鸭羹(《调疾饮食辨》)

配方：鸭脯肉 250g，发好的海参 250g，黄酒、食盐各适量。

制法用法：鸭肉冲洗干净，细切备用；海参冲洗干净，细切备用。将鸭肉、海参放入锅中，加清水、黄酒、食盐，小火煮作羹。每日 2 次，10 天为 1 个疗程。

方解：方中以鸭肉为主，滋阴润肺，止咳止血；以海参为辅佐，滋补润燥以助鸭肉之力。二者合用，共奏滋阴润肺、止咳止血之功。适用于肺阴亏耗引起的干咳痰少、疲乏无力等症。

第四节　喘证

喘证是以呼吸急促困难、甚至张口抬肩、鼻翼扇动、不能平卧为特征的一种病症。病程或长或短，病情或重或轻，一般冬季易发作或病情加重。引起喘证的原因很多，可有寒热虚实的不同。但总体来说，不外外感、内伤两大类。外感为六淫侵袭，内伤可由饮食失节、情志失调或劳欲、久病所致。病理性质有虚实两方面。有邪者为实，多为邪壅于肺，宣降失司；无邪者属虚，多为肺不主气，肾失摄纳。

支气管炎、肺心病等所见喘证，可参考本节有关内容治疗。

一、膳食原则

1. 喘证治疗当辨虚实。实喘为外邪、肝郁、痰热所致，以泻实祛邪行气为主；虚喘以肺、肾之虚多见，治以扶正摄纳为主。

2. 饮食宜清淡，富含营养，容易消化，多吃蔬菜和水果，少食多餐；忌肥甘厚味、辛辣香燥之品，戒烟酒。

二、辨证食疗

1. 风寒袭肺

【证候】喘息，呼吸急促，胸部胀闷；咳嗽痰多，头痛，鼻塞或流涕，无汗，恶寒；舌苔薄白，脉浮紧。

【治法】疏风散寒，宣肺定喘。

【食疗方】

（1）紫苏姜豉汤（经验方）

配方：紫苏 10g，生姜 10g，淡豆豉 6g。

制法用法：将紫苏、生姜（切片）、淡豆豉放入锅中，加清水上火煎煮，20 分钟后去渣取汁，趁热饮用。每日 2 次，5 天为 1 个疗程。

方解：方中紫苏与生姜皆为辛温发散风寒之品，紫苏理气消痰，生姜温胃降逆止呕，豆豉发汗解表。三者合用，共奏疏风散寒、宣肺化痰之功。适用于风寒喘证兼有胃肠症状者。

（2）杏仁粥（《食医心镜》）

配方：杏仁（去皮尖）15g，粳米 100g。

制法用法：将粳米放入锅内，加水煮至熟，再放入杏仁煮即可。每日 1 次，5 天为 1 个疗程。

方解：方中杏仁味苦，性微温，长于宣肺降气，止咳平喘，润肠通便；粳米甘平补中。二者合用，共奏止咳平喘、健脾养胃之功。适用于咳喘便秘者。

2. 风热犯肺

【证候】咳嗽喘急，甚则鼻翼煽动；咳嗽痰黏，或有胸痛，烦闷口渴，身热汗出，恶风；苔薄黄，脉浮数。

【治法】清热解表，宣肺平喘。

【食疗方】

（1）菊杏饮（《中国药膳》）

配方：菊花 10g，杏仁 10g，桑叶 10g，甘草 6g。

制法用法：将四种原料放入茶杯中，用开水冲泡，温浸 10 分钟即可。代茶饮，每日 3 次，5 天为 1 个疗程。

方解：方中菊花味辛甘苦，性微寒，疏风清热，解毒明目；桑叶味苦甘性寒，疏风清热，清肝明目；杏仁味苦，微温，止咳平喘；甘草味甘性平，补脾益气，润肺止咳。四者合用，共奏疏风清热、止咳平喘之功。适用于风热咳嗽喘急、烦闷口渴等症。

（2）杏仁炖雪梨（《饮食疗法》）

配方：杏仁 10g，雪梨 1 个，冰糖适量。

制法用法：取杏仁、雪梨放入盅内，隔水炖 1 个小时，以冰糖调味，食雪梨饮汤。每日 3 次，5 天为 1 个疗程。

方解：方中杏仁味苦，微温，止咳平喘；雪梨味甘性寒，清热润肺，化痰平喘。二者合用，共奏清热、化痰、平喘之效。适用于风热咳嗽喘急、身热汗出等症。

3. 痰热遏肺

【证候】喘咳气涌，胸部胀痛；痰多，胸中烦热，面赤有汗，咽干口渴，尿赤或便秘；舌红，苔黄或黄腻，脉滑数。

【治法】清肺泻热，化痰定喘。

【食疗方】

(1) 杏仁饼(《丹溪纂要》)

配方：杏仁 10g，柿饼 10 个，青黛 10g。

制法用法：将杏仁炒黄，研为泥状，与青黛搅拌均匀，放入掰开的柿饼中摊开，用湿黄泥巴包裹，煨干后取柿饼食用。每次 1 个，分两次食用，5 天为 1 个疗程。

方解：方中杏仁味苦，性平，止咳平喘；柿饼味甘性凉，能清热、润燥、化痰；青黛味苦辛，性寒，退虚热，凉血。诸物合用，共奏清肺泻热、化痰定喘之功。适用于喘咳气涌、痰多、胸中烦热等症。

(2) 丝瓜花饮(《滇南本草》)

配方：干丝瓜花 10g，冰糖适量。

制法用法：取干丝瓜花 10g，冰糖适量，放入茶杯中，用开水冲泡，温浸 10 分钟后即可饮用。代茶饮，每日 3 次，5 天为 1 个疗程。

方解：方中丝瓜花味辛性凉，长于清热化痰，止咳平喘；冰糖清凉润肺。二者合用，共奏清肺泻热、化痰定喘之功。适用于痰多、胸中烦热、面赤等症。

4. 肺脾气虚

【证候】气短息促，声低息微，动则喘甚；咳声低微，吐痰稀白，面色无光，自汗；舌淡边有齿痕，脉象细弱。

【治法】益气固肺，健脾益气。

【食疗方】

(1) 山药甘蔗汁(《简单便方》)

配方：山药 250g，甘蔗 250g。

制法用法：将山药放入锅中，煮取汁液，甘蔗榨成汁，两汁相配，饮服，每日 3 次，10 天为 1 个疗程。

方解：方中山药味甘性平，长于补肺胃之气阴；甘蔗味甘性寒，能清热泻火。二者合用，共奏益气、固肺、补中之功。适用于支气管哮喘的预防和治疗。

(2) 参枣汤(《十药神书》)

配方：人参 6g，大枣 10 枚。

制法用法：将人参、大枣洗净，放入锅内，加清水，以武火烧开后改用文火，继续煎煮 15 分钟即可。每日 3 次，10 天为 1 个疗程。

方解：方中人参味甘微苦，性微温，大补元气，益肺补脾；大枣味甘性温，健脾和胃。二者合用，共奏益气固肺、健脾益气之功。适用于气短息促、咳声低微等症。

5. 肾虚

【证候】喘促日久，气息短促，呼多吸少，动则尤甚；汗出肢冷，口燥咽干，手足发冷；舌质淡，苔薄或黑润，脉沉细无力。

【治法】益肾，纳气，平喘。

【食疗方】

（1）人参胡桃汤（《济生方》）

配方：人参10g，胡桃5个，生姜片5片。

制法用法：人参切成片，胡桃肉洗净，生姜片洗净备用。人参、胡桃肉放入砂锅内，加入生姜、清水，武火煮开，改用文火煮约20分钟即成。每日3次，10天为1个疗程。

方解：方中人参味甘微苦，性微温，大补元气，益肺补脾；胡桃肉味甘性温，补肾固精，温肺定喘。诸味合用，共奏补气益肾、定喘止咳之功。适用于喘促日久、动则尤甚等症。

（2）白果桑椹饮（《中医营养学》）

配方：白果10g，人参3g，桑椹20g，冰糖适量。

制法用法：白果放入锅内炒，去壳，与洗净的桑椹一起煎煮，20分钟后调入蜂蜜，翻滚片刻即可。每日3次，10天为1个疗程。

方解：方中白果味甘涩苦性平，长于敛肺气，定喘嗽；人参味甘微苦，性微温，大补元气，益肺补脾；桑椹味甘性寒，滋阴、补肝、益肾。诸味合用，共奏补肾纳气、敛肺平喘之功。适用于喘促日久、气息短促等症。

第五节　心悸

心悸是指自觉心中悸动，惊惕不安，甚则不能自主的一种病症。临床一般多为发作性，常因气血阴阳亏虚、情志失调、痰饮瘀血阻滞等原因所致。病情较轻者为惊悸，病情较重者为怔忡，可呈持续性。

根据本病特点，各种原因所致的心律失常，如心动过速、心动过缓、期前收缩、心房颤动或扑动，房室传导阻滞、心功能不全、心肌炎、神经官能症等以心悸为主症者，可参照本节内容治疗。

一、膳食原则

1. 气血阴阳亏虚者，宜补气、养血、滋阴、温阳；痰饮瘀血阻滞与火邪上扰者，应化痰、祛瘀、清火；情志不畅者，宜养心安神。

2. 宜清淡易消化之品和少食多餐，不宜辛辣肥甘厚味之品，忌食过饱。

二、辨证食疗

1. 气阴两虚

【证候】气短乏力，胸部隐痛，五心烦热，健忘，口干多汗，舌质红少苔，脉细或结代。

【治法】补气强心，滋阴润燥。

【食疗方】

（1）双耳汤

配方：银耳 20g，黑木耳 20g。

制法用法：将银耳、黑木耳洗净，加水 500ml，微火炖，也可加入适量红枣、龙眼。少量多次服之，7 天为 1 个疗程。

方解：方中银耳滋养心阴，黑木耳益气润肺。二者合用，共奏补气强心、滋阴润燥之功。适用于气阴两虚所致的气短乏力、五心烦热等症。

（2）杞黄炖鸡

配方：黄芪 20g，枸杞 20g，当归 10g，鸭肉 250g。

制法用法：以上四味共入盆蒸煮，加水 1000ml，至肉熟调味，弃黄芪、当归后佐餐即可。每日 2 次，7 天为 1 个疗程。

方解：方中黄芪性温、味甘淡，补中益气，固表敛汗；枸杞味甘性平，滋肾生精，润肺明目；当归性温、味甘辛，补血活血，润肠通便；鸭肉性微凉、味甘咸，可补血解毒。四者合用，共奏补气强心、滋阴润燥之功。适用于气阴两虚所致的气短乏力、口干多汗等症。

2. 心阳不足

【证候】心悸不安，气短，胸闷，心痛，畏寒肢冷，面色苍白，唇甲淡白；舌淡苔白，脉沉细或结代。

【治法】补气温阳，祛寒通脉。

【食疗方】

（1）当归生姜羊肉汤（《金匮要略》）

配方：生姜 10g，当归 6g，羊肉 100g，绍酒 12g，葱 6g，盐 3g。

制法用法：羊肉洗净切片，加其余食材及水 1000ml，用武火煮沸后调至文火，炖50 分钟。每日 2 次，喝汤食肉，7 天为 1 个疗程。

方解：方中羊肉性温味甘，暖中补虚，益气开胃；生姜味辛性温，温中散寒，发汗解表；当归性温味甘辛，补血活血，润肠通便；绍酒活血祛寒，通经活络。四者合用，共奏补气温阳、祛寒通脉之功。适用于心阳不足所致的心悸不安、气短、胸闷等症。

（2）红参莲子茶

配方：红参 4g，红茶 3g，莲子 30g，冰糖适量。

制法用法：先将红参、莲子用适量清水浸泡，红参切薄片，加入冰糖，用文火炖 1小时。代茶频饮，可嚼食红参、莲子。每日 1 次，7 天为 1 个疗程。

方解：方中红参性温味甘、微苦，大补元气；红茶抗寒暖胃；莲子性平味甘涩，养心安神；冰糖调味。四者合用，共奏补气温阳、祛寒通脉之功。适用于心阳不足所致的气短、心痛、畏寒肢冷症。

3. 气滞血瘀

【证候】心悸，胸闷憋气，心痛时作；伴有两胁胀痛，形寒肢冷，情志不畅，面唇紫暗，爪甲青紫；舌质暗或有瘀点，脉弦。

【治法】行气散结，活血化瘀。

【食疗方】

（1）二仁粥

配方：桃仁 5g，甜杏仁 5g，糯米 100g。

制法用法：将桃仁、甜杏仁和粳米加水 500ml，文火熬粥，早晚温热服食。每日 2 次，6 天为 1 个疗程。

方解：方中桃仁性平味苦，活血化瘀，降气通便；甜杏仁性平，味微苦，行气化痰润肠；糯米味甘性温，养胃和营。三者合用，共奏活血化瘀、理气通络之效。适用于气滞血瘀所致的心悸、心痛等症。

（2）丹参粥（《中华药膳防治心脏疾病》）

配方：丹参 30g，红枣 3 枚，糯米 50g，红糖适量。

制法用法：将丹参煎水取汁，去渣，放入糯米、红枣、红糖，加水 500ml，煮成稠粥。每日 2 次，10 天为 1 个疗程。

方解：方中丹参养心，活血化瘀；红枣味甘性温，健脾养血；糯米味甘性温，养胃和营；红糖甘以调味，善活血。四者合用，共奏活血化瘀、健脾养心之功。适用于气滞血瘀所致的胸闷、心痛等症。

4. 痰火扰心

【证候】心悸气短，胸闷胀满；恶心呕吐，食少纳呆，腹胀不适，失眠多梦，烦躁，口干口苦，小便黄，大便秘结；舌苔白腻或黄腻，脉弦滑。

【治法】清热化痰，宁心安神。

【食疗方】

（1）莲心远志茶（《心脏病药膳良方》）

配方：莲子心 3g，远志 6g，绿茶 2g。

制法用法：将莲子心、远志、绿茶一同放入茶杯中，用开水冲泡后，加盖焖 10 分钟即成。代茶频服，7 天为 1 个疗程。

方解：方中莲子心清心泻火，远志化痰安神，绿茶清热解毒。三味合用，共奏清心、化痰、安神之功。适用于痰热内扰引起的心悸、烦躁、神志不安等症。

（2）紫菜萝卜汤（《药膳大全》）

配方：白萝卜 250g，紫菜 12g，陈皮 2 片，精盐适量。

制法用法：将白萝卜、陈皮洗净后，与紫菜一起放入 500ml 水中烹制成汤即成。佐餐，每日 2 次，7 天为 1 个疗程。

方解：方中白萝卜除痰生津，和中止咳；紫菜性寒、味甘咸，具有化痰清热、补肾养心的功效；陈皮理气化痰。三味合用，共奏化痰、行气、安神之功，适用于痰热内扰引起的烦躁、失眠等症。

第六节　胸痹

胸痹是以胸部疼痛，甚者胸痛彻背、喘息不得卧为主症的一种病症。轻者仅感胸闷如室，呼吸不畅，重者胸痛，严重者心痛彻背，背痛彻心。常由于正气亏虚、寒凝、痰浊、瘀血、气滞引起心脉痹阻不畅所致。

冠心病（心绞痛、心肌梗死）、心包炎、病毒性心肌炎、慢性胃炎等疾病出现的胸闷、心痛彻背、气短、气喘等症状者可参照本节进行治疗。

一、膳食原则

1. 胸痹属气血阴阳亏虚者，宜调补气血阴阳；寒凝痹阻者，宜温阳散寒通痹；痰浊阻滞者，宜行气化痰；血瘀气滞者，宜行气活血化瘀。

2. 宜食清淡富含营养之品，忌烟、酒、浓茶、咖啡及辛辣、肥甘厚味之品。

二、辨证食疗

1. 心血瘀阻

【证候】心胸疼痛，如刺如绞，痛有定处，入夜尤甚，甚则心痛彻背；舌质紫暗，有瘀斑，苔薄，脉弦涩。

【治法】活血化瘀，通脉止痛。

【食疗方】

(1) 川芎茶(《简单便方》)

配方：川芎 9g，绿茶 3g。

制法用法：水煎取汁，当茶饮。每日 1 次，5 天为 1 个疗程。

方解：方中川芎性温味辛，活血行气；绿茶性凉味甘苦，清心利尿生津。二者相配，共奏行气活血、利水生津止渴之功。适用于心血瘀阻所致的心胸疼痛症。

(2) 三七红枣鲫鱼汤(《中华养生药膳大典》)

配方：三七 10g，红枣 15 枚，鲫鱼 150g，陈皮 5g，精盐、香油各适量。

制法用法：将切碎的三七与红枣、陈皮、鲫鱼同入锅中，加水 500ml，文火煎煮 30 分钟，加入精盐，淋上香油即成。佐餐，每日 1 次，5 天为 1 个疗程。

方解：方中三七活血化瘀；陈皮行气和胃；红枣、鲫鱼健脾和胃，益气补血。四味合用，共奏活血化瘀、养血和胃之功。适用于心脉瘀阻之胸痹、心痛等症。

2. 寒凝心脉

【证候】卒然心痛如绞，心痛彻背，背痛彻心，胸闷气短；伴手足不温，冷汗出，面色苍白；舌苔薄白，脉沉紧或沉细。

【治法】辛温散寒，宣通心阳。

【食疗方】

（1）姜葱粥（《临床食疗配方》）

配方：干姜 30g，高良姜 30g，葱白 50g，大米 100g。

制法用法：将干姜、高良姜装入纱袋内，加水 500ml，与大米同煮粥，粥熟后去药袋，加入葱白煮沸即成。每日 2 次，7 天为 1 个疗程。

方解：方中干姜、高良姜皆为散寒止痛之品，葱白辛温通阳，大米养胃和营。四者合用，共奏温阳散寒止痛之功。适用于寒凝心脉之心痛、胸闷等症。

（2）薤白汤（《圣济总录》）

配方：干薤白 10g，瓜蒌仁 10g。

制法用法：将薤白、瓜蒌仁加水 500ml 煎汤。每日 2 次，5 天为 1 个疗程。

方解：方中薤白辛散温通滑利，善散阴寒之凝滞，行胸阳之壅结，为治胸痹之要药；瓜蒌仁气微，味甘，具有润肺降燥的功效。二品合用，共奏温阳散寒宣痹之功。适用于寒凝心脉之胸痹、心痛、心悸等症。

3. 气滞心胸

【证候】心胸满闷，隐痛阵发，痛有定处，胀痛或刺痛，或伴有两胁胀痛；善叹息，易激怒，情志刺激易诱发或加重；舌淡红，苔薄腻，脉细弦。

【治法】疏肝理气，活血通络。

【食疗方】

（1）橙饼（《随息居饮食谱》）

配方：橙子 500g，檀香木 6g，面粉 200g。

制法用法：把橙子连皮切成片，去核捣烂，将檀香研成末，把捣烂的橙子与檀香末、面粉和在一起拌匀，做成饼焙干。每日 1 次，10 天为 1 个疗程。

方解：方中橙子有宽中理气、化湿和胃之功；檀香调脾胃，利胸膈，理气；面粉和中。三者合用，共奏宽中降气之功。适用于气滞胸痹者。

（2）佛手柑粥（《宦游日札》）

配方：佛手柑 15g，粳米 100g，冰糖适量。

制法用法：将佛手柑洗净加水 500ml，煎煮 2 分钟，去渣取汁，再加入粳米及冰糖，文火熬粥。每日 2 次，5 天为 1 个疗程。

方解：方中佛手柑为芸香科植物佛手的果实，味辛、苦、酸，性温，能理气化痰，开胃消食；粳米健脾养胃；冰糖甘以调味。三味合用，共奏理气解郁、活血宣痹之功。适用于肝郁气滞胸痹者。

4. 痰浊闭阻

【证候】胸闷重而心痛微，痰多气短，肢体沉重，形体肥胖，遇阴雨天加重；倦怠乏力，纳呆，便溏；舌体胖大且边有齿痕，苔浊腻或白滑，脉滑。

【治法】通阳泄浊，豁痰宣痹。

【食疗方】

（1）茯苓饼(《本草纲目》)

配方：茯苓细粉 30g，米粉 100g，白糖 30g。

制法用法：将茯苓细粉、米粉、白糖加水调成糊状，蒸或煎成饼。每日做早餐食用，10 天为 1 个疗程。

方解：方中茯苓健脾化湿，祛痰，宁心安神；米粉、白糖养胃调味。三者合用，共奏化痰利湿、行气开郁之功。适用于痰浊闭阻之胸痹。

（2）薏陈茶（经验方）

配方：炒薏苡仁 30g，炒陈皮 10g，绿茶 3g。

制法用法：取洗净的薏苡仁和干陈皮，分别放入锅内炒至微黄色，再将其与茶一同入锅，加水 500ml，大火煮沸后改文火煎煮 30 分钟，后去渣取汁。代茶饮用，每日 3~5 次，7 天为 1 个疗程。

方解：方中薏苡仁性凉，味甘淡，健脾利湿；陈皮性温，味辛微苦，调中燥湿化痰。诸味合用，健脾化湿，理气化痰，适用于胸痹痰阻之胸闷、气短、痰多等症。

5. 气阴两虚

【证候】 心胸隐痛，时作时休，心悸气短，动则益甚；伴倦怠乏力，声音低微，面色无华，易汗出；舌质淡红，苔干少津，脉虚细缓无力或结代。

【治法】 益气养阴，活血通络。

【食疗方】

（1）人参银耳汤(《中国药膳辨证治疗学》)

配方：人参 5g，银耳 10g，冰糖 10g。

制法用法：先将银耳温水发胀，人参切片，与冰糖同时入锅，加水适量，小火煎煮 2 小时以上即成。每日 2 次，早晚空腹服食，10 天为 1 个疗程。

方解：方中人参大补元气，银耳滋养心阴，冰糖调味。三味合用，共奏益气养阴通脉之功。适用于气阴两虚之胸痹。

（2）人参粳米粥(《食鉴本草》)

配方：白参末 3g（或党参末 10g），冰糖 10g，粳米 60g。

制法用法：将粳米淘洗干净，加水适量，大火煮熟后改小火煮成稠粥，加入白参末、冰糖，再煮 2~3 分钟即成。每日 2 次，早晚空腹服食，10 天为 1 个疗程。

方解：方中人参大补元气，补益脾肺，又能生津止渴；冰糖、粳米煮粥后能益气养阴，健脾和胃。三味合用，共奏益气养阴、活血通络之功。适用于气阴不足之胸痹而脾肺虚者。

6. 心肾阳虚

【证候】 心悸而痛，胸闷气短，动则更甚；面色苍白，精神萎靡，形寒肢冷，自汗，纳少，浮肿，小便不利；舌质淡胖，边有齿痕，苔白或腻，脉沉细。

【治法】 温补阳气，振奋心阳。

【食疗方】

（1）人参薤白粥（《圣济总录》）

配方：人参10g，薤白6g，鸡蛋1个，粳米100g。

制法用法：先将人参单煮，取汁备用；鸡蛋放入碗中拌匀，备用；粳米煮粥，米熟时放入鸡蛋、薤白、人参汁，再煮至熟。每日1次，10天为1个疗程。

方解：方中人参味甘，性微温，可大补元气，益气固脱；薤白味辛性温，行胸阳之郁结；鸡蛋味甘性平，滋阴润燥；粳米味甘性平，健脾益气。四者合用，共奏大补元气、通阳除痹之功。适用于心肾阳虚引起的胸闷气短、形寒肢冷等症。

（2）紫河车炖鸡（《中华养生药膳大典》）

配方：紫河车30g，仔鸡1只（约500g），生姜、葱白、盐各适量。

制法用法：将紫河车洗净、烘干、研成细粉，仔鸡宰杀后洗净，把盐抹在鸡身上，加水1000ml，置大火上烧沸，用小火炖煮至鸡熟，再加入紫河车粉、姜、葱，炖煮40分钟。当菜佐餐，10天为1个疗程。

方解：方中紫河车味甘、咸，性温，归心、肺、肾经，为大补气血、双补阴阳、补肾填精、延缓衰老之品；合以鸡肉补气益血，其补益之力大增。诸药合用，共奏温补阳气、振奋心阳之功。适用于心肾不足所致的胸闷气短、动则更甚、自汗等症。

第七节　眩晕

由于风、火、痰、虚等原因引起清窍失养或被扰，以头晕、眼花为主症的一类病症称为眩晕。其轻者闭目可止；重者如坐车船，旋转不定，不能站立，或伴有恶心、呕吐、汗出、面色苍白，严重者可突然仆倒。多因情志异常，痰瘀阻塞清窍，或身体虚弱、肝肾不足、肝阳上亢、清窍失养所致。

高血压、低血压、梅尼埃综合征、脑动脉硬化、椎-基底动脉供血不足、贫血、神经衰弱等以眩晕为主要症状者，可参照本节内容治疗。

一、膳食原则

1. 实证者宜平肝潜阳，清肝泻火，化痰行瘀。虚证者应滋养肝肾，补益气血，填精生髓。

2. 宜清淡饮食，少吸烟、饮酒，忌腥味、油腻、辛辣、过咸的饮食。

3. 血压升高引起的眩晕应以"两补，一增一减"为原则，即补钾和钙，增加优质蛋白，减少多余热量摄入。

二、辨证食疗

1. 肝阳上亢

【证候】 眩晕耳鸣，头痛目胀，劳累和恼怒后加重；颜面潮红，烦躁易怒，肢麻震颤，失眠多梦，健忘；舌质红，舌红苔黄，脉弦细数。

【治法】平肝潜阳，滋养肝肾。

【食疗方】

(1) 天钩石藕饮（《中医内科杂病证治新义》）

配方：天麻 9g，钩藤 12g，石决明 15g，藕粉 20g，白糖适量。

制法用法：将天麻、钩藤、石决明用布包好，放入锅内煎水去渣。趁热烫熟藕粉，白糖调味服食。每天 3 次，5 天为 1 个疗程。

方解：方中天麻平肝息风，潜阳定眩；钩藤息风止痉，平肝潜阳；石决明具有滋养肝肾之功；藕粉清热生津，凉血散瘀。诸味合用，共奏平肝潜阳、滋养肝肾之功。适用于肝阳上亢、肝火上炎引起的眩晕、目胀等症。

(2) 猪脑天麻粥（《中华食物疗法大全》）

配方：猪脑 1 个，天麻 10g，粳米 250g。

制法用法：猪脑、天麻放入砂锅内，加入粳米，加水 1000ml，煮成稀粥，以猪脑熟为度。每日 2 次，早晚服食，5 天为 1 个疗程。

方解：方中天麻平肝息风，潜阳定眩；猪脑滋肝益髓填精；粳米养胃和营。三味合用，共奏平肝潜阳、补脑定眩之功。适用于肝肾不足、风阳上扰之眩晕、耳鸣、健忘等症。

2. 痰湿中阻

【证候】眩晕，视物旋转，头重如裹；胸闷恶心，呕吐痰涎，脘腹痞满，纳少神疲；舌体胖大，边有齿痕，苔白腻，脉滑。

【治法】燥湿祛痰，健脾和胃。

【食疗方】

(1) 陈皮米仁饮（《简单便方》）

配方：橘子皮 9g，薏苡仁 30g，红糖适量。

制法用法：将薏苡仁洗净布包，加水 400ml，与橘子皮同煎去渣，服食前加入红糖。每日 1 剂，10 天为 1 个疗程。

方解：方中橘子皮性温，味辛，燥湿化痰行气；薏苡仁味甘，性平，长于健脾化湿，利水渗湿；红糖味甜，性温，燥湿温阳。三味同用，共奏燥湿祛痰、健脾温胃之功。适用于痰湿中阻、清阳不升之眩晕。

(2) 茯苓赤小豆粥（《本草纲目》）

配方：茯苓 15g，赤小豆 30g，粳米 60g。

制法用法：将茯苓、赤小豆洗净后，与粳米同入锅中，加水 300ml，大火煮沸，改小火熬成稠粥。每日 2 次，早晚服食，7 天为 1 个疗程。

方解：方中茯苓长于利水渗湿，健脾补中；赤小豆健脾利湿；粳米养胃。三者合用，共奏健脾化湿、祛痰定眩之功。适用于脾虚而痰湿偏盛的眩晕。

3. 气血不足

【证候】头晕目眩，动则加剧，遇劳则发；神疲乏力，面色无华，唇甲淡白，心悸少寐；舌淡，苔薄白，脉细弱。

【治法】补养气血，健运脾胃。

【食疗方】

(1) 大枣花生粥(《太平圣惠方》)

配方：大枣 10 枚，花生 15g，粳米 50g。

制法用法：将大枣、花生洗净，与淘洗的粳米同入锅中，加水 500ml，大火煮沸后改小火煮 30 分钟即成。每日 2 次，早晚服用，10 天为 1 个疗程。

方解：方中大枣味甘、性温，有益气养血、健脾益胃之功；花生益气养血。诸味合用，可健脾益胃，气血双补，适用于气血不足之眩晕、面色无华等症。

(2) 川芎煲鸡蛋(《饮食疗法》)

配方：川芎 6~10g，鸡蛋 2 个。

制法用法：鸡蛋煮熟去壳后，与洗净的川芎同入砂锅中，加水 500ml，煮沸后文火煎煮 30 分钟左右。吃蛋喝汤，每日 2 次，早晚服用，10 天为 1 个疗程。

方解：方中川芎擅长养血活血，行气驱风止痛，且善于"上行头目"；鸡蛋味甘性平，能滋阴养血。二味同用，共奏养血活血、行气止痛之功。适用于气血不足所致的头晕目眩、头痛等症。

4. 肝肾阴虚

【证候】头晕目眩，耳鸣如蝉，久发不已；伴健忘失眠，目干涩，视力减退，胁肋隐痛，腰膝酸软，咽干口燥；舌质红，苔少或干，脉细数。

【治法】滋补肝肾。

【食疗方】

(1) 桑椹膏(《本草拾遗》)

配方：鲜桑椹 100g。

制法用法：将鲜桑椹洗净后放入温开水中浸泡，纱布榨汁，再入锅与冰糖熬成膏。每日 2 次，早晚各服 15g，15 天为 1 个疗程。

方解：方中桑椹子具有补血、养阴之功。对肝肾不足的眩晕有较好疗效。

(2) 杞豆汤(《中华药膳宝典》)

配方：黑大豆 30g，枸杞子 15g。

制法用法：将黑大豆洗净，放入砂锅内，加水 500ml 炖，豆煮熟后放入枸杞子，继续炖 5~6 分钟。每日 1 次，夜晚空腹服食，15 天为 1 个疗程。

方解：方中黑大豆与枸杞子均为滋补肝肾的药食兼用之品。两者合用，相辅相成，其滋补肝肾、定眩晕功效更强。适用于肝肾不足的头晕目眩、健忘失眠等症。

第八节　不寐

不寐（又叫失眠）是以经常不能获得正常睡眠为特征的一类病症，主要表现为睡眠时间、深度的不足。轻者入睡困难，或寐而不酣，或醒后不能再寐；重者彻夜不寐，影响正常工作、生活、学习和健康。常因素体亏虚、饮食不节、情志失常所致。

神经官能症、更年期综合征、贫血、慢性消化不良、动脉粥样硬化等以不寐为主要临床表现时，可以参考本节内容进行治疗。

一、膳食原则

1. 虚者宜滋补肝肾，益气养血；实者宜清火化痰，消导和中；虚实夹杂者宜补泻兼施。

2. 宜清淡且富含营养的安神之品，不宜辛辣刺激、油腻、胀气之品。睡前忌茶、酒、咖啡等兴奋之品。

二、辨证食疗

1. 心脾亏虚

【证候】不易入睡，多梦易醒，心悸健忘；头晕目眩，神疲体倦，面色少华，饮食无味，纳呆，腹胀便溏；舌淡苔薄，脉细无力。

【治法】补益心脾，养血安神。

【食疗方】

(1) 双仁粥(《饮膳正要》)

配方：酸枣仁 10g，柏子仁 10g，大枣 10g，粳米 100g，红糖适量。

制法用法：将酸枣仁、柏子仁、大枣水煎去渣，加入粳米煮粥，粥熟后调入适量红糖即成。每天 2 次，空腹服食，10 天为 1 个疗程。

方解：方中酸枣仁健脾益气，养心安神；柏子仁滋补清心安神；大枣补脾养心；粳米健脾养胃。诸品合用，共奏健脾安神之功。适用于心脾亏虚之不寐、多梦、健忘等症。

(2) 百合龙眼粥(《本草纲目》)

配方：百合 15g，龙眼肉 15g，小米 100g，红糖适量。

制法用法：将百合、龙眼肉洗净，加入小米和水 700ml，共同煮粥，粥熟后调入适量红糖即成。每天 2 次，空腹服食，10 天为 1 个疗程。

方解：方中龙眼肉健脾益气，养心安神；百合滋补清心安神；小米健脾养胃。诸品合用，共奏健脾安神之功。适用于心脾亏虚之失眠、心悸、健忘等症。

2. 肝郁化火

【证候】急躁易怒，焦虑不安，心烦失眠，严重者彻夜不眠；伴胸闷胁痛，头痛，面红目赤，口干苦，大便秘结，小便黄赤；舌红苔黄，脉弦数。

【治法】疏肝泻火，宁心安神。

【食疗方】

(1) 柴胡决明粥(《粥谱》)

配方：柴胡 15g，决明子 20g，菊花 15g，冰糖 15g，大米 100g。

制法用法：将柴胡、决明子、菊花放入砂锅内，加水 700ml 煎煮，去渣取汁，与大米煮粥，粥熟后加入冰糖至溶化。每日 2~3 次，7 天为 1 个疗程。

方解：方中柴胡疏肝清热解郁；菊花辛甘微寒，可疏风清肝明目；决明子平肝潜阳，养阴明目；大米健脾养胃。诸味合用，共奏疏肝解郁、清热宁神之效。适用于肝郁化火所致之心烦失眠、急躁易怒等症。

（2）栀子仁粥（《寿亲养老新书》）

配方：栀子仁 30g，粳米 100g。

制法用法：将栀子仁研成粉末，分作 4 等份备用。将粳米入锅后加水 500ml 煮粥，待粥熟汁稠时，下栀子仁粉末 1 份，搅匀食之。每日 2 次，7 天为 1 个疗程。

方解：方中栀子味苦性寒，能泻火解毒；粳米健脾益气，防止栀子苦寒伤胃。二者合用，共奏疏肝泻火、健脾益气之效。适用于虚烦失眠者。

3. 心肾不交

【证候】心烦不寐，心悸多梦；五心烦热，潮热盗汗，腰膝酸软，口干少津，头晕耳鸣，男子遗精，女子月经不调；舌红少苔，脉细数。

【治法】滋阴降火，养心安神。

【食疗方】

（1）莲子心茶（《本草纲目》）

配方：莲子心 2g，生甘草 3g，绿茶 2g。

制法用法：将莲子心、甘草、绿茶放入杯中，用开水冲泡，加盖焖 15 分钟即成。每日数次，15 天为 1 个疗程。

方解：方中莲子心苦寒，入心经，能清心安神；甘草味甘性平，能清热解毒，与莲子心合用，共收清心安神之效。适用于心火内炽、心肾不交所致的烦躁不眠。

（2）桑椹百合膏（《中国药膳辨证治疗学》）

配方：桑椹 500g，百合 100g，蜂蜜 300g。

制法用法：将桑椹、百合加水适量，煎煮 30 分钟后取煎液，再加水煮 30 分钟取煎液，两次药液合并后，以小火煎熬浓缩至黏稠时，加蜜煮沸停火，待凉装瓶备用。每次 1~2 汤匙，沸水冲化饮用，每日 2 次，15 天为 1 个疗程。

方解：方中桑椹味甘酸、性寒，能滋阴补血；百合味甘性微寒，可清热安神；蜂蜜味甘性平，可滋润补中。三味合用，共奏滋阴、清心、安神之效。适用于阴虚火旺的心烦、不眠等症。

4. 痰热内扰

【证候】心烦不寐；体倦困重，胸脘痞闷，泛酸嗳气，口苦呕恶，头重，目眩；舌红苔黄腻，脉滑数。

【治法】清化痰热，和中安神。

【食疗方】

（1）杏仁糊（《临床食疗配方》）

配方：苦杏仁 10g，面粉 100g。

制法用法：将苦杏仁去皮、尖，研细末，加适量水煮 10 分钟，再将面粉用凉水调成糊状，倒入锅内煮开即成。每日 2~3 次服用，7 天为 1 个疗程。

方解：方中苦杏仁味苦、性温，可止咳化痰，润肠和中；面粉味甘、性平，健脾养心安神。二者合用，共奏清化痰热、和中安神之效。适用于痰热内扰的心烦、不眠等症。

（2）樟茶鸭子(《简单便方》)

配方：鸭子1500g，樟木屑100g，茶叶50g，川贝母10g，食盐、生姜、植物油适量。

制法用法：将食盐、花椒、川贝母研粉，搽遍鸭子内外后腌渍2小时，用樟木屑、茶叶熏10分钟，至鸭子呈黄色后，加入姜块，隔水蒸至八成熟取出，再放入植物油内炸至黄褐色即成。每日2次服食，10天为1个疗程。

方解：方中鸭子味咸、性凉，可清热化痰，养心安神；樟木屑性微温、味辛，可祛风湿，行气血，利关节；川贝母性微寒、味甘苦，可清热化痰，润肺止咳；茶叶味苦、性凉，可清心利湿，健脾养心安神。四味合用，共奏清热化痰、和中安神之效。适用于痰热内扰的心烦、不眠等症。

5. 心胆气虚

【证候】虚烦不寐，触事易惊，胆怯心悸；面色苍白，神疲乏力，气短自汗，不寐多梦，易于惊醒；舌质淡，苔薄白，脉弦细。

【治法】益气镇惊，安神定志。

【食疗方】

（1）安神定志粥(《太平圣惠方》)

配方：远志肉20g，炒枣仁20g，石莲肉20g，粳米200g。

制法用法：将远志、枣仁入锅内，加水适量，煎煮去渣，取汁备用。将洗净的莲肉与粳米加水500ml煮粥，粥熟后加入远志、枣仁之汁搅匀，煮沸即成。每日2次，早晚服食，10天为1个疗程。

方解：方中酸枣仁养血补肝，宁心安神；远志祛痰安神定志；石莲健脾养胃宁神；粳米健脾养胃。四者合用，共奏补肝养心、宁神定志之功。适用于肝血不足、心神不宁所致的不寐、多梦、健忘等症。

（2）安神代茶饮(《慈禧光绪医方统义》)

配方：龙齿（煅）10g，石菖蒲3g，绿茶1g。

制法用法：将龙齿入锅内，加水400ml，先煎20分钟，再入石菖蒲、茶叶，同煎10~15分钟，去渣取汁，代茶饮用，15天为1个疗程。

方解：方中龙齿镇惊安神，石菖蒲祛心窍之痰而安神。二者合用，共奏镇惊、定志、安神之功。适用于心胆气虚所致的失眠、多梦、惊悸等症。

第九节 头痛

头痛是临床常见的自觉症状，是由外感或内伤致头部经脉拘急或失养、清窍不利，引起的以头部疼痛为特征的一类病症。引起头痛的原因很多，如外感六淫、内伤七情、饮食劳倦、体虚久病等。

血管性头痛、紧张性头痛、外伤后头痛、三叉神经痛、外感发热性头痛等均可参考本节内容进行治疗。

一、膳食原则

1. 实证（外感）头痛，以散寒、清热、祛邪为主；虚证（内伤）头痛，以滋阴养血、扶正为主；虚实夹杂者，则补虚祛邪并治。

2. 实证头痛者饮食宜清淡，可多食米、面、蔬菜、水果类；虚证者可多食富含营养的肉、蛋、奶等食物，忌烟、酒及辛辣刺激、肥腻之品。

二、辨证食疗

1. 风邪头痛

【证候】头痛剧烈，起病急骤，痛连项背；恶风发热，遇风尤甚，鼻塞，目眩；舌质淡，苔薄白，脉浮紧或浮数。

【治法】疏风止痛。

【食疗方】

（1）川芎白芷鱼头汤(《常见病症的辨证与食疗》)

配方：川芎6g，白芷60g，草鱼头250g，生姜6g。

制法用法：将川芎、白芷洗净放入砂锅内，加水500ml，煎煮25分钟，去渣取汁，与鱼头同煮，鱼熟后加入生姜，再煮5分钟即成。每日1次，7天为1个疗程。

方解：方中川芎祛风止痛；白芷辛温散寒，疏风止痛；生姜散寒；草鱼头养胃补脑。诸味配合，共奏疏风散寒止痛之功。适用于风寒之头痛、恶风发热等症。

（2）桑菊薄竹饮(《简单便方》)

配方：桑叶10g，淡竹叶20g，菊花10g，薄荷6g。

制法用法：分别洗净，放入保温杯内，以沸水浸泡10分钟即成。每天1剂，5天为1个疗程。

方解：方中桑叶性寒、味甘苦，可疏风散热；菊花清热解毒，平肝明目；淡竹叶性寒、味甘淡，可清热除烦；薄荷性凉、味辛，有宣散风热、清头目透疹之功。诸味配合，能疏风散热止痛。适用于风热之头痛、目眩等症。

2. 肝阳头痛

【证候】头昏胀痛，两侧为重，目眩；心烦易怒，面红目赤，口苦胁痛；舌质红，苔黄，脉弦数。

【治法】平肝潜阳，息风止痛。

【食疗方】

（1）天麻猪脑羹(《中国药膳辨证治疗学》)

配方：猪脑1个，天麻10g，石决明15g。

制法用法：将天麻切成薄片，与石决明、猪脑同入砂锅中，加水400ml，以小火炖煮 1 小时，成稠厚羹汤，捞出药渣即可。每日 2 次，5 天为 1 个疗程。

方解：方中天麻味甘性平，可平肝息风止痛；石决明平肝潜阳；猪脑补脑定眩。三者合用，共奏平肝阳、补脑髓、止头痛之功。适用于肝阳头痛之头昏胀痛、心烦易怒等症。

（2）菊楂决明饮（《中国药膳辨证治疗学》）

配方：菊花 10g，生山楂片 15g，决明子 15g，冰糖适量。

制法用法：将菊花、山楂、决明子三味放入保温瓶中，以沸水冲泡 30 分钟后加冰糖适量即成。可冲泡 2~3 次，代茶频饮，5 天为 1 个疗程。

方解：方中菊花味甘苦、性微寒，可清肝平肝，明目定眩；山楂活血化瘀，消食降脂；决明子平肝明目。诸药共奏平肝潜阳之功，适用于肝阳上亢之头痛、目眩等症。

3. 痰浊头痛

【证候】头痛昏蒙；胸脘痞闷，纳呆，呕恶痰涎，肢体困倦；舌胖大有齿痕，苔白腻，脉滑或弦滑。

【治法】健脾燥湿，化痰降逆。

【食疗方】

（1）半夏山药粥（《老老恒言》）

配方：山药 30g，清半夏 6g。

制法用法：先将半夏入锅，加水 500ml，煎煮 30 分钟后去渣取汁，将山药研末，加入汁中，再煮沸 5 分钟，酌情加白糖和匀即成。每日 2 次，空腹食用，7 天为 1 个疗程。

方解：方中半夏辛温，可燥湿化痰，降逆止呕；山药益胃健脾，补肺固肾。二者相配，燥润相济，共奏健脾燥湿化痰、降逆止呕之功。适用于脾肺不足、痰浊上扰之头痛、呕恶痰涎等症。

（2）川芎半夏炖猪肉（《老老恒言》）

配方：制半夏 10g，川芎 10g，炒扁豆 20g，猪瘦肉 60g，油、盐适量。

制法用法：将半夏、川芎、扁豆放入砂锅内，加水 500ml，煎煮 40 分钟，去渣取汁，加瘦肉炖熟，调味即成。食肉饮汤，每日 1 次，10 天为 1 个疗程。

方解：方中半夏辛温，可燥湿化痰，降逆止呕；川芎活血行气止痛；扁豆健脾和胃祛湿；猪瘦肉补养精血。诸味合用，共奏健脾燥湿、化痰降逆之功。适用于痰浊上扰的头痛、呕逆等症。

4. 瘀血头痛

【证候】头部刺痛，痛处固定不移，经久不愈；或头部有外伤史，面色晦滞，日轻夜重，唇色紫黯；舌质紫黯或有瘀斑、斑点，苔薄白，脉细涩或细。

【治法】活血化瘀，行气止痛。

【食疗方】

（1）黄酒核桃泥汤（《本草纲目》）

配方：核桃仁 5 个，白糖 50g，黄酒 50g。

制法用法：将核桃仁捣碎成泥，加白糖、黄酒，用小火煎煮 10 分钟即成。每日 2

次，5天为1个疗程。

方解：方中黄酒活血通络，抗衰护心；核桃仁味甘，性温，补肾通脑。三者合用，共奏活血化瘀、行气止痛之功。适用于头部刺痛、面色晦滞等症。

(2) 川芎红花茶(《中国药膳辨证治疗学》)

配方：川芎6g，红花3g，茶叶3g。

制法用法：将川芎切成薄片，与红花、茶叶同入保温杯中，以沸水冲泡，加盖焖15~20分钟即成。可连续冲泡2~3次，代茶频饮，7天为1个疗程。

方解：方中川芎辛香走窜，可活血行气，为止头痛之要药；红花活血化瘀；茶叶清利头目。三者合用，共奏活血行气止痛之功。适用于瘀血阻滞之头痛经久不愈者。

第十节 胃痛

胃痛，又称胃脘痛，是以胃脘部以上近心窝处疼痛为主的病症，多由外感邪气、内伤饮食、脏腑功能失调引起气机郁滞所致。

急性胃炎、慢性胃炎、胃溃疡、十二指肠溃疡、胃痉挛、胃下垂、胃黏膜脱垂、胃神经官能症等疾病出现胃脘痛者可参考本节内容进行治疗。

一、膳食原则

1. 以理气、和胃、止痛为主，审证求因，辨证施治。邪盛者以祛邪为急，正虚者以扶正为先，虚实夹杂者则当祛邪与扶正兼施。

2. 宜松软易消化的食物，不宜过甜、过咸、过酸、过辣等食物，忌生冷、烈酒、咖啡、浓茶等。

二、辨证食疗

1. 寒邪客胃

【证候】胃痛暴作，恶寒喜暖，遇寒加重；口淡不渴，或喜热饮；舌苔薄白，脉弦紧。

【治法】温胃散寒，行气止痛。

【食疗方】

(1) 干姜良姜粥(《寿世青编》)

配方：干姜5g，高良姜5g，大米100g，红糖15g。

制法用法：将干姜、高良姜切片，加水500ml，与大米同煮粥，粥熟后去干姜、高良姜，再加入红糖至溶化。每日2次，7天为1个疗程。

方解：方中干姜、高良姜均可温中、散寒、止痛，二者配伍，散寒止痛作用增强；大米养胃，红糖味甘性热，可温胃散寒，兼以调味。诸味合用，共奏温中散寒、行气止痛之功。适用于胃寒所致胃痛、胃胀、呕恶等症。

(2) 椒面羹(《圣济总录》)

配方：川花椒 10g，白面 120g，盐、豆豉适量。

制法用法：将川花椒炒黄，研成细末，加入白面和匀，拉成面条、面片，放入沸水中煮熟，加油、盐、豆豉适量即成。每日 1~2 次，7 天为 1 个疗程。

2. 饮食伤胃

【证候】胃脘疼痛，胀满拒按；嗳腐吞酸，或伴呕吐不消化食物，吐后痛减，其味腐臭，不思饮食，大便不爽，矢气或便后稍舒；舌苔厚腻，脉滑。

【治法】消食导滞，和胃止痛。

【食疗方】

(1) 莱菔陈皮粥(《图经本草》)

配方：炒莱菔子 10g，陈皮 60g，大米 100g。

制法用法：将莱菔子、陈皮炒黄，研成细末，加水 700ml，与大米同煮成稀粥。每日 2 次，上下午空腹服食，7 天为 1 个疗程。

方解：方中莱菔子消食导滞，陈皮理气和胃止痛。二者配合，消食导滞、行气止痛之功增强。适用于胃肠积滞引起的胃痛、腹胀等症。

(2) 神曲山楂粥(《临床食疗配方》)

配方：神曲 15g，山楂 20g，大米 100g。

制法用法：将神曲、山楂加水 700ml 煎煮，去渣取汁，与大米煮成稀粥。每日 2 次，上下午空腹服食，5 天为 1 个疗程。

方解：方中神曲、山楂可消食导滞，山楂消肉食积滞尤甚，神曲长于消谷面、肉食等多种饮食积滞；大米养胃和胃。诸味配合，共奏消积导滞、和胃止痛之功。适用于偏于肉食积滞之脘腹疼痛、嗳腐吞酸等症。

3. 肝气犯胃

【证候】胃脘胀痛，痛连两胁，遇烦恼则痛作或痛甚；胸闷嗳气，喜长叹息，大便不畅；舌苔薄白，脉弦。

【治法】疏肝解郁，理气止痛。

【食疗方】

(1) 玫瑰花茶(《中国饮食保健学》)

配方：玫瑰花 1g，白糖适量。

制法用法：干玫瑰花和白糖同入保温杯中，沸水冲泡，加盖焖 15 分钟。代茶频饮，7 天为 1 个疗程。

方解：方中玫瑰花疏肝解郁，行气；白糖味甘、性平，补益脾胃，兼以调味。二者合用，共奏疏肝解郁、理气止痛之功。适用于肝胃不和、气机阻滞之胃痛、胃胀等症。

(2) 橘花茶(《云林堂饮食制度集》)

配方：橘花 3g，红茶 3g。

制法用法：将干橘花与红茶加入保温杯中，用沸水冲泡，加盖焖 15 分钟即成。代茶饮用，7 天为 1 个疗程。

方解：方中橘花理气止痛，醒脾和胃；红茶消食化痰。二者合用，共奏消食和胃理气之功。适用于肝气犯胃之脘腹胀痛、胸闷嗳气等症。

4. 湿热中阻

【证候】胃脘灼痛，病势急迫，脘闷灼热，口干口苦，心烦；纳呆，恶心，小便色黄；舌质红，苔黄腻，脉滑数。

【治法】清热化湿，和中止痛。

【食疗方】

(1) 公英豆腐汤(《临床食疗配方》)

配方：蒲公英60g，豆腐50g，冰糖15g。

制法用法：将鲜蒲公英洗净切碎，加水500ml，与豆腐同煮30分钟，去渣取汁，加入红糖即成。每日2次，7天为1个疗程。

方解：方中蒲公英清胃泻热；豆腐味甘性寒，润燥补虚清热；冰糖味甘性凉，清热调味。三者合用，共奏清热化湿、和中止痛之功。适用于胃热灼痛之脘闷灼热、心烦等症。

(2) 甘蔗粥（经验方）

配方：甘蔗汁50g，粟米100g。

制法用法：将新鲜甘蔗榨汁去渣，加水400ml，与粟米煮粥。每日2次，7天为1个疗程。

方解：方中甘蔗味甘、性寒，可生津润燥，清热和中；粟米味甘咸、性寒，可养胃、除湿热。二者合用，共奏清胃泻热、养胃和中之功。适用于胃热灼痛、大便干结等症。

5. 血瘀阻络

【证候】胃脘疼痛，痛有定处，按之痛甚，如刺如割，甚则呕血、黑便；舌质暗或有瘀斑，脉涩。

【治法】活血化瘀，通络止痛。

【食疗方】

(1) 三七炖鸡蛋(《临床食疗配方》)

配方：三七末5g，鸡蛋2个。

制法用法：将三七研成粉末，鸡蛋打入碗中，加入三七末拌匀，隔水蒸熟服食。每日1次，7天为1个疗程。

方解：方中三七味甘微苦、性温，能止血散瘀，消肿止痛；鸡蛋味甘性平，可润燥养血。二味合用，共奏活血化瘀、和胃止痛之功。适用于血瘀阻络之胃脘刺痛、黑便。

(2) 鸡子壳粉（经验方）

配方：鸡子壳（即鸡蛋壳）6g，食盐2g，维生素C 0.6g。

制法用法：将鸡子壳、食盐、维生素C三者混匀。每日2次，早晚服食，7天为1个疗程。

方解：方中鸡子壳收敛制酸，止血止痛；维生素C促进胶原蛋白合成，具有止血作用；食盐调味。诸味合用，共奏和胃止血之功。适用于胃痛、溃疡出血、便血等症。

第十一节　厌食

　　厌食是以长期食欲不振、厌恶进食、甚至拒食为特点的常见脾胃病症，多因喂养不当、饮食失节、久病体虚致脾胃运化失健引起。本病以 1~6 岁者多见，城市儿童发病率较高。

　　各种功能及器质性疾病造成的食欲不振、厌恶进食可参考本节内容进行治疗。

一、膳食原则

　　1. 厌食以健脾、和胃、消食、滋阴为基本原则。脾气虚弱者宜健脾和胃，胃阴不足宜滋阴生津，饮食积滞宜消食化积。

　　2. 宜清淡、易于消化之品，不宜辛辣和肥甘厚味之品，忌生冷、坚硬之品。

　　3. 养成定时定量进食的习惯。

二、辨证食疗

1. 脾气虚弱

【证候】面色萎黄，厌食拒食；精神萎靡，疲乏多汗，食后腹胀，便溏，脘腹胀满，少气懒言，四肢乏力；舌质淡，苔薄白，脉细弱无力。

【治法】健脾和胃，消食化积。

【食疗方】

（1）砂仁粥（《老老恒言》）

配方：砂仁 2g，粳米 50g。

制法用法：将砂仁研成细末，再将粳米淘洗干净，放入砂锅，加水 300ml，煮沸后用小火煨煮成稠粥，粥熟时调入砂仁细末，拌和均匀，再煨煮 2 分钟即成。每日 1 次，10 天为 1 个疗程。

方解：方中砂仁化湿醒脾，温中行气；粳米健脾和中。二者合用，共奏健脾和胃、行气消食化积之功。适用于脾气虚弱所致的厌食拒食、精神萎靡、脘腹胀满等症。

（2）怀山药鸡内金粥（《食鉴本草》）

配方：怀山药 20g，鸡内金 6g，粳米 50g。

制法用法：将怀山药、鸡内金研成细末，加水 300ml，与粳米共煮粥，待粥熟烂后，加适量白糖调味即成。每日 2 次，温服，10 天为 1 个疗程。

方解：方中山药益气健脾，鸡内金开胃消食，粳米健脾和中。三者合用，共奏健脾益气、消食化积之功。适用于脾气虚弱所致的厌食拒食、精神萎靡、食后腹胀等症。

2. 胃阴不足

【证候】口干多饮，食欲不振；皮肤干燥，毛发无泽，消瘦，大便干结；舌红少苔，脉细数。

【治法】养阴生津，健脾开胃。

【食疗方】

（1）沙参猪肉汤（《东方药膳》）

配方：北沙参15g，玉竹15g，百合15g，山药15g，猪瘦肉750g。

制法用法：将猪肉切块，加北沙参、玉竹、百合、山药及水1000ml炖熟，调味即成。每日2次，喝汤食肉，10天为1个疗程。

方解：方中北沙参味甘性寒，养阴清肺，益胃生津；玉竹味甘性平，滋阴养胃；百合健脾和胃；山药健脾益胃；猪瘦肉滋阴润燥。五者合用，共奏健脾益气、养阴生津之功。适用于胃阴不足所致的口干多饮、食欲不振等症。

（2）梨粥（《食医心鉴》）

配方：鸭梨3个，粳米50g。

制法用法：把鸭梨洗净，连皮切碎，去心，加水500ml，小火煎煮30分钟，捞出梨块，再加入洗净的粳米50g，共煮成梨粥。每日2次服食，10天为1个疗程。

方解：方中梨汁益胃生津，粳米健脾和胃。二者合用，共奏养阴生津、健脾开胃之功。适用于胃阴不足所致的口干多饮、食欲不振等症。

3. 饮食积滞

【证候】厌食腹胀，睡眠不安，口臭烦躁，大便不调，便下臭秽；舌苔厚腻，脉滑，指纹紫滞。

【治法】消食化滞，理气和胃。

【食疗方】

（1）鸡内金粥（《粥谱》）

配方：鸡内金15g，陈皮3g，砂仁2g，粳米50g，白糖适量。

制法用法：将鸡内金、陈皮、砂仁共研末，加水500ml，与粳米煮成粥，调入药粉及白糖即成。每日2次，10天为1个疗程。

方解：鸡内金味甘性平，可消积滞，健脾胃；陈皮具有理气降逆、调中开胃之功；砂仁性温味辛，可化湿开胃；粳米健脾和胃。四者合用，共奏消食化滞、理气和胃之功。适用于饮食积滞所致的厌食腹胀、口臭、便下臭秽等症。

（2）萝卜饼（《清宫食谱》）

配方：白萝卜250g，面粉250g，瘦猪肉100g，葱花、食盐、生姜、植物油适量。

制法用法：将萝卜洗净切丝，放入油锅内，炒至五成熟时盛起；将猪肉剁茸，加萝卜丝、葱花、姜末、食盐调成馅心；面粉加水和匀，分成50g一个的面团，擀成薄片，放上馅心，制成夹心小饼，用植物油烙熟即成。每日2次，5天为1个疗程。

方解：方中白萝卜味辛甘性凉，下气消食；面粉味甘性平，健脾养心安神；瘦猪肉滋阴润燥。三者合用，共奏理气消食和胃之功。适用于饮食积滞之厌食腹胀、口臭、烦躁等症。

第十二节　胁痛

胁痛是以胁肋疼痛为主要表现的病症。临床多由于肝气郁结、饮食不节、瘀血阻滞、湿热蕴结、肝阴不足导致气机升降失常。

急慢性肝炎、胆囊炎、胆结石、肋间神经痛等出现胁肋疼痛者，可参考本病进行治疗。

一、膳食原则

1. 以疏肝和络止痛为基本原则。实证当理气、活血、清热利湿，虚证当滋阴、养血、柔肝。

2. 饮食宜清淡、易消化，少食易致胀气之品，忌生冷、肥甘油腻之品。

二、辨证分型

1. 肝气郁结

【证候】胸胁胀痛，连及肩背，走窜不定，情绪恼怒则症状加剧；胸脘痞闷，伴恶心，嗳气，不思饮食，呃逆；舌淡红，苔薄白，脉弦。

【治法】疏肝解郁止痛。

【食疗方】

（1）玫瑰茶(《本草纲目拾遗》)

配方：玫瑰花 1~3g。

制法用法：玫瑰花用沸水冲泡，代茶饮。每日 3 次，5 天为 1 个疗程。

方解：方中玫瑰花味辛甘性温，疏肝解郁，理气止痛。《本草正义》："玫瑰花，香气最浓，清而不浊，和而不猛，柔肝醒脾，流气活血，宣通滞窒而绝无辛温刚燥之弊，断推气分药之中，最为捷效而最为驯良者。"适用于肝气郁结的胁痛、嗳气等症。

（2）大麦米粥(《饮食辨录》)

配方：大麦米 50g，红糖适量。

制法用法：先将大麦米碾碎，加水 500ml 煮粥。粥熟后加入红糖，晨起做早餐用。每日 1 次，5 天为 1 个疗程。

方解：方中大麦味甘咸，宽中下气，和胃健脾；红糖味甜，性温，行气活血止痛。二者合用，共奏疏肝解郁止痛之功。适用于肝气郁结的胁痛、呃逆等症。

2. 瘀血阻滞

【证候】右上腹疼痛，痛如针刺，部位固定而拒按，情绪变化可加剧；舌暗有瘀斑，舌质紫暗，脉沉涩。

【治法】活血化瘀，通络止痛。

【食疗方】

（1）合欢花茶饮

配方：合欢花 30g，蜂蜜适量。

制法用法：沸水泡茶，每日 3 次，5 天为 1 个疗程。

方解：方中合欢花味甘，性平，具有理气解郁、活血开胃、养心安神功效；蜂蜜补益及调和性味。二者合用，共奏活血化瘀、通络止痛之功。适用于瘀血阻滞的胁痛。

（2）韭菜汁（《常见病的饮食疗法》）

配方：韭菜 500g。

制法用法：韭菜洗净，捣碎取汁，每日 1 剂，分 2 次服用，5 天为 1 个疗程。

方解：方中韭菜味甘、性温，温中行气，活血化瘀。适用于瘀血阻滞之胁痛。

3. 湿热蕴结

【证候】右上腹胀闷不舒，恶心呕吐，口苦口干，不思饮食，厌油腻，大便不爽，小便黄赤；舌红苔黄腻，脉弦滑数。

【治法】疏肝解郁，利湿清热。

【食疗方】

（1）茵陈粥（《粥谱》）

配方：茵陈 30~60g，粳米 30~60g，白糖适量。

制法用法：茵陈洗净，加水 700ml 煎取汁，去渣，以汁入粳米煮粥，将熟时加白糖，稍煮即可。每日 3 次，5 天为 1 个疗程。

方解：方中茵陈味苦，性微寒，利胆退黄，清热利湿；粳米养胃和营；白糖既可矫味，又可保肝。三者合用，共奏疏肝解郁、利湿清热之功。适用于湿热蕴结的胁痛。

（2）冬瓜粥（《粥谱》）

配方：冬瓜 60g，粳米 30~60g。

制法用法：将冬瓜洗净，切成小块，加水 500ml，与粳米同煮粥。每日 2 次，5 天为 1 个疗程。

方解：方中冬瓜味甘，性微寒，利小便，清热，消肿；粳米养胃和营。二者合用，共奏利湿、清热、消肿之功。适用于湿热蕴结的胁痛。

4. 肝阴不足

【证候】胁肋隐痛，咽干口燥，急躁易怒，心中烦热，头晕目眩；舌红少苔，脉细数。

【治法】养阴柔肝。

【食疗方】

（1）芹菜粳米粥（《食物本草》）

配方：芹菜 400g，红枣 10 个，粳米 100g。

制法用法：将芹菜洗净，加水 500ml，与粳米、红枣同煮粥。每日 2 次，5 天为 1 个疗程。

方解：方中芹菜味甘辛，性凉，清热平肝，健胃利尿；红枣滋阴养血；粳米补中益气。三者合用，共奏清热滋阴、利胆之功。适用于肝阴亏虚的胁痛。

（2）乌鸡萝卜汤

配方：乌鸡 1500g，白萝卜 250g，鸡内金 30g。

制法用法：将萝卜、鸡内金放入乌鸡肚内，加水 1500ml 炖煮。每日 2 次，10 天为 1 个疗程。

方解：方中鸡内金味甘性平，可健脾消食，退积热；萝卜味甘性平，可消食化积；乌鸡味甘性平，可滋阴养血，健脾和胃。三者合用，共奏健脾消食、滋阴养血之功。适用于肝阴亏虚的胁痛。

第十三节　腹痛

腹痛是指胃脘以下、耻骨以上部位发生疼痛为主要表现的病症。多由气血瘀滞、脉络痹阻或脏腑失于温煦濡养所致。

急慢性胰腺炎、胃肠神经官能症、泌尿系结石、消化不良、不完全性肠梗阻等以腹痛为主症者，可参考本病治疗。

一、膳食原则

1. 以通为顺，以降为和是腹痛的基本治疗原则。寒证宜温里散寒，行气止痛；热证宜清热通腑，行气止痛；食积证宜消食行气止痛；中虚脏寒者宜温中补虚，缓急止痛。

2. 饮食宜清淡、易消化，忌生冷、肥甘油腻及辛辣刺激之品。

二、辨证分型

1. 寒邪内阻

【证候】腹痛拘急，得温痛减，遇寒加重，手足不温，口淡不渴，小便清长，大便溏薄；舌苔白腻，脉沉紧。

【治法】温里散寒，行气止痛。

【食疗方】

（1）椒面粥（《普济方》）

配方：蜀椒（花椒）3~5g，面粉 90g，生姜 3 片。

制法用法：蜀椒研成细末，同面粉和匀，调入水中煮粥，后加入生姜稍煮即可。每日 1 次，5 天为 1 个疗程。

方解：方中蜀椒温里散寒，和胃止痛；生姜味辛性温，温中散寒。二者同用，共奏温中散寒、行气止痛之功。适用于寒邪内阻之腹痛拘急、手足不温等症。

（2）荜茇粥《太平圣惠方》

配方：荜茇 3g，胡椒、干姜、槟榔、桂心各 3g，粟米 100g。

用法：荜茇、胡椒、干姜、槟榔、桂心共捣为末，粟米加水适量煮粥，粥熟再加药末，搅匀即可。每日服 2~3 次，5 天为 1 个疗程。

方解：方中荜茇、胡椒、干姜、桂心皆辛热之品，能温中散寒，下气止痛；槟榔味苦性温，可调畅气机，健胃消积；粟米味甘性凉，防止诸物辛热太过。诸味合用，共奏温里散寒、行气止痛之功。适用于寒邪内阻之腹痛拘急、遇寒加重等症。

2. 湿热壅滞

【证候】腹部胀满，痞满拒按，胸闷不舒，烦渴引饮，大便秘结或溏滞不爽，身热，小便短赤；舌红，苔黄燥或黄腻，脉滑数。

【治法】泄热通腑。

【食疗方】

（1）车前叶粥（《圣济总录》）

配方：车前叶 30~60g，粳米 30~60g，葱白 1 根。

用法：将车前、葱白煮汁去渣，加入粳米煮粥；或将车前、葱白切碎，加入粳米粥中，煮熟食用。每日 2 次，5 天为 1 个疗程。

方解：方中车前味甘性寒，可清热利湿。诸味同用，共奏清热利湿、攻下利水之功。适用于湿热壅滞之腹痛。

（2）鲤鱼炖豆腐（经验方）

配方：鲤鱼 500g，豆腐 100g。

用法：鲤鱼洗净，豆腐切块，入锅后文火煮至鱼熟汤白即可。每日 2 次，5 天为 1 个疗程。

方解：方中鲤鱼性寒味甘，功能补脾益气，清热解毒，利水消肿；豆腐性凉味微苦，健脾利湿，清热解毒。二者合用，共奏泄热通腑之功。适用于湿热壅滞之腹痛。

3. 饮食停滞

【证候】脘腹胀满，疼痛拒按，嗳腐吞酸，痛则欲泻，泻后痛减，大便奇臭；舌苔厚腻，脉滑。

【治法】消食导滞。

【食疗方】

（1）山楂粥（《粥谱》）

配方：山楂 40g，粳米 60g，红砂糖 10g。

制法用法：先将山楂煎取浓汁，去渣，然后加入粳米、砂糖煮粥。空腹服食，每日 1~2 次，5 天为 1 个疗程。

方解：方中山楂味甘酸性温，消食导滞，止泄，尤其擅长消油腻肉食；粳米、砂糖能养胃和营。三者合用，共奏消食导滞之功。适用于饮食停滞之腹痛。

（2）槟榔粥（《圣济总录》）

配方：槟榔 15g，粳米 60g。

制法用法：先用槟榔片煎汁，去渣，加入粳米煮粥。每日 1~2 次，5 天为 1 个疗程。

方解：方中槟榔消食导滞，行气除胀，但易损伤正气，在方中加入粳米煮粥食用，既消食导滞，又调养胃气。适用于饮食停滞之腹痛。

4. 气机郁滞

【证候】脘腹疼痛，胀满不舒，攻串两胁，痛引少腹，得嗳气或矢气则舒，情绪改变则加剧；舌淡，苔薄白，脉弦。

【治法】疏肝解郁，理气止痛。

【食疗方】

（1）橘皮粥（《饮食辨录》）

配方：橘皮20g，粳米60g。

制法用法：橘皮煎汁去渣，与粳米共煮。或单以粳米煮粥，待粥快成时加入橘皮末3g，煮至粥成。空腹食用，每日1~2次，5天为1个疗程。

方解：方中橘皮理气止痛，燥湿化痰；粳米养胃。二者合用，共奏疏肝解郁、理气止痛之功。适用于气机郁滞之腹痛。

（2）薤白粥（《饮食辨录》）

配方：薤白10g，粳米50g。

制法用法：将粳米洗净，与薤白同煮粥，晨起作早餐。每日1次，7天为1个疗程。

方解：方中薤白味辛性温，温中通阳，下气散结；粳米养胃和营，理气止痛。二者合用，共奏疏肝解郁、理气止痛之功。适用于气机郁滞之腹痛。

5. 中虚脏寒

【证候】腹痛绵绵，时作时止，喜温喜按，劳累饥饿后加重，神疲乏力，气短懒言，纳呆，面色无华；大便溏薄，舌淡，苔薄白，脉沉细无力。

【治法】温中补虚，缓急止痛。

【食疗方】

（1）小建中汤（《伤寒论》）

配方：桂枝20g，白芍40g，生姜20g，大枣12枚，甘草12g，饴糖300g。

制法用法：先将前五味煎煮，后加入饴糖溶化，每日3次，饭前温服，7天为1个疗程。

方解：方中饴糖味甘性温，可补中益气，健脾，缓急止痛；桂枝、生姜温阳散寒；甘草、大枣益气缓急；白芍养血敛阴。诸味合用，共奏温中补虚、缓急止痛之功。适用于中虚脏寒之腹痛。

（2）桂浆粥（《粥谱》）

配方：肉桂3g，粳米60g，红糖适量。

制法用法：将肉桂煎取浓汁去渣，与粳米同煮粥，待粥煮熟后，调入药汁及红糖即可。每日2次，7天为1个疗程。

方解：方中肉桂味辛性温，温阳暖脾胃，散寒止痛；粳米补中益气；红糖温中散寒，兼以调味。三者合用，共奏温中补虚、缓急止痛之功。适用于中虚脏寒之腹痛。

第十四节　呕吐

呕吐是指胃失和降，胃气上逆，迫使胃内容物经过食道、口腔而排出体外。呕为有声有物，吐为有物无声。因呕与吐多同时发生，故临床常呕吐并称。临床多因外邪犯胃、饮食失节、肝胃不和、脾胃虚寒使胃失和降，胃气上逆。

急性胃炎、慢性胃炎、消化性溃疡、胃肠神经官能症、胆囊炎等以呕吐为主症者，可参考本节内容进行治疗。

一、膳食原则

1. 呕吐以和胃降逆为基本治疗原则。实证当祛邪为主，采取解表、消食、化痰、解郁方法；虚证当扶正祛邪为主，采取健运脾胃、益气养阴方法；虚实夹杂者，当审其标本缓急而治。

2. 饮食宜清淡、易消化，忌生冷、烟酒、辛辣刺激、肥甘油腻和海腥之品。

二、辨证分型

1. 外邪犯胃

【证候】突然恶心呕吐，脘腹胀闷，伴有恶寒发热，头痛，四肢酸楚；舌苔薄白，脉濡缓。

【治法】疏解表邪，降逆止呕。

【食疗方】

(1) 姜糖苏叶饮(《本草汇言》)

配方：紫苏叶 6g，生姜 6g，红糖 15g。

制法用法：生姜洗净切丝，苏叶洗净，同入茶杯内，以沸水 200ml 浸泡 5~10 分钟，再入红糖搅匀即可。每日 2 次，7 天为 1 个疗程。

方解：方中紫苏味辛性温，解表散寒，行气和胃；生姜味辛性温，散寒解表，温中止呕；红糖温中祛寒。三者合用，共奏疏解表邪、降逆止呕之功。适用于外邪犯胃之呕吐。

(2) 防风粥(《千金方》)

配方：粳米 60g，防风 5g，葱白适量。

制法用法：先以防风、葱白水煎取汁，粳米煮粥，粥成加入药汁，再煮几分钟即可。每日 2 次，3 天为 1 个疗程。

方解：方中防风味甘性温，祛风解表，散寒止痛；葱白味辛性温，具温通之功。二者合用，可增强疏解表邪、降逆止呕之效。适用于外邪犯胃之呕吐。

2. 饮食失节

【证候】呕吐酸腐，嗳气，呕吐物为未消化的食物，脘腹胀闷，大便臭秽；舌苔厚腻，脉滑实。

【治法】消食化滞，和胃降逆。

【食疗方】

(1) 白术猪肚粥(《圣济总录》)

配方：白术 30g，生姜 2g，槟榔 10g，猪肚 1 个，粳米 60g。

制法用法：猪肚洗净，切成小块，同白术、生姜、槟榔共煮，至猪肚炖熟取汁，以汤入粳米煮粥。用酱油等调料拌猪肚佐餐。每日2次，3天为1个疗程。

方解：方中猪肚消食和胃；槟榔消食行气；白术健脾燥湿，运化水谷；生姜开胃调和，消除腥气。诸味合用，共奏消食化滞、和胃降逆之功。适用于外邪犯胃之呕吐。

(2) 萝卜饼(《清宫食谱》)

配方：白萝卜250g，面粉250g，猪瘦肉100g，油、葱、姜、盐适量。

制法用法：白萝卜洗净切细丝，猪肉剁细，放入油、葱、姜、盐少许，共调为馅，面粉加水制成皮，制成小饼，油锅烙熟。空腹食用，每日2次，3天为1个疗程。

方解：方中白萝卜消食化痰，下气宽中。适用于外邪犯胃之呕吐。

3. 肝胃不和

【证候】呕吐吞酸，嗳气频繁，胸胁胀痛，头晕口苦；舌红，苔白或薄黄，脉弦。

【治法】疏肝和胃，降逆止呕。

【食疗方】

(1) 吴茱萸粥(《食鉴本草》)

配方：吴茱萸2g，生姜2片，粳米60g，葱白适量。

制法用法：将吴茱萸研为细末，用粳米先煮粥，待米将熟时下吴茱萸末及生姜、葱白，粥熟即可。每日2次，5天为1个疗程。

方解：方中吴茱萸味辛性热，有小毒，能疏肝理气，和胃；生姜降逆止呕；粳米健脾和胃；葱通气和营。四味合用，共奏疏肝和胃、降逆止呕之功。适用于肝胃不和所致的胃痛、呕吐等症。

(2) 佛手姜汤(《食物与治疗》)

配方：佛手10g，生姜6g，白糖适量。

制法与用法：先煮佛手、生姜，去渣取汁，加入白糖即可。每日3~5次，3天为1个疗程。

方解：方中佛手味甘性温，疏肝解郁，理气消胀；生姜和胃止呕。诸味合用，共奏疏肝解郁、理气止呕之功。适用于肝胃不和所致的嗳气呕吐、胸胁胀痛等症。

4. 脾胃虚寒

【证候】饮食稍有不慎即发呕吐，时作时止，面色苍白，倦怠乏力，四肢不温，大便溏薄；舌质淡，脉濡弱。

【治法】温中散寒，和胃降逆。

【食疗方】

(1) 柿蒂汤(《济生方》)

配方：柿蒂6g，丁香6g，生姜6g。

制法用法：三味煎汤取汁，去渣。每日3~5次，3天为1个疗程。

方解：方中柿蒂味苦性平，善降逆止呕；丁香、生姜温里和胃止呕。三味同用，共奏温中散寒、降逆和胃之功。适用于胃寒呕吐。

（2）橘皮生姜粥（《饮食疗法》）

配方：橘皮 10g，粳米 30g，生姜 6g。

制法用法：橘皮煎汁，以汁入米煮粥，粥成之后调入姜汁，煮沸即可。每日 2 次，3 天为 1 个疗程。

方解：方中橘皮味辛性温，芳香理气，和胃止呕；粳米养胃；生姜为呕家之圣药。三味合用，共奏温中散寒、和胃降逆之功。适用于胃寒呕吐。

第十五节　泄泻

泄泻是指排便次数增多、粪质稀薄或完谷不化，甚至泻出如水。古代以大便溏薄而势缓者为泄，大便清稀如水而直下者为泻，现在统称为泄泻。主要病因为脾虚湿盛、感受外邪、饮食所伤、情志不调、久病体虚等。

凡因消化器官发生功能性或器质性病变导致腹泻时，如急慢性肠炎、肠结核、胃肠神经官能症、结肠过敏等，均可参照本节内容进行治疗。

一、膳食原则

1. 运脾化湿为泄泻的基本治疗原则。湿盛者重在化湿，佐以分清别浊；寒湿者以温化为主；湿热者以清化为主；夹有表邪者佐以疏解；夹暑邪者佐以清暑；脾虚者，以健脾为主；肾阳虚衰，以温肾健脾为主；中气下陷，以升提为主；久泄不止，以固涩为主。

2. 饮食宜为清淡、细软、少渣、少油腻的流食或半流食，待泄泻缓解后再给予软食。忌辛辣刺激、油腻之品。

二、辨证食疗

1. 寒湿（风寒）

【证候】泄泻稀薄多水，腹痛肠鸣，脘腹胀满，恶寒发热，肢体酸痛，不思饮食，口淡不渴，头痛；舌苔薄白或白腻，脉濡缓。

【治法】解表散寒，芳香化浊。

【食疗方】

（1）防风粥（《千金月令》）

配方：防风 15g，葱白适量，粳米 100g。

制法用法：取防风、葱白煎取药汁，去渣。粳米洗净煮粥，待粥将熟时加入药汁。趁热服食，每日 2 次，3 日为 1 个疗程。

方解：方中防风发汗解表，祛风胜湿，炒用能升脾阳而止泻；葱白发散解表；粳米补中益气，平和五脏，止烦渴，止泻。三味合用，共奏祛邪止泻之功。适用于寒湿泄泻。

（2）加味防风粥（《百病饮食自疗》）

配方：防风5g，藿香5g，葱白2茎，白蔻仁3g，苏叶3g，粳米100g。

制法用法：先将前五味水煎，沸后约10分钟，取汁去渣，另用粳米煮粥，待粥将熟时，加入药汁，煮成稀粥即可。每日2次，5日为1个疗程。

方解：方中防风发散风寒；藿香解表散寒，芳香化浊；白蔻仁理气宽中，散寒，化湿和胃；苏叶散寒解表，理气宽中；苏叶解表散寒。诸味合用，共奏祛寒止泻之功。适用于风寒泄泻。

2. 湿热（暑湿）

【证候】腹痛即泻，泻下急迫，势如水柱，粪色黄褐而臭，肛门灼热，心烦口渴，小便短赤，或有身热；舌苔黄腻，脉濡数或滑数。多见于夏秋季节。

【治法】清热利湿。

【食疗方】

（1）车前草粥（《百病饮食自疗》）

配方：车前草20g，茯苓15g，粳米50g。

制法用法：车前草、茯苓煎煮取汁，加粳米煮粥即可。每日2次，5日为1个疗程。

方解：方中车前草利湿通淋；茯苓清热利湿止泻；粳米益气健脾，以助运化。诸药合用，共奏清热利湿止泻之功。适用于湿热泄泻。

（2）加味竹叶粥（《老老恒言》）

配方：淡竹叶60g，生石膏45g，扁豆15g，荷蒂1个，粳米100g，砂糖少许。

制法用法：先将淡竹叶、荷蒂洗净，同石膏、扁豆加水煎取汁，再放粳米，煮成稀粥即可。每日2次，5日为1个疗程。

方解：方中淡竹叶味甘性寒，可利尿通淋；生石膏清热泻火，除烦止渴；荷蒂有升举、和胃之功；扁豆健脾化湿，和中益气，消暑；粳米益气健脾止泻。诸味合用，具有清热利湿、健脾止泻之功效。适用于湿热泄泻。

3. 伤食

【证候】腹部疼痛拒按，泻下臭如败卵，泻后痛减，或泻后不畅，胸脘痞闷，嗳腐吞酸，不思饮食；舌苔垢浊，脉滑而数，或见沉弦。

【治法】消食导滞。

【食疗方】

（1）曲末粥（《多能鄙事》）

配方：神曲15g，粳米60g。

制法用法：先将神曲捣碎，加水2000ml，煎至1000ml取汁，再加粳米煮成稀粥，每日2次，5日为1个疗程。脾阴虚者及孕妇不宜用。

方解：方中神曲健脾消食，理气化湿；粳米补中益气，止泻。二味合用，可奏健脾和胃、消食止泻之效。适用于各种食积不消的胸脘痞闷、腹泻等症。

（2）焦三仙粥（《粥谱》）

配方：焦神曲15g，焦麦芽15g，焦山楂15g，粳米50g，砂糖适量。

制法用法：先将焦神曲、焦麦芽、焦山楂入砂锅煎取浓汁，去渣，加入粳米、砂糖煮粥。两餐间当点心服食，不宜空腹服。每日 2 次，5 日为 1 个疗程。

方解：方中神曲、麦芽、山楂均具有消积化滞之功，其中焦麦芽长于消淀粉类食物，焦山楂长于消肉类或油腻食滞，焦神曲长于消米面食滞，山楂又可消食化积，行气散瘀。诸味合用，共奏健脾胃、消食止泻之功。适用于食积所致的嗳腐吞酸、腹泻等症。

4. 肝气乘脾

【证候】时有胸胁胀闷，嗳气少食，每因恼怒、紧张等情绪波动而致腹痛泄泻；舌质淡红，脉弦。

【治法】抑肝扶脾。

【食疗方】

（1）橘饼(《食鉴本草》)

配方：橘 250g，荞麦粉 500g，白糖 50g，芝麻适量。

制法用法：橘去皮、核，加白糖腌渍一日，待橘肉浸透糖后，置锅中以小火煨熬至汁液耗干，停火待冷捣泥，入白糖、炒芝麻粉适量，混匀为馅备用。荞麦粉加水，揉成面团，分包若干馅饼，锅上烙熟即成。作点心食用，每日 2 次，10 日为 1 个疗程。脾胃虚寒者慎服。

方解：方中橘味辛能散，味苦能泄，温能通行，具有疏肝理气调中、燥湿化痰的功效；荞麦健脾消积，下气宽肠。诸味合用，共奏疏肝健脾止泻之功。适用于肝气乘脾的泄泻。

（2）佛手柑粥(《宦游日札》)

配方：佛手柑 15g，粳米 500g，冰糖适量。

制法用法：将佛手柑煎汤去渣，再入粳米、冰糖，同煮为粥。可供早晚餐或做点心食。每日 2 次，10 日为 1 个疗程。

方解：方中佛手柑疏肝健脾，理气化痰，止呕消胀，健脾养胃；粳米补中益气，健脾和胃；冰糖性凉，可防佛手辛温太过。诸味合用，共奏疏肝健脾止泻之功。适用于肝气乘脾的泄泻。

5. 脾胃虚弱

【证候】大便溏薄，泄泻时作时止，完谷不化，食少纳呆，腹胀腹痛，神疲倦怠，面色萎黄；舌淡苔白，脉缓而弱。

【治法】补脾健胃。

【食疗方】

（1）扁豆山药粥(《本草纲目》)

配方：扁豆 60g，山药 60g，大米 50g。

制法用法：将白扁豆、山药、大米三味淘洗干净，同煮成粥即可。每日 2 次，15 日为 1 个疗程。

方解：方中扁豆健脾化湿，益气和中；山药健脾补肺，益胃补肾；大米健脾养胃。诸味合用，共奏健脾益胃止泻之功。适用于脾胃虚弱的腹泻。

（2）桃花粥(《温病条辨》)

配方：人参 10g，炙甘草 10g，赤石脂 10g，粳米 50g。

制法用法：先煎煮炙甘草，去渣，人参（研末）、粳米煮粥，后下赤石脂（研末）。每日 2 次，15 日为 1 个疗程。

方解：方中人参大补元气，补脾益肺；炙甘草益气补中；赤石脂涩肠止泻；粳米健脾益气。诸味配伍，可增强益气健脾、涩肠止泻之功效。适用于脾气虚弱之倦怠乏力、食少便溏等症。

6. 肾阳虚衰

【证候】 黎明泄泻，腹中隐痛，下利清谷，形寒肢冷，腰膝酸软；舌淡苔白，脉沉细。

【治法】 温肾健脾，固涩止泻。

【食疗方】

（1）加味金樱子粥(《中医内科护理学》)

配方：金樱子 15g，山药 150g，芡实 50g，粳米 50g，白糖适量。

制法用法：芡实去壳，金樱子去核、择净，二味同入砂锅，再加入山药，加水煎成药汁，去渣。粳米淘洗净，与药汁在小火上煮成粥，加白糖即成。每日 2 次，15 日为 1 个疗程。

方解：方中金樱子补肾固精，涩肠止泻；芡实补脾止泻，益肾固精；山药补肾健脾止泻；粳米补中益气。诸味合用，共奏补肾健脾、固涩止泻之功。适用于肾阳虚衰之黎明泄泻、腰膝酸软等症。

（2）猪肾粥(《饮膳正要》)

配方：猪肾 1 对，粳米 100g，苹果 10g，陈皮 10g，缩砂仁 10g。

制法用法：猪肾去脂膜后切细待用。苹果去皮，捣烂如泥。先煎陈皮、砂仁，去渣后入猪肾、苹果及米，煮粥。空腹服食，每日 2~3 次，15 日为 1 个疗程。

方解：方中猪肾强腰滋肾；陈皮理气健脾，燥湿化痰；砂仁化湿开胃，温脾止泻；粳米健脾益气；苹果涩肠止泻。诸味合用，可奏补肾健脾、固涩止泻之功。适用于肾阳虚衰之黎明泄泻、腰膝酸软等症。

第十六节　便秘

便秘是指大便秘结不通，排便间隔时间延长，或有便意而排出困难的一种病症。引起便秘的原因有燥热内结、气机郁滞、气血两亏、阴寒凝结等，凡脾、胃、肾、肺诸脏的功能紊乱，均能引起肠道气机失调，传导失常而形成便秘。

功能性便秘、肠道易激综合征、肠炎恢复期、直肠及肛门疾病、内分泌及代谢性疾病、肌力减退以及因其他疾病而并发的便秘，均可参照本节治疗。

一、膳食原则

1. 通便为便秘的基本治疗原则。实秘者以清热润肠通便、顺气导滞为治则，虚秘者以益气养血、温通干结为治则。

2. 宜食富含粗纤维的蔬菜和水果。实秘者宜多食新鲜水果蔬菜和有疏利作用的食品，禁忌辛辣、烟酒、甜黏、生冷、油腻及不易消化之品；虚秘者的饮食以易消化、补益为主，并尽可能地补充油脂。

二、辨证食疗

1. 燥热内结

【证候】大便干燥不通，数日不行，面赤身热，腹部胀满或疼痛，口唇胀满或疼痛，口唇干燥生疮，口臭心烦，小便短赤；舌红苔黄燥，脉滑数。

【治法】清热润肠。

【食疗方】

(1) 麻油拌菠菜(《经验方》)

配方：新鲜菠菜250g，麻油15g。

制法用法：先将新鲜菠菜用清水洗净，锅中加清水煮沸，放进食盐，再把菠菜放入沸水中烫约3分钟取出，用刀切段，加入麻油拌匀即可。每日2次，10天为1个疗程。

方解：方中菠菜止渴润肠，导便；麻油润肠通便。二味合用，增强润肠通便之功效。适用于燥热内结的便秘。

(2) 芹菜粥(《本草纲目》)

配方：新鲜芹菜60g，粳米100g。

制法用法：将芹菜洗净切碎，与洗净的粳米同入砂锅内，加水600ml，煮粥即可。每天早晚2次，15天为1个疗程。

方解：方中芹菜清热除烦，清胃涤热，凉血平肝；粳米平和五脏，止烦渴。二味合用，共奏清热邪、除烦渴、通便之功。适用于燥热内结的便秘。

2. 气机郁滞

【证候】嗳气频作，胸胁痞满，甚则腹胀腹痛，食少纳呆，大便秘结，欲便不得；苔薄白而腻，脉弦。

【治法】顺气行滞。

【食疗方】

(1) 糯米粥(《圣济总录》)

配方：糯米100g，槟榔15g，郁李仁15g，火麻仁15g。

制法用法：先研火麻仁令烂，以水3000ml与火麻仁搅匀，生绢滤取汁，煮糯米粥，将熟时入槟榔末、郁李仁膏，搅匀即可。空腹食之，每日2次，15天为1个疗程。

方解：方中糯米味甘性平，益气补脾肺；槟榔消积行气；郁李仁、火麻仁润肠通便。诸味合用，具有行气通便之功效。适用于气机郁滞之便秘。

(2) 紫苏麻仁粥(《普济本事方》)

配方：苏子10g，火麻仁15g，粳米100g。

制法用法：先将苏子、火麻仁捣烂，加水研，取汁，与粳米同煮成粥。每日3次，

10 天为 1 个疗程。

　　方解：方中紫苏行气宽中，火麻仁润肠通便。两药富含脂肪油，主要成分为亚油酸和亚麻酸，能刺激肠黏膜，使之分泌增多，蠕动加快，并能滋阴补虚，无不良反应。二味合用，共奏行气滋阴通便之功。适用于老人、产妇体虚肠燥、大便干结难解者。

　　3. 血虚肠燥

　　【证候】大便燥结难下，头晕目眩，面色白，唇甲无华，心悸；舌淡苔白，脉沉细。

　　【治法】养血润燥。

　　【食疗方】

　　(1) 仙人粥(《遵生八笺》)

　　配方：制首乌 30g，粳米 60g，大枣 5 枚，红糖适量。

　　制法用法：用刀刮去首乌皮，切片，放入锅中，加水浓煎 40 分钟，去渣取汁。再放入粳米、大枣煮粥，粥成时加入红糖，再沸时即成。空腹食用，每日 2 次，10 天为 1 个疗程。

　　方解：方中首乌润肠通便，补益精血；大枣、粳米益气养血。诸味合用，共奏补血通便之功。适用于阴血不足引起的须发早白、面色不华、便秘等症。

　　(2) 松仁粥(《本草纲目》)

　　配方：松仁 15g，粳米 30g。

　　制法用法：先煮粳米粥，后将松仁和水研末作膏，入粥内，煮沸 5 分钟即可。空腹食用，每日 3 次，10 天为 1 个疗程。

　　方解：方中松仁味甘性温，具有养阴、润肺、滑肠等功效；粳米益气补中。二味合用，润肠通便。适用于老年气血不足或热病伤津引起的大便秘结。

　　4. 气虚不运

　　【证候】便秘或排便不畅，虽有便意，临厕努挣乏力，气短汗出，大便先结后软或并不干硬，面色白，神疲气怯；舌淡苔白，脉虚弱。

　　【治法】益气润肠。

　　【食疗方】

　　(1) 黄芪人参粥(《中国药膳学》)

　　配方：炙黄芪 60g，人参 5g，大米 100g，白糖适量。

　　制法用法：先将黄芪、人参切成薄片，用冷水浸泡半小时，入砂锅内煎沸，后改用小火煎成浓液，取液后再加冷水，如上法煎取两次；将两次的煎液合并，分成两份，每日早晚同大米煮成稀粥，加白糖稍煮即可。每日 2 次，5 天为 1 个疗程。

　　方解：方中炙黄芪补气升阳；人参大补元气，补脾益肺；大米益气和中。诸味合用，具有益气补中、健脾通便之功效。适用于气虚不运的便秘。

　　(2) 扁豆山药粥《本草纲目》

　　配方：扁豆 60g，山药各 60g，大米 50g。

　　制法用法：将白扁豆、山药、大米三味淘洗干净，同煮成粥。每日 2 次，15 天为 1

个疗程。

方解：方中扁豆健脾化湿和中；山药益气养阴，补脾肺肾；大米益气补中。三味合用，共奏益气补中、健脾祛湿、养阴通便之功。适用于气虚不运的便秘。

5. 阴寒凝滞

【证候】大便艰涩难下，腹中冷痛，面色青暗，畏寒喜暖，口中和，四肢不温，小便清长；舌质淡，苔薄白，脉沉迟。

【治法】温通开秘。

【食疗方】

(1) 肉苁蓉粥（《药性论》）

配方：肉苁蓉 15g，精羊肉 100g，粳米 50g。

制法用法：肉苁蓉加水 100g，煮烂去渣；精羊肉切片，砂锅内加水 200g，煎煮，待肉烂后，再加水 300g；将粳米煮至米开汤稠时加入肉苁蓉汁及羊肉，再同煮片刻停火，焖 5 分钟即可。每日 2 次，10 天为 1 个疗程。

方解：方中肉苁蓉补肾阳，益精血，润肠通便；羊肉有温补脾、胃、肝、肾的作用；粳米健脾温中。诸味合用，具有补肾壮阳、润肠通便之功效。适用于阴寒凝滞之大便艰涩难下、腹中冷痛、畏寒喜暖等症。

(2) 黑芝麻粥（《锦囊秘录》）

配方：黑芝麻 30g，粳米 100g。

制法用法：先将黑芝麻炒熟研碎，再与粳米一同煮成粥。每日 2 次，10 天为 1 个疗程。

方解：方中黑芝麻味甘性平，补肝肾，益精血，润肠燥；粳米润五脏。二味合用，可补肾润肠通便。适用于阴寒凝滞之便秘、腹中冷痛等症。

第十七节　消渴

消渴是以多饮、多食、多尿、乏力、身体消瘦或尿有甜味为主要临床表现的一种病症。本病常因素体阴虚，或饮食不节，肥甘过度，或情志不遂，郁结化火，或劳欲过度，耗损阴精，致胃热肾虚，津涸热淫，阴亏阳旺，发为消渴。

现代医学的糖尿病、尿崩症等可参考本节内容进行治疗。

一、膳食原则

1. 清热润燥、养阴生津为本病的基本治疗法则。

2. 节制饮食，合理控制总热量，不宜过饱。

3. 饮食宜少食多餐，低脂、少油、少盐，以清淡为主；忌食含糖过高的食物，慎食辛辣刺激性食物；戒烟、酒、浓茶、咖啡等。

二、辨证食疗

（一）上消

肺热津伤

【证候】口渴多饮，口干舌燥，尿频量多，烦热多汗，舌边尖红，苔薄黄乏津，脉洪数。

【治法】清热润肺，生津止渴。

【食疗方】

（1）天花粉粥(《千金要方》)

配方：天花粉 20g，粳米 60g。

制法用法：天花粉洗净切片煎汁，同粳米煮粥，或以粳米加水煮粥，将熟时加入天花粉，再稍煮至粥熟即可。每日 2 次，10 天为 1 个疗程。脾胃虚寒而便溏者禁用。

方解：方中天花粉味甘酸微苦，性微寒，可清肺润燥，生津止渴；粳米益胃生津。两味合用，共奏清热润燥、生津止渴之效。适用于肺热津伤之口渴多饮、尿频量多、烦热多汗等症。

（2）五汁饮(《温病条辨》)

配方：鲜芦根汁 30g，荸荠汁 30g，麦门冬汁 30g，梨汁 30g，藕汁 30g。

制法用法：将鲜芦根和麦门冬洗净，压汁去渣；荸荠、梨、藕洗净，分别去皮，榨汁。再将上述汁液混合均匀，不拘量，冷饮或温饮。每日 5 次，10 天为 1 个疗程。脾虚便溏者忌服。

方解：方中皆为甘寒之品。芦根能清肺胃之热，且有生津之效；麦冬质柔多汁，为清润之品，长于养阴生津，善治肺胃虚热；荸荠、梨、藕善清肺热而生津止渴。五味合用，重在清肺止渴，生津润燥。适用于消渴肺热津伤之证。

（二）中消

1. 胃热炽盛

【证候】多食善饥，口渴喜饮，尿频，形体消瘦，大便干燥，舌红苔黄少津，脉滑数有力。

【治法】清胃泻火，养阴生津。

【食疗方】

（1）竹茹饮(《圣济总录》)

配方：竹茹 30g，乌梅 6g，甘草 3g。

制法用法：将竹茹、乌梅、甘草洗净，加水煎煮取汁，代茶频饮，乌梅可食。每日 5 次，10 天为 1 个疗程。

方解：方中竹茹味甘性微寒，善清胃热；乌梅味酸性平，能生津液，止烦渴；甘草性平味甘，与乌梅相配有酸甘化阴之意。三味合用，共奏清胃泻火、生津止渴之功。适用于胃热炽盛之口渴喜饮、尿频等症。

（2）葛根粉粥（《太平圣惠方》）

配方：葛根粉 30g，粳米 100g。

制法用法：先将粳米淘洗干净，浸泡一夜，与葛根粉同入砂锅内，加水适量，用文火煮至粥稠即可。每日 2 次，10 天为 1 个疗程。

方解：方中葛根味甘性凉，具有清热、生津止渴之功。《名医别录》记载葛根"生根汁，疗消渴、伤寒壮热"。粳米益胃生津。两味合用，共奏清胃泻火、护胃生津之功。适用于胃热炽盛之多食善饥、尿频、口渴喜饮等症。

2. 气阴亏虚

【证候】口渴引饮，能食与便溏并见，或饮食减少，精神不振，消瘦乏力，气短懒言，舌质淡红，苔白而干，脉弱。

【治法】益气健脾，生津止渴。

【食疗方】

（1）黄芪山药粥（《遵生八笺》）

配方：黄芪 30g，山药 60g。

制法用法：将黄芪洗净打粉，山药洗净切片，二者同煮成粥。每日 1~2 次，10 天为 1 个疗程。

方解：方中山药甘平，补气养阴，为平补气阴之良品；黄芪甘温，为补气强壮之佳品。两味同用，共奏益气养阴之功效。适用于气阴亏虚之口渴引饮、精神不振等症。

（2）猪脊羹（《三因方》）

配方：猪脊骨 1 具，红枣 150g，莲子 100g，木香 3g，甘草 10g。

制法用法：取猪脊骨洗净剁碎，红枣洗净掰开，莲子去心打碎，甘草、木香洗净润透切片。用纱布将木香和甘草包好，与猪脊骨、红枣及莲子一并入锅，加水煮沸后文火炖 3 小时左右，晾温，捞出药包，喝汤吃肉。每日 1~2 次，10 天为 1 个疗程。

方解：方中猪脊骨味甘咸性平，具有滋阴、润燥的功效；红枣味甘性平，补中益气，滋脾土，润心肺，生津液；莲子味甘性平，健脾益肾；木香醒脾行气散津；甘草益气健脾。诸味相合，共奏益气养阴、健脾生津止渴之功。适用于气阴亏虚之口渴引饮、气短懒言等症。

（三）下消

1. 肾阴亏虚

【证候】尿频量多，混浊如脂膏，或尿甜，腰膝酸软，乏力，头晕耳鸣，口干唇燥，皮肤干燥，瘙痒；舌红少苔，脉沉细数。

【治法】滋阴固肾。

【食疗方】

（1）一品山药饼（《中华临床药膳食疗学》）

配方：山药 500g，面粉 150g，核桃仁、什锦果料、蜂蜜、猪油、水生粉各适量。

制法用法：将山药洗净，去皮蒸熟，加面粉揉成面团，放在盘中，摊成圆饼状，饼上摆核桃仁、什锦果料，放入蒸锅内，置武火上蒸 20 分钟。将蜂蜜、猪油、水生粉放入另一锅内熬成糖汁，浇在圆饼上，作点心食用。连用 3~4 周。

方解：方中山药味甘性平，有补脾养胃、益肺生津、补肾涩精的功效；核桃仁益肾润燥涩精；蜂蜜、猪油等为滋润之品。诸味合用，共奏滋阴益肾、润燥止渴之功。适用于肾阴亏虚之尿频量多、腰膝酸软等症。

（2）消渴救治丸(《普济方》)

配方：黑豆、天花粉各等份。

制法用法：将黑豆炒香，研为细末；天花粉研末，用面糊为丸，服食时，加黑豆 15g，煎汤送服。每次 15g，每日 2 次，20 天为 1 个疗程。

方解：方中天花粉味甘酸微苦，性微寒，可养阴生津，清热泻火；黑豆滋补肾阴。两味合用，共奏滋阴补肾、清热止渴之效。适用于肾阴亏虚之消渴。

2. 阴阳两虚

【证候】小便频数，混浊如膏，甚至饮一溲一，手足心热，咽干口燥，面容憔悴，面色黧黑，耳轮干枯，腰膝酸软，四肢欠温，畏寒肢冷，阳痿或月经不调；舌淡苔白而干，脉沉细无力。

【治法】滋阴温阳，补肾固摄。

【食疗方】

（1）滋膵饮(《医学衷中参西录》)

配方：黄芪、山药各 30g，生地、山茱萸各 15g，猪胰子 500g。

制法用法：将黄芪、山药、生地、山茱萸水煎去渣留汁，入猪胰子，煮熟，调盐少许，分次食肉饮汤。每日 2 次，20 天为 1 个疗程。

方解：方中生地、山茱萸滋阴补肾，黄芪、山药甘温益气，猪胰子以脏补脏。诸味合用，共奏滋阴补阳之功。适用于阴阳两虚之消渴。

（2）海参粥(《老老恒言》)

配方：海参 30g，粳米 100g，姜、葱、盐适量。

制法用法：先将海参浸透发好，剖洗干净，入沸水焯一下，捞出切成片。粳米洗净，加水适量，与海参片同煮为粥，待熟时放入适量姜、葱、盐调味。每日 2 次，20 天为 1 个疗程。

方解：方中海参味甘咸，性微寒，补肾益精缩尿，养血润燥；粳米益气清热。二味相伍为用，可清热润燥，平补肾之阴阳。适用于阴阳两虚之消渴。

第十八节　肥胖

肥胖是由于多种原因导致体内膏脂堆积过多，体重异常增加，并伴有头晕乏力、神疲懒言、动则气短等症状。肥胖的发生与过食肥甘、先天禀赋、气虚、痰湿、七情及地理环境等因素有关。

单纯性肥胖病、某些继发性肥胖病（如继发于下丘脑和垂体病、胰岛病及甲状腺功能低下等的肥胖病），可参照本节内容进行治疗。

一、膳食原则

1. 温阳祛湿化痰为肥胖的基本治则，尤其是祛湿化痰贯穿于本病治疗过程的始终。
2. 控制饮食总热量，多吃蔬菜、水果，限制糖类、蛋白质、脂肪及高嘌呤食物的摄入。
3. 一日三餐定时定量，进食时应细嚼慢咽。晚餐宜少食，忌零食及夜宵。

二、辨证食疗

1. 脾胃湿热
【证候】形体肥胖，多食易饥，脘腹胀满，心烦头晕，渴喜冷饮，口苦，胃脘灼热，嘈杂，得食则缓；舌红苔黄腻，脉滑数。
【治法】清热祛湿。
【食疗方】
（1）竹叶粥(《普济方》)
配方：淡竹叶 30g，石膏 15g，粳米 100g，砂糖 30g。
制法用法：先将石膏捣碎，与竹叶一起用水煎煮，去渣取汁约 1000ml，入粳米煮成粥，放砂糖调味。空腹食用，每日 1 次，7 天为 1 个疗程。
方解：方中生石膏味甘性寒，为清泄胃经实火之要药；淡竹叶可利尿泄热；粳米健脾益胃。三者合用，共奏健脾益气、清热祛湿之功。适用于脾胃湿热之形体肥胖、多食易饥等症。
（2）薏米赤豆粥(《中华临床药膳食疗学》)
配方：薏苡仁 50g，赤小豆 50g，泽泻 10g。
制法用法：泽泻先煎取汁，与赤小豆、薏苡仁同煮为粥。每日 2 次，15 天为 1 个疗程。
方解：方中赤小豆健脾利水；薏苡仁脾益胃，利水渗湿，且富含膳食纤维，为减肥之佳品；泽泻淡渗，泄水湿，行痰饮。三味同用，共奏健脾利湿、消肿减肥之功。适用于脾胃湿热之形体肥胖、渴喜冷饮、口苦等症。

2. 痰湿内盛
【证候】形盛体胖，身体重着，肢体困倦，胸脘痞闷，头晕目眩，口干而不欲饮，纳呆，神疲嗜卧；舌胖大，苔白腻或白滑，脉滑或濡缓。
【治法】燥湿化痰。
【食疗方】
茼蒿炒萝卜(《中华临床药膳食疗学》)
配方：白萝卜 200g，茼蒿 100g，菜油 100g，花椒、盐适量。
制法用法：白萝卜洗净切条，茼蒿洗净切段。先将菜油入锅烧热，放入花椒，待花椒炸黑后捞出，加入白萝卜条，煸炒至七成熟，加入茼蒿及适量的味精和盐，熟透后淋上淀粉汁，汤汁明亮后，再加点香油出锅即可。可供佐餐，30天为一个疗程。

方解：方中白萝卜化痰消积，下气宽中；《备急千金要方》谓茼蒿"安心气，养脾胃，消痰饮"；花椒辛散温通，以祛痰湿。诸味相配，共奏理气宽中、化痰消积之功。适用于痰湿内盛之肥胖者。

3. 脾虚不运

【证候】形体臃肿，困倦无力，脘腹胀满，四肢轻度浮肿，晨轻暮重，劳累后明显，纳差食少，小便不利，便溏或便秘；舌淡胖，边有齿痕，苔薄腻或薄白，脉濡细或缓。

【治法】健脾利湿。

【食疗方】

（1）茯苓赤豆粥（《中华养生药膳大典》）

配方：茯苓30g，赤小豆100g，小米50g。

制法用法：将茯苓研为细末，赤小豆用水浸泡10小时以上，再将以上三味加水适量，共煮成粥。每日早晨空腹温食1次，15天为1个疗程。

方解：茯苓味甘淡性平，健脾渗湿，利水而不伤正；赤小豆味甘性平，利水渗湿；小米入肾，茯苓、赤豆利水，入脾胃，茯苓健脾祛湿。三味合用，共奏健脾利湿之功。适用于脾虚之肥胖。

（2）党参鸡丝冬瓜汤（《中华临床药膳食疗学》）

配方：鸡脯肉200g，冬瓜200g，党参3g。

制法用法：将鸡肉洗净切丝，冬瓜洗净切片。先将鸡丝与党参放入砂锅，加水适量，小火炖至八成熟，入冬瓜片，加适量盐、黄酒、味精调味，至冬瓜熟透即可。每日2次，15天为1个疗程。

方解：方中党参、鸡肉味甘性温，重在健脾益气；冬瓜甘淡凉，有清热解暑、利尿消肿等功效。三味相配，共奏健脾益气、利水祛湿之功。适用于脾虚之肥胖。

4. 脾肾阳虚

【证候】形体肥胖，颜面虚浮，神疲嗜卧，气短乏力，腹胀纳差，少气懒言，动则喘息，畏寒肢冷，下肢浮肿，便溏或五更泄泻；舌淡胖，苔薄白，脉沉细。

【治法】温补脾肾，化气利水。

【食疗方】

鲤鱼汤（《中国药膳辨证治疗学》）

配方：鲜鲤鱼1000g，荜茇5g，川椒15g，生姜、香菜、料酒、葱、味精、醋适量。

制法用法：将鲤鱼去鳞及内脏，洗净，切成小块，姜、葱洗净备用。荜茇、鲤鱼、葱、姜放入锅内，加水适量，火烧沸，再用文火炖约40分钟，加入适量香菜、料酒、味精、醋即可。吃鱼肉喝汤，可单吃，也可佐餐。每日2次，15天为1个疗程。

方解：方中鲤鱼味甘性平，补虚劳，利水消肿；荜茇、川椒辛热，能行能散，助鲤鱼利水，温脾肾之阳。三味合用，共奏温脾肾之阳、利水祛湿之功。适用于脾肾阳虚，水湿不化之肥胖者。

第十九节 腰痛

腰痛又称"腰脊痛",是因外感、内伤或挫闪导致腰部气血运行不畅,或失于濡养,引起腰脊或脊旁部位疼痛为主要症状的一类疾病。

腰肌纤维炎、强直性脊柱炎、腰椎骨质增生、腰椎间盘病变、腰肌劳损等腰部病变以及某些内脏疾病,凡以腰痛为主要症状者,可参考本节内容进行治疗。

一、膳食原则

1. 腰痛虚证以补肝肾、强腰脊、健脾气为主;实证以祛邪通脉活络为要,当温经散寒、清热祛湿、舒筋通络或活血化瘀。

2. 实证腰痛应用行散之品易伤津,宜多饮汤汁稀粥之类;肾虚劳伤者,当用味厚滋补之品,忌烟、酒、辛辣、腥膻之品。

二、辨证食疗

1. 寒湿腰痛

【证候】腰部冷痛重着,转侧不利,昼轻夜重,静卧疼痛不减,得热则舒,寒冷和阴雨天加重;舌淡,苔白腻,脉沉紧或沉而迟缓。

【治法】温经散寒,除湿通络。

【食疗方】

川乌粥(《普济本事方》)

配方:制川乌3g,姜汁10滴,粳米50g,蜂蜜适量。

制法用法:先将川乌碾成极细末,粳米淘洗干净,加水,大火煮粳米,沸后加入川乌末,并改为小火慢煮,待粥将熟时放入生姜汁和蜂蜜,继续煮沸3分钟即可。每日2次,10天为1个疗程。

方解:方中川乌味辛性温,善祛风除湿,温经散寒,止痛;生姜汁有发汗、散寒之功,可助川乌散寒除湿;粳米健脾胃,调营卫,助药势;蜂蜜解川乌之毒,兼以调味。四者合用,共奏散寒除湿、温经止痛之功。适用于寒湿腰痛者。

2. 湿热腰痛

【证候】腰部热痛而重着,暑湿阴雨天气加重,活动后或可减轻;或见烦热,口干苦,不多饮,小便短赤;苔黄腻,脉濡数或弦数。

【治法】清热利湿,舒筋止痛。

【食疗方】

薏苡仁酒(《本草纲目》)

配方:薏苡仁2500g,曲、米适量。

制法用法:将薏苡仁研粉,同适量曲、米按常法酿酒。放入洁净瓷器里贮藏,每晚临睡前饮 50ml 左右，15 天为 1 个疗程。

方解：方中薏苡仁甘、淡、微寒，利水渗湿，止痹痛；酿酒则借酒温通之功，祛除湿滞而止痛。适用于湿热腰痛者。

3. 瘀血腰痛

【证候】腰部刺痛，痛有定处，痛处拒按，昼轻夜重，轻者俯仰不便，重则不能转侧；舌质有瘀斑或暗紫，脉弦涩。部分患者有跌仆闪挫病史。

【治法】活血化瘀，行气止痛。

【食疗方】

（1）当归牛尾汤（《中医食疗方全录》）

配方：当归 30g，牛尾 1 条，精盐、姜、葱适量。

制法用法：当归用布包好，备用。牛尾洗净切段，入锅加水，武火煮沸，加入当归，改用文火煮至牛尾烂熟后加适量精盐、姜、葱调味。

方解：方中当归甘补辛行，温通质润，能补血活血，止痛；牛尾可补肾壮骨，活血。两味同用，共奏活血止痛、补肾强腰之功。适用于瘀血腰痛者。

（2）桃仁粥（《多能鄙事》）

配方：生桃仁 15g，粳米 50g，红糖适量。

制法用法：先将粳米淘洗干净，与桃仁同入砂锅内，加水 450ml，文火煮粥，加适量红糖调味即可。每日 2 次，10 天为 1 个疗程。

方解：方中桃仁味苦而甘，善活血祛瘀，疏通经脉；加入红糖可助桃仁温通经脉，调口味；粳米可健脾，助药势。三味同用，共奏活血化瘀止痛之功。适用于瘀血所致的腰部刺痛、痛有定处、痛处拒按等症。

4. 肾虚腰痛

（1）肾阴虚

【证候】腰部绵绵作痛，酸软无力，经久不愈，五心烦热，口燥咽干，面色潮红；舌红少苔，脉弦细数。

【治法】滋补肾阴，濡养筋脉。

【食疗方】

枸杞粥（《本草纲目》）

配方：枸杞叶 30g，枸杞子 20g，糯米 50g，白糖适量。

制法用法：枸杞叶洗净后用水稍泡，枸杞子去杂质后泡发。先以糯米和枸杞叶加水，如常法煮粥，待粥半熟时加入枸杞子，煮熟后加入适量白糖调匀。每日 2 次，10 天为 1 个疗程。

方解：方中枸杞味甘性平，补肾益精，养肝明目。枸杞与糯米煮粥，久食不伤脾胃。适用于肾阴虚腰痛者。

（2）肾阳虚

【证候】腰部绵绵作痛，酸软无力，缠绵不愈，局部发凉，喜温喜按，息轻劳甚，常反复发作，少腹拘急，面色㿠白，手足不温；舌淡，脉沉细无力。

【治法】温补肾阳，舒筋止痛。

【食疗方】

（1）枸杞羊肾粥（《饮膳正要》）

配方：枸杞叶 250g（或枸杞子 30g），精羊肉 50g，鲜羊肾 1 个，粳米 100g，葱白、盐适量。

制法用法：先将粳米淘洗干净；羊肾剖洗干净，去内膜，细切；羊肉洗净切碎。用 1500ml 水煎枸杞叶，煎至 1200ml 时去渣留汁，将羊肾、羊肉和粳米一同入药汁中煮粥，粥熟时加少许精盐，稍煮即可。每日 2 次，20 天为 1 个疗程。

方解：方中羊肉味甘性温，为温补肾阳之佳品；羊肾味甘性温，补肾气，益精髓，常用于肾虚劳损及腰脊疼痛；枸杞补肝肾，益精血，调口味。三味同用，温补肾阳，味美可口，温而不燥。适用于肾阳虚寒之腰痛。外感发热、阴虚内热及痰火壅盛者忌食。

（2）羊脊骨羹（《饮膳正要》）

配方：羊脊骨 1 具，肉苁蓉 30g，草果 3 个，荜茇 6g，葱白适量。

制法用法：先将羊脊骨洗净、剁成小块，煮熟捞去羊骨，与肉苁蓉、草果、荜茇共熬成汁，加入适量葱白及调味品，制成羹汤，可下面条食用。每日 1 次，30 天为 1 个疗程。

方解：方中羊脊骨温补肾阳；肉苁蓉味甘咸，性温，可温补肾阳，益精血；草果味辛性温，燥湿温中；荜茇味辛性热，散寒止痛；葱白味辛性温，"除风湿、身痛麻痹"。诸味合用，共奏温补肾阳、通经止痛之功效。适用于肾阳虚寒之腰痛。

第二十节　水　肿

水肿是以头面、眼睑、四肢、腹背甚至全身浮肿为特征的一类病症。其主要病因是风邪袭表、疮毒内犯、外感水湿、饮食不节、禀赋不足或久病劳倦，使肺失通调，脾失转输，肾失开阖，膀胱气化不利，导致体内水液潴留，泛溢肌肤所致。

以肾源性水肿为主的疾病，如急慢性肾小球肾炎、肾病综合征、继发性肾小球疾病等，可参考本节内容治疗。

一、膳食原则

1. 以阴阳为纲，辨别阳水与阴水。阳水以祛邪为主，可发汗、利小便、逐水；阴水以扶正为主，可健脾益气，温肾降浊；虚实夹杂者，则当兼顾，或先攻后补，或攻补兼施。

2. 饮食宜清淡、富营养，忌辛辣、烟、酒。水肿较甚者应严格控制钠盐、蛋白质、水的摄入，随着病情缓解逐步恢复正常饮食。

二、辨证食疗

水肿可分为阳水、阴水。阳水包括风水泛滥、湿毒浸淫、水湿浸渍、湿热壅盛等证型。阴水包括脾阳虚衰、肾阳衰微等证型。

（一）阳水

1. 风水相搏

【证候】眼睑浮肿，继则四肢及全身皆肿，来势迅速，多有恶寒、发热、肢节酸楚、小便不利等症。偏于风热者，伴咽喉红肿疼痛，舌质红，脉浮滑数。偏于风寒者，兼恶寒，咳喘，舌苔薄白，脉浮滑或浮紧。

【治法】疏风解表，宣肺利水。

【食疗方】

五神汤(《惠直堂方》)

配方：荆芥6g，苏叶6g，茶叶3g，生姜6g，红糖20g。

制法用法：先将荆芥、苏叶洗净，与茶叶、生姜一并放入锅内，加水500ml煎煮，将煎好的药汁加红糖即成。每日2~3次，5天为1个疗程。

方解：方中荆芥祛风解表；苏叶散寒解表，发汗行气，宽中和胃；生姜发汗解表；茶叶清热除烦，通利小便；红糖温中和胃，兼以调味。诸药合用，共奏疏风解表、宣肺利水之效。适用于水肿偏风寒者。

2. 湿热壅盛

【证候】遍身浮肿，肿势多剧，皮肤绷急光亮；胸脘痞闷，烦热口渴，小便短赤，大便干结；舌红，苔黄腻，脉沉数。

【治法】分利湿热。

【食疗方】

（1）冬瓜粥(《粥谱》)

配方：鲜冬瓜（不去皮）60g，粳米50g。

制法用法：将鲜冬瓜洗净，切成小块，加水400ml，同粳米煮粥，粥熟即成。每日2次，5天为1个疗程。

方解：方中鲜冬瓜味甘性凉，利水消肿；冬瓜皮有清热利水之效；粳米健脾益气。二者合用，共奏清热利水之效。适用于湿热壅盛的水肿。

（2）鲤鱼冬瓜羹(《圣济总录》)

配方：鲤鱼500g，鲜冬瓜500g，葱白20g。

制法用法：取鲜鲤鱼，去鳞和内脏，鲜冬瓜洗净，切成小块，葱白洗净，加水600ml，煨至鱼烂汤稠即可。每日2次，5天为1个疗程。

方解：方中鲤鱼味甘性平，利水下气，清热解毒；冬瓜味甘性凉，善清热利水消肿；葱白通阳。三者合用，共奏行水消肿之功。适用于湿热壅盛的肿甚、烦热等症。

3. 湿毒浸淫

【证候】眼睑浮肿，延及全身；小便不利，身发疮痍，恶风发热；舌质红，苔薄黄，脉浮数或滑数。

【治法】宣肺解毒，利湿消肿。

【食疗方】

(1) 赤豆鲤鱼汤(《外台秘要》)

配方：赤小豆 100g，鲤鱼 250g，生姜 3g，盐、味精、黄酒、食油适量。

制法用法：将赤小豆洗净，加水浸泡半小时；鲤鱼留鳞，去鳃和内脏，洗净。起油锅，煎鲤鱼，加水 500ml，放入赤小豆、生姜及料酒少许。先武火煮沸，改文火焖至赤小豆熟，调入少许食盐、味精即可。每日 2 次，5 天为 1 个疗程。

方解：方中赤小豆味甘酸性平，利水消肿，和血解毒；鲤鱼味甘性平，利水下气，清热解毒。诸味合用，共奏解毒利湿消肿之功。适用于湿毒浸淫的水肿。

(2) 麻黄连翘赤小豆汤(《伤寒论》)

配方：麻黄 6g，连翘 9g，赤小豆 30g，桑白皮 10g，生姜 6g。

制法用法：除赤小豆、生姜外，余用布包煎，煮取汁液。用药汁与赤小豆、生姜同煮，直至赤小豆烂熟。吃豆喝汤汁，每日 2 次，3 天为 1 个疗程。

方解：方中麻黄味辛微苦、性温，发汗解表，平喘利尿；连翘疏散风热，清热解毒；赤小豆利水消肿，和血解毒；桑白皮利水消肿；生姜发汗解表。诸味同用，共奏宣肺解毒、利湿消肿之效。适用于湿毒浸淫的水肿。

(二) 阴水

1. 脾阳虚衰

【证候】 身肿以腰以下为甚，按之凹陷，不易恢复；脘腹胀满，纳减，便溏，面色不华，神倦肢冷，小便短少；舌质淡，苔白腻或白滑，脉沉缓或弱。

【治法】 健脾温阳利水。

【食疗方】

(1) 薏苡仁粥(《本草纲目》)

配方：薏苡仁 60g，粳米 60g，盐 2g，味精 2g，香油 3g。

制法用法：将薏苡仁捣碎，粳米淘洗入煲内，加水 700ml 共煮，粥熬好后加入盐、味精、香油，温热食之。每日 2 次，3 天为 1 个疗程。

方解：方中薏苡仁健脾益胃，渗湿利水，其寒而不伤胃，健脾而不碍湿，渗润而不过利，为渗湿清补佳品；粳米健脾益胃。二者合用，共奏健脾渗湿利水之功。适用于脾阳虚衰的身肿、小便短少症。

(2) 干姜粥(《百病饮食自疗》)

配方：干姜 10g，茯苓 15g，红枣 5 枚，粳米 100g。

制法用法：先将干姜、茯苓煎汁，去渣，再加水 700ml，与红枣、粳米煮为稀粥。每日 2 次，3 天为 1 个疗程。

方解：茯苓渗湿利水，健脾和胃，宁心安神；干姜性味辛热，温中散寒，回阳通脉，燥湿消痰；红枣健脾益胃，补气养血；粳米健脾益胃。诸味合用，共奏健脾温阳、渗湿利水之功。适用于脾阳虚衰的身肿、神倦肢冷症。

2. 肾阳衰微

【证候】水肿反复消长不已，面浮身肿，腰以下甚，按之凹陷不起，尿量减少或反多；腰酸冷痛，四肢厥冷，怯寒神疲，面色无华，甚者心悸胸闷，喘促难卧，腹大胀满；舌质淡胖，苔白，脉沉细或沉迟无力。

【治法】温肾助阳，化气行水。

【食疗方】

黑豆鲤鱼汤(《食物与治病》)

组成：黑豆 60g，鲜鲤鱼 500g。

制法用法：将鲤鱼去鳞及腮、内脏，洗净，黑豆淘洗干净，加清水 700ml，武火煮沸后，文火煮至黑豆烂。每日 2 次，饮汤食肉，3 天为 1 个疗程。

方解：方中黑豆色黑入肾，味甘性平，利水活血益肾；鲤鱼利水消肿。二者合用，共奏补肾利水之功。适用于肾阳衰微的水肿反复、腰酸冷痛症。

第二十一节　淋证

淋证是以小便频数短涩、淋漓刺痛、小腹拘急、痛引腰腹为主要临床表现的一类病症。病因为肾和膀胱气化失司，水道不利所致。

泌尿系统感染、泌尿系结石、泌尿系肿瘤以及乳糜尿等以淋证为临床特征者，可参考本节内容治疗。

一、膳食原则

1. 淋证分虚实两类。实则清利，虚则补益为基本原则。实证以清热利湿，或凉血止血，或通淋排石，或利气疏导为主；虚证以健脾益气，或补虚益肾为主；虚实夹杂者，当辨其主次缓急，通补兼施。

2. 饮食宜清淡，应多饮水，忌食肥腻、香燥、辛辣之品。

二、辨证食疗

1. 热淋

【证候】小便短数，灼热刺痛，溺色黄赤；少腹拘急胀痛，或有寒热，口苦，呕恶，或有腰痛拒按，或有大便秘结；苔黄腻，脉滑数。

【治法】清热利湿通淋。

【食疗方】

(1) 滑石粥(《太平圣惠方》)

配方：滑石 20g，粳米 50g，白糖适量。

制法用法：将滑石磨成细粉，用布包扎，放入煲内，加水 500ml，中火煎煮 20 分钟后弃布包，留药液。粳米洗净入煲，注入滑石药液，加水适量，武火煮沸后文火煮粥。粥成调入白糖即可。每日 2 次，5 天为 1 个疗程。

方解：方中滑石味甘淡性平，清热利尿通淋；粳米入中焦，健脾胃。二者合用，共奏清热利湿通淋之功。适用于热淋小便短数、灼热刺痛等症。

（2）冬葵汤(《药性论》)

配方：冬葵叶 200g。

制法用法：将冬葵叶洗净，放入锅中，加水 300ml，煎汤服。每日 3 次，5 天为 1 个疗程。

方解：方中冬葵又名东苋菜、滑菜，味甘性寒，有清热解毒、清利湿热、通利小便之效。适用于热淋小便短数、灼热刺痛等症。

2. 石淋

【证候】尿中夹有砂石，排尿涩痛，或排尿时突然中断，尿道窘迫疼痛，少腹拘急，尿中带血，舌红，苔薄黄，脉弦或带数。若病久砂石不去，可伴面色少华，精神萎靡，少气乏力，舌边有齿印，脉细而弱。

【治法】清热利湿，排石通淋。

【食疗方】

（1）金钱草饮(《中国营养食疗学》)

配方：金钱草 200g，冰糖适量。

制法用法：金钱草洗净，切碎，入煲，加水 300ml，煎至 100ml，放入冰糖频饮。5 天为 1 个疗程。

方解：方中金钱草味淡，性微寒，有清热利尿、利胆排石之功；佐以冰糖调味。适用于淋证尿中夹有砂石、排尿涩痛等症。

（2）胡桃粥(《中华临床药膳食疗学》)

配方：胡桃仁 120g，粳米 100g。

制法用法：胡桃仁、粳米同入锅，加水 500ml，煮成稀粥，粥熟加糖食用。每日 2 次，5 天为 1 个疗程。

方解：方中胡桃味甘性温，补肾助阳，化结石；粳米健脾和中。二者合用，共奏清热利湿、排石通淋之功。适用于脾肾两虚的石淋，尿中夹石、排尿涩痛等症。

3. 血淋

【证候】小便热涩刺痛，尿色鲜红，或夹有血块，疼痛急剧，或见心烦，舌尖红，苔黄，脉滑数。

【治法】清热通淋，凉血止血。

【食疗方】

葡萄煎(《太平圣惠方》)

配方：鲜葡萄汁 100ml，鲜藕汁 100ml，鲜生地汁 50ml，蜂蜜适量。

制法用法：将鲜葡萄汁、藕汁、生地汁同入锅中煮沸，加入蜂蜜即成。每日 3 次，5 天为 1 个疗程。

方解：方中葡萄汁味甘酸性平，通利小便；鲜藕汁味甘性寒，清热生津，凉血散瘀；鲜生地味甘苦性大寒，清热生津凉血。诸味合用，共奏清热凉血、利尿通淋之功。

适用于血淋尿色鲜红、疼痛急剧症。

4. 膏淋

【证候】小便混浊，上有浮油如脂，或夹有凝块及血液，尿道疼痛热涩，舌淡苔腻，脉滑。

【治法】清热利湿，分清泌浊。

【食疗方】

萆薢饮(《泉州本草》)

配方：鲜萆薢60g。

制法用法：将鲜萆薢入锅，加水300ml，煎煮20分钟，取汁即成。每日2次，5天为1个疗程。

方解：方中萆薢味苦性平，清湿热，别清浊，尤善利湿浊，为治膏淋之要药。适用于膏淋小便混浊、尿道疼痛热涩等症。

5. 气淋

【证候】郁怒之后，小便涩滞，淋沥不畅，少腹胀满疼痛，苔薄白，脉弦。

【治法】理气疏导，通淋利尿。

【食疗方】

(1) 橘皮滑石粥(《百病饮食自疗》)

配方：橘皮10g，滑石30g，粳米100g。

制法用法：滑石用布包扎，与橘皮同入砂锅，加水400ml，煎煮30分钟，取汁去渣，再加水500ml，与粳米煮粥。每日2次，5天为1个疗程。

方解：方中橘皮味辛而微苦，性温，理气调中，燥湿化痰；滑石味甘性平，清热利尿通淋；粳米健脾益气。三者合用，共奏理气疏导、通淋利尿之效。适用于郁怒之后的淋证小便涩滞、少腹胀满疼痛等症。

(2) 玫瑰花灯心茶(《百病饮食自疗》)

配方：玫瑰花瓣10g，灯心草3g。

制法用法：将灯心草加水400ml，煎煮15分钟，取汁去渣，趁热冲泡玫瑰花，加盖片刻，代茶饮。每日2次，5天为1个疗程。

方解：方中玫瑰花味甘性温，行气解郁；灯心草味甘性寒，利水通淋，清心降火。二者合用，行气解郁，利尿通淋。适用于郁怒之后的淋证小便涩滞、淋沥不畅症。

第二十二节　阳痿

阳痿是指成年男子性交时，由于阴茎痿软不举，或举而不坚，或坚而不久，无法进行正常性生活的病症。多因劳倦久伤、饮食不节、七情所伤、外邪侵袭致肝、肾、心、脾受损，经脉空虚，或经络阻滞，导致宗筋失养，发为阳痿。

各种功能及器质性疾病造成的阳痿，可参考本节内容治疗。

一、膳食原则

1. 虚者宜补，实者宜泻，有火者宜清，无火者宜温，命门火衰者宜温补，心脾血虚当调养气血、温补开郁，湿热下注者宜祛湿。

2. 饮食宜清淡、富于营养，忌烟、酒、辛辣和油腻、腥膻之品。

二、辨证食疗

本病常见证候有命门火衰、心脾两虚、肝气郁结、湿热下注。阳痿虽有虚实之分，但虚者多见，命门火衰者十居七八。

1. 命门火衰

【证候】阳事不举，或举而不坚，精薄稀冷；神疲倦怠，畏寒肢冷，面色㿠白，头晕耳鸣，腰膝酸软，夜尿清长；舌淡胖，苔薄白，脉沉细。

【治法】温肾壮阳。

【食疗方】

(1) 枸杞羊肾粥(《饮膳正要》)

配方：枸杞叶 250g，羊肉 60g，羊肾 1 个，粳米 100g，葱白、盐适量。

制法用法：将枸杞叶入锅，加水 1000ml，煎煮 15 分钟，取汁，去渣；将羊肾剖开去筋膜，切成小块，放入枸杞叶汁内，同羊肉、粳米、葱白煮粥，粥成后，入盐调匀，稍煮即可。每日 2 次，7 天为 1 个疗程。

方解：枸杞叶味甘性平，补肾益精，养肝明目；羊肉味甘性温（热），益肾补虚，温阳补气血；羊肾味甘性平，温肾阳，补肾气，益精髓；葱白味辛性微温，可通阳，去腥膻之味。四味同用，共奏补肾阳、益精血、补气血之效。适用于命门火衰的阳事不举、畏寒肢冷等症。

(2) 鹿角粥(《瘫仙活人方》)

配方：鹿角粉 10g，粳米 60g。

制法用法：先将粳米入锅，加水 500ml，煮 20 分钟后入鹿角粉，另加少许食盐，同煮为粥即成。每日 2 次，7 天为 1 个疗程。

方解：方中鹿角粉味咸性温，温肾阳，益精血，调冲任，固带脉；粳米补益脾胃。二者合用，共奏温补强阳之功。适用于命门火衰的阳事不举、腰膝酸软症。

2. 心脾两虚

【证候】阳痿不举，心悸，失眠多梦，神疲乏力，面色萎黄，食少纳呆，腹胀便溏；舌淡，苔薄白，脉细弱。

【治法】补益心脾。

【食疗方】

龙眼肉粥(《老老恒言》)

配方：龙眼肉 15g，大枣 5 枚，粳米 50g。

制法用法：将龙眼肉、大枣、粳米同入锅，加水 500ml，煮粥即可。每日 2 次，7

天为1个疗程。

方解：龙眼肉味甘性温，补益心脾，养血安神；大枣味甘性温，补中益气，养血安神；粳米补益脾胃。三者合用，共奏补益心脾之效。适用于心脾两虚的阳痿不举、心悸失眠等症。

3. 肝气郁结

【证候】阳事不起，或起而不艰，精神抑郁，胁肋胀痛，痛无定处，脘闷不适，食少便溏；苔薄白，脉弦。

【治法】疏肝理气解郁。

【食疗方】

(1) 佛手猪肚汤

配方：鲜佛手15g，猪肚500g，生姜3g。

制法用法：将猪肚去肥油，入开水中除去腥味，与佛手、生姜入锅，加水800ml，以武火煮沸后，改文火煮1~2小时，调味即成。每日2次，5天为1个疗程。

方解：方中佛手味甘微辛、性温，有疏肝理气之功；猪肚味甘、性微温，可补虚损；生姜味辛性温，能理气解郁。三者合用，共奏疏肝理气解郁之效。适用于肝气郁结的阳事不起、精神抑郁。

(2) 橘饼粥(《中华药粥谱》)

配方：橘饼30g，粳米50g。

制法用法：将橘饼切碎，加水500ml，与粳米同煮成粥即可。每日2次，5天为1个疗程。

方解：方中橘饼味辛散性温，疏肝理气；粳米健脾益气。二者合用，共奏疏肝理气解郁之效。适用于肝气郁结的阳事不起、胁肋胀痛。

4. 湿热下注

阴茎痿软，阴囊潮湿，瘙痒腥臭，睾丸坠胀，小便赤涩灼痛，胁胀腹满，肢体困倦，泛恶口苦，舌红苔黄腻，脉滑数。

【治法】清利湿热。

(1) 鲜马齿苋粥（经验方）

配方：鲜马齿苋50g，粳米50g。

制法用法：将马齿苋洗净、切碎，加水800ml，与粳米同煮成粥即可。每日2次，5天为1个疗程。

方解：方中马齿苋性寒、味甘酸，清热利湿；粳米健脾益气。二者合用，共奏清利湿热之效。适用于湿热下注型阳痿的阴茎痿软、小便赤涩灼痛等症。

(2) 扁豆花茶(《茶疗》)

配方：扁豆花60g，茶叶12g。

制法用法：将扁豆花炒焦后加水500ml，与茶叶一起煎煮15分钟，取汁代茶饮。每日3次，5天为1个疗程。

方解：扁豆花味甘淡、性平，清热化湿；茶叶利水除湿。二者合用，共奏清利湿热之效。适用于湿热下注型阳痿的小便赤涩灼痛、胁胀腹满等症。

第二十三节 郁病

郁病是以心情抑郁、情绪不宁、胸部满闷、胁肋胀痛，或易怒易哭，或咽中如有异物梗塞等为主要临床表现的一类病症，多因情志不舒、肝失疏泄、脾失健运、心失所养使气机郁滞所致。

神经衰弱、癔病、焦虑症、更年期综合征、神经官能症及反应性精神病等，均可参照本节治疗。

一、膳食原则

1. 理气解郁、调畅气机、移情易性是治疗郁证的基本原则。实证当理气开郁，采取活血、降火、祛痰、化湿、消食等方法；虚证当补之，或补益心脾，或养心安神，或滋养肝肾；虚实夹杂者当兼顾治疗。

2. 饮食宜清淡、营养丰富，忌食辛辣、烟、酒、肥腻之品。

二、辨证食疗

郁病辨证常分为肝气郁结、气滞痰郁、心神失养、心脾两虚、心肾阴虚五种类型。

1. 肝气郁结

【证候】精神抑郁，胸闷，善太息，胸胁胀痛，痛无定处，腹胀嗳气；食欲不振；苔薄白，脉弦紧。

【治法】疏肝理气解郁。

【食疗方】

（1）橘红糖（《本草纲目拾遗》）

配方：橘红粉、白砂糖。

制法用法：橘红洗净、晾干后碾成细粉，加入适量白砂糖拌匀。服用时加入温开水，冲匀即可。每日 2~3 次，7 天为 1 个疗程。

方解：方中橘红味辛性温，可利气散结，导滞解郁。橘红糖可理气解郁，健脾消食，宽中。适用于肝气郁结所致的精神抑郁、胸胁胀痛等症。

（2）香橼醴（《养疴漫笔》）

配方：鲜香橼 100g，蜂蜜 50ml，60°白酒 200ml。

制法用法：鲜香橼洗净，切碎，加水 200ml，放锅内煮烂后，加蜂蜜、白酒，煮沸停火，入细口瓶中，密闭贮存，1 月后即可饮用。每次 10ml，每日 2 次，10 天为 1 个疗程。

方解：香橼平肝舒郁，宽中顺气；白酒可以增加香橼疏肝理气的作用；蜂蜜补中健脾，调理脾胃，解白酒之毒性。诸味合用，共奏疏肝理气解郁之效。适用于肝气郁结引起的胸腹满闷、胁肋胀痛等症。

2. 气滞痰郁

【证候】咽中不适，如有异物梗阻感，咯之不出，咽之不下，胸中窒闷；苔白而腻，脉弦滑。

【治法】化痰理气解郁。

【食疗方】

（1）厚朴花茶

配方：木蝴蝶 3g，厚朴花 3g。

制法用法：取木蝴蝶、厚朴花放入茶杯内，用沸水 300ml 冲泡，浸 10～15 分钟即可。代茶饮，每日 3 次，7 天为 1 个疗程。

方解：方中木蝴蝶利咽润肺，疏肝和胃；厚朴花燥湿，行气，消积。二味合用，共奏化痰理气解郁之功。适用于气滞痰郁所致的咽中不适、胸中窒闷等症。

（2）大米胡萝卜粥（《寿世青编》）

配方：胡萝卜 250g，大米 50g。

制法用法：将胡萝卜洗净切片，加水 700ml，与大米同煮为粥。每日 2 次，空腹服食，7 天为 1 个疗程。

方解：方中胡萝卜补脾消食，利肠道，下气；大米增强胡萝卜健脾养胃之力。二味合用，共奏宽中下气、消积导滞、顺气化痰之功。适用于气滞痰郁所致的咽中不适、胸中窒闷等症。

3. 心神失养

【证候】精神恍惚，心神不宁，多疑易惊，悲忧善哭，喜怒无常，或手舞足蹈；舌质淡，脉弦。

【治法】甘润缓急，养心安神。

【食疗方】

（1）甘麦大枣汤（《金匮要略》）

配方：小麦 50g，大枣 10g，甘草 15g。

制法用法：先加水 600ml，煎煮甘草 15 分钟，去渣取汁，后入小麦及大枣，煮为粥。每日 2 次，空腹食，7 天为 1 个疗程。

方解：方中小麦养肝补心，除烦安神；甘草补养心气，和中缓急；大枣性温，益气和中，润燥缓急。三味合用，共奏养心安神之功。适用于心神失养所致的精神恍惚、心神不宁等症。

（2）红枣桂圆粥（经验方）

配方：大枣 20 枚，桂圆肉 50g，糯米 100g。

制法用法：将大枣、桂圆肉、糯米同入锅中，加水 1500ml，煮 4 小时即可。每日 2 次，早晚服食，7 天为 1 个疗程。

方解：方中大枣补中益气，养血安神；桂圆补血安神，健脑益智，补养心脾；糯米补中益气，暖胃。诸味合用，共奏养血补血、养心安神之功。适用于心神失养所致的心神不宁、多疑易惊等症。

4. 心脾两虚

【证候】多思善虑，心悸胆怯，少寐健忘，面色无华，头晕神疲，食欲不振；舌质淡，脉细弱。

【治法】健脾养心，益气补血。

【食疗方】

（1）莲子龙眼粥

配方：莲子 15g，龙眼肉 10g，糯米 30g。

制法用法：将莲子、龙眼肉、糯米加水 500ml，同煮为粥。每日 2 次，7 天为 1 个疗程。

方解：方中莲子清心醒脾，健脾养心，益肾涩精，滋补元气；龙眼肉益心脾，补气血，安神；糯米补中益气，暖胃。诸味合用，共奏益气补血、健脾养心之功。适用于心脾两虚所致的心悸胆怯、少寐健忘等症。

（2）桂圆莲子粥(《实用中医营养学》)

配方：桂圆 30g，莲子 30g，红枣 10 枚，糯米 60g，白糖适量。

制法用法：先将莲子去皮心，红枣去核，加水 700ml，与桂圆、糯米煮粥，粥熟加入白糖即成。每日 2 次，7 天为 1 个疗程。

方解：方中莲子清心醒脾，养心安神，滋补元气；龙眼味甘性温，温补元气，健脾养心；红枣补中益气，养血安神。诸味和用，共奏健脾养心、益气补血之功。适用于心脾两虚所致的心悸胆怯、头晕神疲等症。

5. 心肾阴虚

【证候】情绪不宁，心悸健忘，失眠，五心烦热，盗汗，口咽干燥；舌红少津，脉细数。

【治法】滋养心肾。

【食疗方】

（1）莲子百合煲猪肉(《饮食疗法》)

配方：莲子 30g，百合 30g，瘦猪肉 250g。

制法用法：将莲子、百合、瘦猪肉入锅，加水 700ml，煮沸后用文火煲熟，调味即可。每日 2 次，10 天为 1 个疗程。

方解：方中莲子清心醒脾，养心安神，滋补元气；百合养阴润肺，清心安神；猪肉滋养脏腑，补中益气。诸味合用，共奏滋养心肾、固摄精气、清心安神之功。适用于心肾阴虚所致的情绪不宁、五心烦热等症。

（2）百合鸡子黄汤(《金匮要略》)

配方：百合 60g，鸡蛋 2 个，冰糖适量。

制法用法：将百合入锅，加水 600ml，煎煮 20 分钟后，取鸡蛋 2 个，去蛋白，将蛋黄搅烂，放入百合汤内煮沸，加适量冰糖调味即可。每日 2 次，10 天为 1 个疗程。

方解：方中百合养阴润肺，清心安神；鸡子补阴益血，除烦安神，补脾和胃。二者合用，共奏滋补阴液、除烦安神之功。适用于心肾阴虚所致的心悸、烦热等症。

第二十四节　积聚

积聚是以腹内结块、或胀或痛为主要临床特征的一类病症。多因正气亏虚、脏腑失和、情志抑郁、饮食损伤及感受邪毒等使气滞、血瘀、痰浊蕴结腹内所致。

肝脾肿大、增生型肠结核、腹腔肿瘤、肠胃功能紊乱、不完全肠梗阻、肠扭转、肠套叠等出现的类似积聚证候可参考本节治疗。

一、膳食原则

1. 聚证以疏肝理气、行气消聚为基本治则；积证以活血化瘀、软坚散结为基本治则，重在活血。积证治疗分初、中、末三期，初期以攻邪为主，予以行气活血，软坚消积；中期治宜攻补兼施；末期治宜扶正培本为主。

2. 饮食宜清淡、富于营养，忌烟、酒、辛辣等刺激之品。

二、辨证食疗

（一）聚证

1. 肝气郁结

【证候】腹中结块柔软，攻窜胀痛，时聚时散，脘胁胀满不适；舌苔薄，脉弦。

【治法】疏肝解郁，行气散结。

【食疗方】

（1）香佛莱菔粥(《中国食疗学》)

配方：香橼、佛手各9g，粳米100g，莱菔子10g。

制法用法：香橼、佛手水煎，滤汁去渣，莱菔子炒后研末，加粳米及水700ml，共煮成粥。每日2次，7天为1个疗程。

方解：方中香橼平肝舒郁，理气化痰，健脾消胀；佛手性温、味甘微辛，有疏肝理气之功；莱菔子除胀降气化痰；粳米益气健脾和中。诸味合用，共奏疏肝解郁、行气消聚之功。适用于肝气郁结所致的腹中结块、攻窜胀痛等症。

（2）郁金茶(《茶酒治百病》)

配方：绿茶1g，醋制郁金粉6g，炙甘草5g，蜂蜜25g。

制法用法：将绿茶、郁金粉、炙甘草与蜂蜜入锅，加入1000ml水中，煮沸10分钟即成。每日1剂，7天为1个疗程。

方解：方中醋郁金行气解郁；炙甘草益气补中，缓急止痛，调和药性。二者合用，共奏疏肝解郁、健脾散结之功。适用于肝气郁结所致的腹中结块时聚时散、脘胁胀满不适等症。

2. 食滞痰阻

【证候】腹胀或痛，时有如条状物聚起在腹部，重按则胀痛更甚；便秘，纳呆；舌苔腻，脉弦滑。

【治法】理气化浊，导滞散结。

【食疗方】

（1）生姜橘皮煎（《中国食疗学》）

配方：生姜20g，橘子皮20g。

制法用法：将生姜、橘子皮用清水洗净，加水500ml，煎煮20分钟即可。每日2~3次，7天为1个疗程。

方解：方中生姜温中止呕；橘子皮理气健脾，燥湿化痰。二味合用，共奏健脾消食、理气化浊之功。适用于食滞痰阻所致的腹胀、腹痛等症。

（2）莱菔子粥（《老老恒言》）

配方：莱菔子末15g，粳米100g。

制法用法：将莱菔子与粳米加水500ml，同煮为粥。每日2次，7天为1个疗程。

方解：方中莱菔子消食除胀，降气化痰；粳米健脾益气和中。二者合用，共奏理气化浊、导滞散结之功。适用于食积气滞痰阻证。

（二）积证

1. 气滞血阻

【证候】积证初起，积块软而不坚，固定不移，胀痛不适；舌苔薄白，脉弦。

【治法】理气消积，活血散瘀。

【食疗方】

（1）加味梅花粥（《山家清供》）

配方：白梅花5g，生姜汁5ml，粳米100g。

制法用法：先煮粳米为粥，等粥将成时，加入白梅花、生姜汁，同煮片刻即成。每日2次，空腹温服，5天为1个疗程。

方解：方中白梅花疏肝散郁，开胃化痰，理气活血；生姜辛散理气。二味合用，共奏理气活血散瘀之功。适用于气滞血阻所致的积块软、胀痛不适等症。

（2）桃仁粥（《食医心鉴》）

配方：桃仁15g，粳米75g。

制法用法：先把桃仁捣烂如泥，加水研汁去渣，再加水700ml，同粳米煮为稀粥。每日2次，空腹服食，5天为1个疗程。

方解：方中桃仁活血化瘀，粳米健脾和胃。二者合用，共奏活血化瘀、通络消积之功。适用于气滞血阻所致的积块固定、胀痛不适等症。

2. 气结血瘀

【证候】腹部积块较大，按之较硬，痛处不移，饮食减少，体倦乏力，面黯消瘦，时有寒热，女子或见经闭不行；舌质青紫，或有瘀点瘀斑，脉弦滑或细涩。

【治法】祛瘀软坚，活血。

【食疗方】

油菜粥(《本草纲目》)

配方：油菜 150g，大米 100g。

制法用法：将油菜洗净，切细备用。大米淘净，放入锅中，加水 700ml 煮粥，将熟时调入油菜，煮至粥熟。每日 1 剂，5 天为 1 个疗程。

方解：油菜味甘性凉，散血消肿；大米补益脾胃，且作用缓和。二者合用，共奏辛散行血、祛瘀软坚之功。适用于气滞血阻所致的积块坚硬、痛处不移等症。

3. 正虚瘀结

【证候】久病体虚，积块坚硬，隐痛或剧痛，饮食大减，面色萎黄或黧黑，消瘦脱形；舌质淡紫，舌光剥无苔，脉弦细或细数。

【治法】补益气血，化瘀消积。

【食疗方】

(1) 酸枣粥(《常见疾病的饮食疗法》)

配方：酸枣仁 50g，粳米 100g，白糖适量。

制法用法：将酸枣仁洗净，加少量水捣烂后，用纱布将汁绞出备用。粳米淘洗干净，加水 700ml，用武火烧沸后，改用文火煮至半熟，加入酸枣汁再煮，至米烂汤稠时，放入白糖即成。每日 1 剂，5 天为 1 个疗程。

方解：方中酸枣仁养心益肝，安神；粳米补中益气，健脾和胃，温润五脏。二味合用，共奏补益气血、扶正固本之功。适用于正虚瘀结所致的积块坚硬、隐痛或剧痛等症。

(2) 三七蒸蛋(《同寿录》)

配方：三七末 3g，莲藕 1 段，鸡蛋 1 个。

制法用法：莲藕洗净，削皮，榨取藕汁约 50ml 置碗中；鸡蛋去壳，与三七末、藕汁一起搅拌（也可加入少许冰糖调味），隔水蒸 1 小时即可。每日 1 剂，5 天为 1 个疗程。

方解：方中三七味甘微苦，性温，散积化瘀；藕与鸡蛋滋阴补气，扶正。诸味合用，共奏益气养阴、扶正散积之功。适用于正虚瘀结所致的积块坚硬、腹部疼痛等症。

第二十五节　血证

凡由多种原因引起火热熏灼或气虚不摄，致使血液不循常道，或上溢于口鼻诸窍，或下泄于前后二阴，或渗出肌肤之外的病症，统称为血证。

各种急、慢性疾病引起的出血，包括某些系统（如消化、呼吸、泌尿系统等）的疾病有出血症状者，以及血液系统的原发性血小板减少性紫癜、过敏性紫癜和其他出血性疾病，可参考本节有关内容治疗。

一、膳食原则

1. 血证的治疗多以治火、治气和治血为基本原则。治疗中要辨清发病原因和出血部位，选择恰当的食物。

2. 本病宜食用有养血止血之功的食品，如花生、红枣、桂园、核桃仁、扁豆、茄子等；忌食辛辣动火之品，以免加重出血。

二、辨证食疗

（一）咳血

咳血为肺络受伤，血经气道咳嗽而出的病症。

1. 燥热伤肺

【证候】喉痒咳嗽，痰中带血；鼻燥口干，或有身热；舌红少津，苔薄黄，脉数。

【治法】清热润肺，宁络止血。

【食疗方】

（1）百合粥（《本草纲目》）

配方：干百合 30g（鲜者加倍），粳米 100g。

制法用法：干百合研粉，和粳米煮粥，加冰糖适量。每日 2 次，7 天为 1 个疗程。

方解：方中百合清热润肺，宁心安神；粳米健脾益气，清中带补。二者合用，共奏清热润肺、宁络止血之功。适用于肺热咯血。

（2）银耳粥（《刘涓子鬼遗方》）

配方：银耳 10g，粳米 100g，大枣 5 枚。

制法用法：将银耳洗净，泡 4 小时，粳米、大枣先下锅，水沸后加银耳及适量冰糖同煮成粥。每日 2 次，7 天为 1 个疗程。

方解：方中银耳滋阴润肺，养胃生津，善治肺热干咳、痰中带血；大枣、粳米健脾补中。三者合用，共成补中润肺之剂。适用于肺热咯血。

2. 阴虚肺热

【证候】时时咳嗽，咳痰带血；面热心烦，口干咽燥，潮热盗汗；舌红少苔，脉细数。

【治法】滋阴润肺，降火止血。

【食疗方】

（1）白及肺（《喉科心法》）

配方：猪肺 250g，白及 30g。

制法用法：将猪肺挑去筋膜，洗净，与白及同入锅内，加酒少许煮熟。食肺饮汤，或稍加盐调味，佐餐食用。每日 2 次，10 天为 1 个疗程。

方解：方中白及止血，兼补肺虚；猪肺滋阴润肺。二者同用，补肺止血。适用于阴虚肺热之咳血。

（2）黍米阿胶粥（《寿亲养老新书》）

配方：黍米（净淘）100g，阿胶 30g。

制法用法：黍米淘洗干净，加水煮粥，临熟时下阿胶，使烊化后，搅拌均匀即得。每日2次，10天为1个疗程。

方解：方中黍米调中开胃；阿胶补血止血，滋阴润燥。二者同用，共奏益气养阴、润肺止血之功。适用于阴虚肺热之咳血。

（二）吐血

吐血即血从口而出，其血多来源于胃及食道，属胃之疾患。

1. 胃中积热

【证候】胃脘灼热作痛，吐血色红或紫黯，常夹有黏液或食物残渣；口臭，便秘，大便色黑；舌红，苔黄，脉滑数。

【治法】清胃泻火，凉血止血。

【食疗方】

（1）血余藕片饮（《中药大辞典》）

配方：血余炭75g，干藕片150g。

制法用法：将血余炭、干藕片加水适量，煎煮两次，每次约1小时，将两次煎液合并过滤，文火浓缩至100ml。每次服10ml，每日2次，重症可加量，必要时每4小时服1次，直至出血停止。

方解：方中血余炭长于收涩止血，化瘀，为止血不留瘀滞之良药；藕片补益脾胃。二者合用，共奏清胃泻火、凉血止血之功。适用于各种吐血证。

（2）桑耳粥（《养老奉亲书》）

配方：桑耳60g，粳米100g。

制法用法：先将桑耳放入砂罐，加清水适量，煎煮至熟烂，捞去桑耳，下米煮至粥稠即可。空腹食用，每日2次，10天为1个疗程。

方解：方中桑耳清热凉血，粳米健脾益胃。两者合用，共奏清热凉血止血之功。适用于胃中积热的吐血证。

2. 气虚血溢

【证候】吐血缠绵不止，时轻时重，血色暗淡；神疲乏力，心悸气短，面色苍白；舌质淡，脉细弱。

【治法】益气摄血，健脾养心。

【食疗方】

（1）鲫鱼当归散（《本草纲目》）

配方：活鲫鱼1尾，当归身10g，血竭、乳香各3g，黄酒适量。

制法用法：方中活鲫鱼去内脏、留鱼鳞，当归、血竭、乳香纳鱼腹中；以净水和泥包裹鱼身，烧黄，去泥，研粉。每次服3g，温黄酒送服。每日2次，10天为1个疗程。

方解：方中鲫鱼性平味甘，补虚温中；当归补血活血；血竭、乳香活血化瘀，止血敛创；黄酒导引诸药。诸味合用，共奏益气摄血、健脾养心之功。适用于气虚血溢之吐血。

（2）归脾麦片粥（《常见病的饮食疗法》）

配方：党参、黄芪各 15g，当归、枣仁、甘草各 10g，丹参 12g，桂枝 5g，麦片 60g，桂圆肉 20g，大枣 5 枚。

制法用法：党参、黄芪、当归、枣仁、甘草、丹参、桂枝七味，先以清水浸泡 1 小时，捞出加水 1000ml，煎汁去渣，入麦片、桂圆肉、大枣，共煮为粥，每日 2 次，10 天为 1 个疗程。

方解：方中参芪、甘草健脾益气，补气以生血；当归、丹参活血通脉；枣仁、桂圆肉补血养心安神；桂枝温通心阳；大枣补中健脾；麦片养心安神。诸味合用，共奏健脾养心、益气补血之功。适用于气虚血溢之吐血。

（三）便血

便血是因脉络受损，血随大便而下的病症。

1. 肠道湿热

【证候】便血色红，大便不畅或稀溏，或有腹痛，口苦；舌质红，苔黄腻，脉濡数。

【治法】清热化湿，凉血止血。

【食疗方】

（1）槐叶茶（《食医心镜》）

配方：嫩槐叶 15g（鲜品 30g）。

制法用法：嫩槐叶，开水煮熟，晒干。适量开水浸泡，代茶饮。每日 3 次，5 天为 1 个疗程。

方解：方中槐叶凉血止血，善入下焦，具有泻火清肠、凉血止血之功。适用于肠道湿热之便血。

（2）鲜藕柏叶汁（《食物与治病》）

配方：鲜藕 250g，生侧柏叶 60g。

制法用法：将鲜藕洗净，去皮，切成 2mm 厚的片，放入砂锅内，加水适量。生侧柏叶捣汁。将放藕片的砂锅置武火上烧沸，用文火熬煮 30 分钟，取汁，将侧柏汁倒入藕汁内，搅匀，装入罐内即成。每日 1 剂，一日 4 次，3~5 日为 1 个疗程。

方解：方中鲜藕、侧柏叶均为寒凉之品，凉血止血，其中鲜藕还能散瘀血；侧柏叶兼有涩味，凉血止血之中尚有收敛止血之功，使止血更捷。二者合用，共奏凉血止血之功效。适用于肠道湿热之便血。

2. 脾胃虚寒

【证候】便血紫黯，甚则黑色，腹部隐痛，喜热饮；面色不华，神倦懒言，便溏；舌质淡，脉细。

【治法】健脾温中，养血止血。

【食疗方】

(1) 大枣阿胶粥(《寿世青编》)

配方：阿胶 15g，大枣 10 枚，糯米 100g。

制法用法：大枣去核，与糯米煮粥，待熟时加入捣碎的阿胶，搅拌烊化即成。每日 2 次，10 天为 1 个疗程。

方解：方中阿胶味甘性平，补血止血；大枣味甘性温，补中益气，养血；糯米补中养胃，增强脾胃生化之力。三者合用，标本同治，共奏养血止血、补中益气之功效。适用于脾胃虚寒的血证。感受外邪或体内有热时不宜服用。

(2) 木耳粥 (《刘涓子鬼遗方》)

配方：黑木耳 30g，粳米 100g，大枣 5 枚。

制法用法：黑木耳用温水浸泡约 1 小时。取粳米、大枣，加木耳、冰糖适量，同煮为粥。每日 2 次，10 天为 1 个疗程。

方解：方中黑木耳有凉血止血作用，大枣、粳米具有健脾止血作用。三者合用，共奏养血止血、健脾益气之功。适用于脾胃虚寒的血证。风寒感冒咳嗽者忌服。

(四) 尿血

尿血为小便中混有血液，甚或伴有血块的病症。

1. 下焦热盛

【证候】 小便黄赤灼热，尿血鲜红；心烦口渴，面赤口疮，夜寐不安；舌质红，脉数。

【治法】 清热泻火，凉血止血。

【食疗方】

(1) 灯心草柿饼汤 (《本草纲目》)

配方：灯心草 6g，柿饼 2 个。

制法用法：灯心草和柿饼加水 300ml 煎煮，煎剩 100ml 时，加白砂糖适量，温服，柿饼也可食。每日 2 次，7 天为 1 个疗程。

方解：方中灯心草清心降火，利小便；柿饼涩肠、止血、润肺。二者合用，共奏清热利尿、凉血止血之功效。适用于下焦热盛之尿血。糖尿病患者不宜用。

(2) 加味滑石粥(《食疗百味》)

配方：滑石 20~30g，小蓟 10g，粳米 100g。

制法用法：先将滑石用布包，与小蓟同入砂锅内煎煮。留汁去渣，煎液与粳米同煮为粥。每日 2 次，7 天为 1 个疗程。

方解：方中滑石性寒滑利，长于清膀胱湿热而通利水道；小蓟功善凉血止血，利尿；粳米益胃补中，防渗利太过伤正。诸味合用，共奏利尿通淋、凉血止血之功效。适用于血热妄行所致的尿血、血淋等症。

2. 气血亏虚

【证候】 久病尿血，食少，体倦乏力，气短声低；血色淡红，面色不华，腰酸耳鸣；舌淡，脉弱。

【治法】益气摄血。

【食疗方】

(1) 苎麻粥（《寿亲养老新书》）

配方：生苎麻根 30g，白糯米 100g，大麦面 50g，陈皮 5g。

制法用法：生苎麻根、白糯米、大麦面、陈皮同煮为粥，熟后入盐少许，空腹热食。

方解：方中生苎麻根凉血止血；白糯米、大麦面补脾肾，固冲任；陈皮益气摄血。诸味合用，共奏凉血止血、益气摄血之功。适用于脾肾不足之各种失血证。

(2) 芡实海蛎粥（《民间食谱》）

配方：海蛎 250g，芡实 120g。

制法用法：将海蛎壳放陶瓷罐内，加水炖 3 小时取汁，入海蛎肉与芡实，再加适量水，煮成粥即可。佐餐食用。每日 2 次，10 天为 1 个疗程。

方解：方中海蛎性平偏凉、味甘咸，具滋阴养血、清热解毒、调中美肤的功效；芡实补脾止泻，固肾涩精。二者合用，共奏健脾益气、固肾止血之功。适用于气血亏虚之尿血。

（五）紫斑

血液溢出肌肤之间，皮肤出现青紫斑点或斑块的病症名紫斑。

1. 血热妄行

【证候】皮肤出现青紫斑点或斑块，或伴有鼻衄、齿衄、便血、尿血，或有发热，口渴，便秘；舌红，苔黄，脉弦数。

【治法】清热解毒，凉血止血。

【食疗方】

(1) 豆腐石膏汤（《广东民间验方》）

配方：生石膏 50g，豆腐 200g，食盐。

制法用法：生石膏、豆腐，加水 500ml，煮 1 小时，用少许食盐调味，饮汤食豆腐。每日 2 次，10 天为 1 个疗程。

方解：方中豆腐益气和中，清热润燥，降浊解毒；石膏解肌除烦，生津止渴。二者合用，共奏清肺热、降胃火之功。适用于血热妄行所致的青紫斑点、鼻衄、便血等症。

(2) 藕柏饮（《中医食疗学》）

配方：生藕节 500g，侧柏叶 100g。

制法用法：将生藕节和侧柏叶共捣烂如泥，绞榨取汁，用温开水兑服。每日 3~4 次，10 天为 1 个疗程。

方解：方中藕节质坚而润，味涩性平，消瘀而生血，涩络以止血溢；侧柏叶苦寒，善清血分热邪，理血脉，涩络损。二药共用，共奏消瘀化斑之功。适用于血热妄行所致的斑点、尿血等症。

2. 阴虚火旺

【证候】皮肤出现青紫斑点或斑块，时发时止；常伴鼻衄、齿衄或月经过多，颧红，心烦口渴，手足心热，或有潮热；舌质红，苔少，脉细数。

【治法】滋阴降火，宁络止血。

【食疗方】

（1）二鲜饮（《医学衷中参西录》）

配方：鲜茅根 150g，鲜藕 200g。

制法用法：鲜茅根切碎，鲜藕切片，煮汁常饮。每日 2~3 次，10 天为 1 个疗程。

方解：方中茅根善清虚热而不伤脾胃，鲜藕化瘀血而兼生新血。二者合用，为涵养真阴之妙品。适用于阴虚火旺所致的青紫斑点、鼻衄、心烦等症。

（2）五鲜汁（《中国药膳》）

配方：鲜生地、鲜茅根、鲜藕节、鲜西瓜皮、鲜梨各 30g。

制法用法：上五味加水 2000ml，煎汤取汁代茶。每日 1 剂，每日 3~5 次，10 天为 1 个疗程。

方解：方中生地味甘略苦，性质寒凉，富含汁液，清热凉血，养阴生津；白茅根味甘性寒，凉血止血；藕味甘性寒，补脾运脾；鲜西瓜皮、鲜梨均为甘寒多汁之品。五鲜汁合饮，共奏清热凉血止血、消瘀化斑之功。适用于阴虚火旺之紫癜。

3. 气不摄血

【证候】反复发生肌衄，久病不愈；神疲乏力，头晕目眩，面色苍白或萎黄，食欲不振；舌质淡，脉细弱。

【治法】补气摄血。

【食疗方】

（1）三七蒸蛋（《同寿录》）

配方：三七末 3g，藕汁 50ml，鸡蛋 1 枚。

制法用法：将蛋打开，与三七末、藕汁混匀，隔水蒸熟即可。每日 1~2 次，10 天为 1 个疗程。

方解：方中三七止血化瘀；藕汁蒸熟止血化瘀，健脾胃，益气血；鸡蛋益气养血。三者合用，共奏补气摄血、止血化瘀之功。适用于气血不足之失血而兼瘀滞之症。

（2）鱼鳔膏（《中医食疗学》）

配方：黄花鱼鳔 120g。

制法用法：黄花鱼鳔加水后用文火炖 12 小时，炖时不断搅拌，直至鱼鳔全部溶化。待凉后分为 8 份，每日服 2 次，每次服 1 份（服时需再加热），8 天为 1 个疗程。

方解：方中黄花鱼鳔味甘咸，性平，和胃止血，益肾补虚。适用于气不摄血之紫癜。

第二十六节　虚劳

虚劳是以神疲体倦，心悸气短，面容憔悴，自汗盗汗，或五心烦热，或畏寒肢冷，脉虚无力等慢性虚弱性证候为特征的病症，是由于多种因素逐渐积累，形体亏损，功能虚衰而致。

各系统的多种慢性或消耗性疾病，如内分泌功能紊乱、造血功能障碍、代谢紊乱、营养缺乏、恶性肿瘤后期、自身免疫功能低下以及各系统器官功能衰退等，均可参考本节有关内容治疗。

一、膳食原则

1. 虚劳以补虚为基本治疗原则。根据气血阴阳亏虚及病损脏腑不同，宜分别选用益气、养血、滋阴、温阳等食品。

2. 饮食宜清淡，富于营养，但不宜过于滋腻、散气，忌油腻黏滞、辛辣燥热之品。应少食多餐。

二、辨证食疗

1. 肺肾气虚

【证候】呼吸浅短难续，呼多吸少，动则尤甚；神疲乏力，腰膝酸软，小便频数而清，白带清稀，面白神疲，声低气怯，畏风自汗，易于感冒；舌质淡，脉沉弱。

【治法】补肺益肾，培元纳气。

【食疗方】

(1) 羊肺羊肉汤(《食医心鉴》)

配方：羊肉 200g，羊肺 150g，食盐、味精适量。

制法用法：将羊肺、羊肉洗净切块，水适量，煮汤。加食盐、味精调味服食。每日 1~2 次，10 天为 1 个疗程。

方解：方中羊肺补肺气；羊肉益气补虚，温中暖肾。二者合用，共奏补中益气、温肾壮阳、缩小便之功。适用于肺肾气虚之虚劳。

(2) 虫草老鸭汤 (《饮食疗法》)

配方：雄鸭 1 只，冬虫夏草 15g，食盐、味精适量。

制法用法：每次用雄鸭一只，去毛和内脏，将冬虫夏草放入鸭腹内，加水适量，放锅内隔水炖熟，调味服食。每日 1~2 次，10 天为 1 个疗程。

方解：方中雄鸭滋阴补虚，冬虫夏草补肺益肾。二者合用，增强补虚损、益精气之功，且降低虫草温性。适用于肺肾气虚之虚劳。有表邪者忌用，阴虚阳亢者慎用。

2. 心脾气血虚

【证候】心悸气短，劳则尤甚；彻夜难眠，食少腹胀，神疲倦怠乏力，大便溏薄，面色萎黄，健忘；舌淡苔薄，脉细弱。

【治法】健脾养心，益气补血。

【食疗方】

(1) 益脾饼(《医学衷中参西录》)

配方：白术 30g，干姜 6g，红枣 250g，鸡内金 15g，面粉 500g，菜油、食盐适量。

制法用法：白术、干姜用纱布包，放入锅内，下红枣，加水 1000ml，先用武火烧沸，后用文火熬煮 1 小时左右。除去药包和枣核，将枣肉捣为泥状。鸡内金研成细粉，与面粉、枣泥和匀，加适量水，和成面团，分成若干小团，做成薄饼，用文火烙熟即成。每日 2~3 次，饭前服食，10 天为 1 个疗程。

方解：方中白术补气健脾；红枣健脾养血；鸡内金运脾、消食、开胃；面粉养心益肾，健脾厚肠。诸味合用，共奏养心健脾、补益气血之功。适用于心脾气虚之虚劳。

(2) 薯蓣拨粥(《神巧万全方》)

配方：生薯蓣 150g，白面粉 80g，葱、生姜、红糖各适量。

制法用法：将生薯蓣洗净、去皮、捣烂，加面粉，调入冷水，煮作粥；将熟时加入葱、生姜、红糖，煮 3 分钟即可。以粥代餐，空腹食用，每日 2 次，10 天为 1 个疗程。

方解：方中山药补脾气，兼益胃阴，补而不滞，不热不燥，是补益脾胃的佳品；白面粉健脾益胃，养心安神；红糖健脾和中；葱、姜开胃调味。诸味合用，共奏补脾气以复健运、补心气以安心神之功。适用于心脾气虚之虚劳。

3. 肝血虚

【证候】头晕目眩，胁痛，肢体麻木，筋脉拘急；或惊惕肉瞤，妇女月经不调，甚至闭经，面色不华；舌质淡，脉弦细。

【治法】养血补肝。

【食疗方】

(1) 归参炖母鸡(《乾坤生意》)

配方：当归 15g，党参 15g，母鸡 1 只，葱、生姜、料酒、食盐适量。

制法用法：将母鸡宰杀后，去毛和内脏，洗净。将当归、党参放入鸡腹内，置砂锅中，加入葱、生姜、料酒、食盐、清水各适量。将砂锅置武火上烧沸，改用文火煨炖，至鸡肉熟软。每日 2 次，10 天为 1 个疗程。

方解：方中鸡肉养血补气；党参补脾益气，养血；当归补血调经。诸味合用，共奏补血、益气、调经之功。适用于肝血虚之虚劳。

(2) 菠菜猪肝汤(《中医饮食疗法》)

配方：菠菜 30g，猪肝 100g，生姜、葱白、熟猪油、食盐、豆粉等适量。

制法用法：将菠菜洗净，在沸水中烫片刻，去掉涩味，切段；鲜猪肝切成薄片，与食盐、水、豆粉拌匀；将清汤（肉汤、鸡汤均可）烧沸，加入生姜丝、葱白、猪油等，煮沸数分钟后，再放入备用的猪肝片和菠菜，煮熟即可。佐餐食用。每日 2 次，10 天为 1 个疗程。

方解：方中猪肝味甘、苦，性温，擅长补养肝血；菠菜味甘性凉，养血润肠，通便。两菜合用，更增补血之功。适用于肝血虚之虚劳。

4. 肺阴虚

【证候】干咳咽燥，甚或失音，咯血；潮热盗汗，面色潮红；舌红少津，脉细数。

【治法】养阴润肺。

【食疗方】

（1）川贝梨子猪肺汤（《饮食疗法》）

配方：川贝10g，雪梨2个，猪肺250g，冰糖少许。

制法用法：先将雪梨削去外皮，切成块。猪肺切成片状，挤去泡沫、洗净，与川贝一并放入砂锅内。加冰糖少许，清水适量，慢火熬煮3小时后即成。每日2次，10天为1个疗程。

方解：方中川贝长于润肺祛痰，清肺止咳；雪梨清热润肺，化痰生津；冰糖润肺化痰，止咳；猪肺补肺止咳。诸味合用，共奏除痰、润肺、补肺之功。适用于肺阴虚之虚劳。

（2）玉竹沙参焖老鸭（《饮食疗法》）

配方：玉竹50g，沙参50g，老鸭1只，葱、生姜、料酒、食盐各适量。

制法用法：将老鸭宰杀后，去毛杂和内脏，洗净，与玉竹、沙参同置砂锅（或瓷锅）内，加水适量，置于武火上烧沸，再用文火焖煮1小时以上，使鸭肉熟烂，放入调料即可。佐餐食用，食鸭饮汤。每日2次，10天为1个疗程。

方解：方中玉竹养阴、润燥、生津；沙参养阴清热，尤长于补肺胃之阴、清肺经之热。二药同用，共收润肺止咳、养胃生津之效。老鸭能滋五脏之阴，清虚劳之热，调和脏腑。三者合用，可使药膳味道鲜美，更能增强补虚损、滋阴液、润肺燥、止咳嗽之力。适用于肺阴虚之虚劳。肺寒痰湿咳嗽、舌苔厚腻或脾虚腹胀便溏者忌用。

5. 肝肾阴虚

【证候】头痛，眩晕耳鸣，目干畏光，视物不明；急躁易怒，或肢体麻木，筋惕肉瞤，腰酸遗精，面潮红；舌干红，脉沉细数。

【治法】滋补肝肾，养阴清热。

【食疗方】

（1）何首乌爆鸡（《中老年保健药膳》）

配方：何首乌30g，母鸡1只，精盐、姜、黄酒各适量。

制法用法：将何首乌研成细末备用。母鸡宰杀后去毛及内脏，洗净，何首乌粉用白布包裹后纳入鸡腹内，放锅内，加适量水炖熟。取出鸡腹内的何首乌袋，加精盐、生姜、料酒适量即成。食肉喝汤，每日2次，10天为1个疗程。

方解：方中何首乌补养肝血，与母鸡合用，增强补肝养血、滋肾益精的功效。适用于肝肾阴虚之虚劳。

（2）仙人养肝羹（《养老奉亲书》）

配方：羊肝1具，羊脊肉100g，枸杞根50g，淀粉、葱白、盐、味精适量。

制法用法：将枸杞根放入砂锅，加水适量，煎取汁液3次，共约2000ml，去渣；将羊肝、羊肉洗净，去筋膜，剁细茸，倒入砂锅，煮沸，去浮沫，煮至肝熟肉烂，下水淀粉调匀成羹，其后下葱白、盐、味精调味即可。食肝喝汤，每日2次，10天为1个疗程。

方解：方中羊肝益血补肝明目，而偏于补益阴血；稍佐羊脊肉，健脾温肾，益气补虚；枸杞根味甘性寒，凉血以制羊脊肉性温助火。三者合用，共奏补阴血、益肝肾之功。适用于肝肾阴虚之虚劳。

6. 脾肾阳虚

【证候】 畏寒肢冷，腰膝酸冷，脘腹冷痛，五更泄泻；小便不利，神倦嗜卧，面浮肢肿；舌质淡或紫暗，脉细弱或沉迟。

【治法】 温补脾肾，化饮利水。

【食疗方】

(1) 羊脊骨汤(《太平圣惠方》)

配方：羊脊骨（连尾）1 条，肉苁蓉 15g，菟丝子 15g，葱、姜、盐适量。

制法用法：将羊脊骨砍成块；肉苁蓉酒浸一宿，刮去皮；菟丝子酒浸 3 日，晒干捣末。用水适量，放入羊脊，与苁蓉同炖至熟透，调入菟丝子末，调味即可。空腹食之，每日 2 次，10 天为 1 个疗程。

方解：方中羊脊骨温肾补虚，强健筋骨；肉苁蓉温补脾肾，润肠；菟丝子补肾益阴，固精明目止泻。三者合用，共奏温阳益精、补肾收涩之功。适用于脾肾阳虚之腰膝酸冷、脘腹冷痛、五更泄泻等症。

(2) 阳春白雪糕(《寿世保元》)

配方：白茯苓（去皮）、芡实仁、莲子肉（去心、皮）、怀山药各 120g，陈仓米、糯米各 500g，白砂糖 100g。

制法用法：白茯苓、芡实仁、莲子肉、怀山药共为细末，与淘洗干净的陈仓米、糯米拌匀，并用纱布袋盛，置甑内，蒸至极熟取出，加入白砂糖搅匀，揉作一块，制成饼，晒干收贮，随餐食用。每日 2 次，15 天为 1 个疗程。

方解：方中茯苓健脾气，安神志；怀山药补脾胃，助消化，兼能固精止泻；芡实甘涩平，健脾固肾涩精；糯米专补脾胃；莲子养心健脾；陈仓米养胃。诸药合用，共奏健脾益气、补肾固精之功。适用于脾肾阳虚之腰膝酸冷、脘腹冷痛、五更泄泻等症。

第二十七节　痛经

痛经是以经期或经行前后小腹疼痛，或痛引腰骶，甚至剧痛晕厥，并伴随月经周期发作为特征的一种病症。发生本病的主要原因是肾气亏虚、气血虚弱而致精亏血少，胞宫失于濡养，形成虚证；或因气滞血瘀、寒凝血瘀、湿热蕴结而致胞宫气血瘀滞，经血运行不畅，形成实证。

子宫发育不良、子宫颈管狭窄、膜样痛经、盆腔炎、子宫内膜异位症等所引起的痛经，可参考本节有关内容治疗。

一、膳食原则

1. 痛经多因气血运行不畅所致，食疗当以调理冲任气血为其基本原则。

2. 饮食宜温热，富于营养；不宜生冷及寒性食物，以免阻滞气血运行；不宜酸性食物及调味品，以免敛滞血行。

3. 本病补虚应滋养适宜，过食滋腻则滞中伤脾，阻遏气机；泻实不可过于辛热、寒凉，以防伤阴、损阳之弊。气血亏虚者可选用乌骨鸡、母鸡、羊肉、牛奶、鱼类等食物。气滞血瘀者可选用桃仁、生山楂、红糖、酒等食物。

二、辨证食疗

1. 气滞血瘀

【证候】经前或经期小腹胀痛拒按，胸胁、乳房胀痛，经行不畅，经色紫暗有块，块下痛减；舌紫黯，或有瘀点，脉弦或弦涩有力。

【治法】行气活血，祛瘀止痛。

【食疗方】

(1) 桃仁粥(《食医心镜》)

配方：桃仁 15g，粳米 50g，红糖适量。

制法用法：将桃仁捣烂如泥，加水研汁去渣，以汁煮粳米为稀粥，加红糖适量即可。每日 2 次，空腹温食，7 天为 1 个疗程。

方解：方中桃仁活血化瘀，通经止痛；粳米健脾益气。二者合用，共奏活血化瘀止痛之功。适用于气滞血瘀之痛经，方中桃仁用量不可过大，否则容易中毒。

(2) 玫瑰花茶(《本草纲目拾遗》)

配方：干玫瑰花瓣 6~10g。

制法用法：将花瓣放入茶盅内，用温水冲泡 1~2 分钟，水倒掉，然后将沸水冲入玫瑰花内，加盖泡片刻即可。每日 1 剂，代茶饮，病愈后停用。

方解：方中玫瑰花味甘，性微温，具有化湿和中、理气解郁、活血散瘀的作用。适用于肝胃气郁所致的月经不调、瘀血肿痛等症。

2. 寒凝血瘀

【证候】经前或经期可见小腹冷痛，经量少；伴腰腿酸软，怕冷等，经血色黯黑有块，块下痛减；舌紫暗，或有瘀点，脉弦或弦涩有力。

【治法】温经散寒，化瘀止痛。

【食疗方】

(1) 艾叶生姜煮鸡蛋(《饮食疗法》)

配方：艾叶 10g，生姜 15g，鸡蛋 2 个。

制法用法：将艾叶、生姜与带壳鸡蛋放入适量水中煮，熟后去壳取蛋，放入水中再煮，煮好后饮汁食蛋。每日 2 次，空腹温食，5 天为 1 个疗程。

方解：方中艾叶温经散寒，止痛；配伍生姜，意在增强温散里寒之力；鸡蛋补阴益血，补脾和胃，并能缓和艾叶温燥辛辣之性。三者合用，共奏温经散寒、化瘀止痛之功。适用于寒凝血瘀之痛经。

(2) 猪油酒蜜膏(《千金要方》)

配方：猪油 100 克，蜂蜜、生姜汁各 100 克，黄酒 50ml。

制法用法：猪油、蜂蜜、生姜汁、黄酒同煮沸，晾温，混合调匀即可。每次服一汤匙，用温开水冲服。每日2次，5天为1个疗程。

方解：方中猪油具有补虚润燥作用，配以蜂蜜、生姜汁、黄酒，除湿散寒，活血止痛。适用于寒凝血瘀之痛经。阴虚内热者慎用。

3. 肾气亏损

【证候】经期或经后小腹隐隐作痛，喜按，月经量少，色淡质稀；头昏耳鸣，腰酸腿软，小便清长，面色晦暗；舌淡，苔薄，脉沉细。

【治法】补肾填精，养血止痛。

【食疗方】

腰花杜仲（经验方）

配方：羊腰子（或猪腰子）1对，杜仲15g，盐、姜、葱、黄酒适量。

制法用法：先将腰子切开，去皮膜，与杜仲同炖，放入调料，炖熟取腰花即可。晚间作夜宵食用，10天为1个疗程。

方解：方中杜仲补肾而强壮筋骨，与羊肾同煮，补肾填精，养血止痛。适用于肾气亏损之痛经。

4. 气血虚弱

【证候】经期或经后小腹隐痛喜按，月经量少，色淡质稀；面色无华，头晕心悸，神疲乏力；舌质淡苔薄，脉细弱。

【治法】益气养血，调经止痛。

【食疗方】

（1）当归生姜羊肉汤（《金匮要略》）

配方：当归30g，生姜60g，羊肉500g。

制法用法：将当归、生姜洗净切片；羊肉除去筋膜，置沸水内滤去血水，捞出待凉，横切成长短适度的条块，与生姜、当归放入洗净的砂锅内，掺入清水适量，用武火烧沸，捞去浮沫，改用文火炖至羊肉熟烂，食肉喝汤。每日2次，10天为1个疗程。

方解：方中羊肉为益气补虚、温中暖下之品；当归补血活血，又善止痛散寒；生姜温中散寒。三者配伍，共奏补虚散寒之效。适用于气血虚弱之痛经。

（2）乌鸡汤（《饮膳正要》）

配方：雄乌骨鸡500g，陈皮3g，生姜3g，胡椒6g，草果2枚，葱、醋适量。

制法用法：上述原料置砂锅内，加水适量，小火炖烂，食肉喝汤。每日2次，10天为1个疗程。

方解：方中乌骨鸡益气补血，补髓填精；陈皮行气醒脾；生姜、胡椒温中暖胃；草果散寒燥湿。诸味合用，共奏温中健胃、补益气血之功。适用于妇女气血双亏之痛经偏于虚寒者。阴虚血热，月经先期者不宜服用。

5. 湿热郁结

【证候】经前或经期小腹灼热拒按，痛连腰骶，或平时小腹痛，经前加剧；经量多或经期长，色黯红，质稠，夹较多黏液；平素带下量多，色黄质稠有臭味，或伴低热，小便黄赤；舌红，苔黄腻，脉滑数或弦数。

【治法】清热利湿，化瘀止痛。

【食疗方】

（1）茯苓车前粥（经验方）

配方：茯苓粉、车前子各30g，粳米60g，白糖适量。

制法用法：将车前子以纱布包好，入砂锅内，加水适量，煎汁去药包。将药汁同粳米、茯苓粉共煮粥，加少许白糖即成。每日1剂，5~7日为1疗程。

方解：方中车前子清热利尿，渗湿止带；茯苓清热利湿。二者合用，共奏清热利湿、化瘀止痛之功。适用于湿热郁结之痛经。

（2）丝瓜叶粥（《慈山参入》）

配方：丝瓜叶15g，粳米100g。

制法用法：将丝瓜叶洗净，切丝，于砂罐内加水适量，先煎，去渣，留汁，下粳米煮粥即可。每日1剂，每日2次，空腹食用，2周为1个疗程。

方解：方中丝瓜叶具有清热解毒之功；粳米健脾益气，和胃除烦，止泻止痢。二者合用，具有清热祛湿、化瘀止痛之功。适用于湿热郁结之痛经。

第二十八节　闭经

闭经是指女子年逾18周岁，月经尚未来潮，或月经来潮后又中断6个月以上者。本病病因有虚实两个方面。虚者多因精血不足，冲任不充，血海空虚，无血可下；实者多为邪气阻隔，冲任受阻，脉道不通，经血不得下行。

原发性闭经、继发性闭经可参考本节有关内容治疗。

一、膳食原则

1. 闭经者多虚，纯实证者较少，故本病以补冲任、益气血为基本治则。虚者当补而通之；实者当泻而通之；多用补益，辅以疏利。

2. 饮食宜清淡，富于营养，忌食寒凉生冷食物，以免凝滞血脉，加重病情；痰湿阻滞者，还应忌肥甘厚味之品。

二、辨证食疗

1. 肾虚型

【证候】月经初潮来迟，或月经后期量少，渐至闭经，头晕耳鸣，腰膝酸软。肾气虚者伴见小便频数，性欲淡漠，舌淡红，苔薄白，脉沉细；肾阳虚者伴见畏寒肢冷，小便清长，夜尿多，大便溏薄，面色晦暗，或目眶黯黑，舌淡，苔白，脉沉弱。肾阴虚者伴见头晕耳鸣，腰膝酸软，或足跟痛，手足心热，甚则潮热盗汗，心烦少寐，颧赤唇红，舌红，苔少或无苔，脉细数。

【治法】补肾滋肾，养血调经。

【食疗方】

(1) 羊脊骨汤(《太平圣惠方》)

配方：羊脊骨（连尾）1 条，肉苁蓉 5g，菟丝子 15g，葱、姜、盐适量。

制法用法：将羊脊骨剁成块；肉苁蓉用酒浸一宿，刮去粗皮；菟丝子用酒浸 3 日，晒干，捣末；锅中倒水适量，放入羊脊骨与肉苁蓉，同炖至熟透，调入菟丝子末及调味品即可。空腹食之，每日 2 次，10 天为 1 个疗程。

方解：方中羊脊骨肉补肾、强筋骨、止血；肉苁蓉味甘性温，能补肾阳，益精血；菟丝子补阳益阴，固精缩尿。诸药合用，共奏补肾滋肾、养血调经之功。适用于肾阳亏虚之闭经。

(2) 乌鸡补血汤(《妇科常见病饮食疗法》)

配方：乌鸡肉 500g，当归 9g，黄芪 18g。

制法用法：乌鸡宰杀，去毛及内脏，洗净，切成小块。当归、黄芪洗净，连同乌鸡放入砂锅内，加水适量，武火煮沸后，改文火煮 2 小时，加食盐调味即成。佐餐食用。每日 2 次，10 天为 1 个疗程。

方解：方中乌鸡味甘性温，补肾益精；当归补血调经；黄芪补气健脾。三者合用，共奏补肾滋肾、养血调经之功。适用于虚证月经稀少，闭经、痛经者。

2. 脾虚型

【证候】 月经停闭数月，肢体倦怠，食欲不振；大便溏薄，脘腹胀闷，面色淡黄；舌淡胖有齿痕，苔白腻，脉缓弱。

【治法】 健脾益气，养血调经。

【食疗方】

(1) 十全大补糕(《医学发明》)

配方：党参、当归、茯苓、白芍、熟地、黄芪各 500g，肉桂 100g，川芎，甘草各 300g，炒麦芽粉、面粉各 500g，白糖 1000g。

制法用法：将党参、当归、茯苓、白芍、熟地、黄芪、肉桂、川芎、甘草洗净烘干，磨成细粉，与炒麦芽粉、面粉、白糖拌匀，做成饼干样糕点，烤箱内烤熟，饭前 2 小时服 30g。每日 3 次，1 月为 1 个疗程。

方解：方中当归、白芍、熟地、川芎是中医补血名方四物汤；党参、茯苓、黄芪补气；肉桂温阳；炒麦芽粉、面粉、白糖健脾益气。诸味合用，共奏健脾益气、调经养血之功效。适用于脾虚所致的闭经。

(2) 内金山药糯米粥(《粥谱》)

配方：鸡内金 15g，生山药 60g，糯米 50g。

制法用法：将鸡内金洗净，煎 1 小时，去渣取汁，入山药、糯米煎煮成粥。每日 2 次，15 天为 1 个疗程。

方解：方中山药味甘性平，补脾益肾；鸡内金味甘性寒，健脾消食；糯米补中益气，和胃止泻。三者合用，共奏健脾活血调经之功。适用于脾虚所致的闭经。

3. 血虚型

【证候】月经停闭数月，头晕目花，心悸怔忡，少寐多梦，皮肤不润，面色萎黄；舌淡，苔少，脉细。

【治法】补血养血，活血调经。

【食疗方】

（1）鸡血藤煲鸡蛋（《饮食疗法》）

配方：鸡血藤 30g，鸡蛋 2 个，白糖适量。

制法用法：将鸡血藤、鸡蛋放入锅内，加水适量同煮，蛋熟去壳，再煮片刻，加少许白糖调味即成。饮汤食蛋，每日 2 次，15 天为 1 个疗程。

方解：方中鸡血藤味苦性温，活血舒筋，祛瘀生新；鸡蛋滋阴养血，健脾和胃。二者合用，共奏补血活血、化瘀通经之功。适用于血虚所致的闭经。

（2）乌贼桃仁汤（《陆川本草》）

配方：鲜乌贼鱼肉 250g，桃仁 15g，黄酒、酱油、白糖各适量。

制法用法：乌贼肉冲洗干净，切条备用；桃仁洗净，去皮备用；乌贼鱼肉放入锅中，加桃仁、清水，旺火烧沸后加黄酒、酱油、白糖，再用小火煮至熟烂即成。每日 2 次，佐餐食用，15 天为 1 个疗程。

方解：方中乌贼鱼肉味咸性平，养血滋阴，治血虚经闭、崩漏、带下，为血肉有情之品，能养血调经，与妇女最为相宜；桃仁活血调经。两者合用，共奏养血活血调经之功，而以养血为主。适用于血虚之闭经。孕妇忌食。

4. 气滞血瘀

【证候】月经数月不行，少腹胀痛拒按；精神抑郁，烦躁易怒，或胸胁、乳房胀满，舌有瘀点，脉沉弦。

【治法】行气活血。

【食疗方】

（1）猪蹄鞭草益母汤（《食物药效方千例》）

配方：猪蹄 1 只，马鞭草 30g，益母草 30g，黄酒少许。

制法用法：将猪蹄收拾干净，切块备用。马鞭草、益母草共入砂锅中，水煎去渣取汁。将猪蹄、药汁、黄酒再入锅中，加水适量，旺火烧开后改小火慢炖，至猪蹄熟烂。食肉喝汤，每日 1 剂，5~7 日为 1 个疗程。

方解：方中益母草活血祛瘀；马鞭草活血散瘀，凉血通经；猪蹄与之合用，共奏活血祛瘀止痛之功。适用于气滞血瘀之闭经。

（2）月季花汤（《本草纲目》）

配方：月季花 15g，冰糖 30g。

制法用法：将开败的月季花洗净，加水煎汤，加入冰糖即可。也可用月季花、玫瑰花等量，加冰糖适量泡酒服。每日 2 次，7 日为 1 个疗程。

方解：方中月季花具活血化瘀、通经止痛之功。适用于血瘀之闭经。

5. 痰湿阻滞

【证候】月经停闭数月，躯体逐渐肥胖。胸脘满闷，呕恶多痰，带下量多，舌淡胖，苔白腻，脉细滑。

【治法】除湿祛痰，活血通经。

【食疗方】

（1）薏苡根煎（《海上集验方》）

配方：薏苡根30g。

制法用法：薏苡根洗净，切段，水煎。每日2次，空腹饮用，10天为1个疗程。

方解：方中薏苡根具有利浊祛湿、引血下行之功。适用于痰浊水饮阻滞胞络之闭经。

（2）山楂扁豆粥（《本草纲目》）

配方：薏苡仁30g，炒扁豆15g，山楂15g，红糖适量。

制法用法：薏苡仁、扁豆、山楂一起放入砂锅内，加水煮粥，粥成后加红糖调味。每日1次，7日为1个疗程。

方解：方中薏苡仁健脾，清热利湿；扁豆健脾和中，消暑化湿；山楂消食积，散瘀血；红糖调经。四味合用，共奏健脾利湿、活血通经之功。适用于痰湿阻滞型闭经。

6. 寒凝血瘀

【证候】月经停闭数月，小腹冷痛拒按，得热则痛缓；形寒肢冷，面色青白；舌紫黯，苔白，脉沉紧。

【治法】温经散寒，活血调经。

【食疗方】

（1）鳖甲炖鸽子（经验方）

配方：鳖甲30g，鸽子1只，黄酒、精盐、味精、胡椒粉适量。

制法用法：将鸽子去毛和内脏，洗净，将鳖甲打碎，放入鸽子腹内，加清水、料酒、精盐、胡椒粉适量，炖熟调味即可。吃肉喝汤，每日2次，7日为1个疗程。

方解：方中鳖甲软坚散结，鸽肉滋肾益气。二者合用，具有温经滋肾、益气散结、通络调经之功效。适用于寒凝血瘀之闭经。

（2）艾叶鸡蛋生姜煎（《饮食疗法》）

配方：艾叶10g，生姜15g，鸡蛋2个。

制法用法：将上三味置砂锅内共煮，煮沸10分钟后，鸡蛋去壳，放入锅内继续煮半小时。食蛋饮汤，每日2次，7日为1个疗程。

方解：方中艾叶善走三阴而逐寒湿，暖气血而温经脉，温中阳而止冷痛，固阴血而止血溢；生姜温肺解表，温中止呕；鸡蛋滋阴润燥，养血安神，补脾和胃。三者合用，共奏理气血、逐寒湿、温经止血安胎之功。适用于寒凝血瘀之闭经。

第二十九节　缺乳

缺乳是产后乳汁分泌甚少或全无的一种病症。多由气血虚弱及肝郁气滞，乳汁生化之源不足或经脉涩滞所致。

营养不良和慢性疾病等所引起的乳汁分泌过少，可参考本节有关内容治疗。

一、膳食原则

1. 缺乳以"虚者补之，实则泻之"为治疗原则。以补气养血为主。

2. 饮食宜补益类为主，如补气补血之品。少吃肥甘油腻之品，忌辛辣刺激之品。

二、辨证食疗

1. 气血虚弱

【证候】产后乳少或全无，乳汁清稀，乳房柔软，不胀不痛，面色无华，神疲食少，脉细。

【治法】补气养血，佐通乳汁。

【食疗方】

(1) 通乳汤(《傅青主女科》)

配方：人参 10g，黄芪 30g，当归 12g，麦冬 15g，白木通 10g，桔梗 6g，猪蹄 1 对。

制法用法：将猪蹄去毛洗净，其余材料洗净，用干净纱布包裹，置砂锅内与猪蹄同炖至烂熟。去料包，入盐，食汤与肉。每日 2 次，5 日为 1 个疗程。

方解：方中人参、黄芪大补元气；当归、麦冬养血滋液；木通宣络通乳；桔梗载药上行；猪蹄补血通乳。诸味合用，具有补气养血、宣络通乳之效。适用于气血虚弱之缺乳。

(2) 猪蹄通乳汤(《梅师集验方》)

配方：猪蹄 2 只，通草 20g。

制法用法：猪蹄去毛洗净，通草包好，置砂锅内，加水适量，入姜、葱少许，文火炖至烂熟，去通草，入盐调味即可。每日食肉喝汤数次，15 天为 1 个疗程。

方解：方中通草宣络通乳，猪蹄补血通乳。二者合用，共奏宣络通乳、补养气血之效。适用于气血虚弱之缺乳。

2. 肝郁气滞

【证候】乳汁缺乏，产后乳汁甚少或全无，胸胁胀闷，情志抑郁，食欲不振，乳房胀硬疼痛；舌苔薄黄，脉弦细。

【治法】疏肝解郁，通络下乳。

【食疗方】

(1) 猪蹄粥(《寿亲养老新书》)

配方：猪蹄 2 只，白木通 5g，漏芦 15g，佛手 10g，葱白 2 茎。

制法用法：猪蹄洗净，木通、漏芦、佛手用纱布包好，与猪蹄一同炖至烂熟，放入食盐调味。食肉喝汤，每日 3 次，10 天为 1 个疗程。

方解：方中猪蹄补血通乳；木通、漏芦、佛手疏肝理气，通络下乳。诸味合用，具有疏肝解郁、通络下乳之效。适用于肝郁气滞之缺乳。

（2）虾米酒汤(《本草纲目拾遗》)

配方：鲜虾米100g，黄酒适量，食盐少许。

制法用法：鲜虾米冲洗干净，放入锅中，加黄酒、清水、食盐，煮熟即成。每日2次，15天为1个疗程。

方解：方中以虾米为主，通乳下乳；以黄酒为辅佐，助行药力。两者合用，更增强通乳之效。适用于肝郁气滞之缺乳。本品属于发物，患皮肤疥疮者不宜食用。

第三十节　脏躁

妇女精神抑郁，心中烦乱，无故悲伤欲哭，或哭笑无常，呵欠频作者，称为"脏躁"。多由于郁怒忧思，心脾受损，阴血内耗，浮火妄动引起。

西医学的癔病可参考本节有关内容治疗。

一、膳食原则

1. 本病以避免精神刺激、保持心情舒畅为主要治则。

2. 应多吃些滋补阴血、养心安神的食物，忌用刺激性调料和耗气伤阴的食物。

二、辨证食疗

1. 心气不足

【证候】心中烦乱，悲伤欲哭，少寐多梦；呵欠频作，心悸气短，倦怠乏力，不思饮食；舌淡，苔薄，脉细弱。

【治法】养心安神，和中缓急。

【食疗方】

（1）甘麦大枣汤(《金匮要略》)

配方：甘草9g，小麦30~60g，大枣30g。

制法用法：甘草、小麦、大枣水煎服。每日2次，7日为1个疗程。

方解：方中用大枣、甘草补脾和中，以缓诸急；小麦养心气以安神。三味合用，甘润滋养，为养心神、润脏躁之常用方剂。

（2）大枣茯神粥(《太平圣惠方》)

配方：大枣14枚，茯神15g，粟米50g。

制法用法：先将大枣、茯神放入砂锅，加清水适量，煎煮后留汁去渣，再下粟米，熬煮成粥，加白糖调味即可。每日2次，10日为1个疗程。

方解：方中大枣补中益气，养血安神；茯神味甘性平，养心安神，镇惊定悸；粟米和中安神，除热解毒。诸药合用，共奏益气养血、宁心安神之功。适用于心气不足之脏躁。

2. 心肾不交

【证候】哭笑无常，呵欠频作，头晕耳鸣，手足心热；心悸少寐，口干不欲多饮，腰酸膝软，便秘溲赤；舌红，苔少，脉弦细。

【治法】 滋阴清热，养心安神。

【食疗方】

（1）百合知母汤（《金匮要略》）

配方：百合 50g，知母 10g。

制法用法：将百合洗净，浸泡一晚，洗去白沫，加清水适量煎煮；知母加水煎取汁液，与百合汤合并，再煎煮，取汁约 400ml 即可。每日 2 次，10 天为 1 个疗程。

方解：方中百合养阴清热，知母养阴安神。二者合用，共奏养阴清热、安神定志之功。适用于心肾不交之脏躁。

（2）黄连鸡子黄汤（《伤寒论》）

配方：黄连 10g，生白芍 20g，鲜鸡蛋 2 枚，阿胶 50g。

制法用法：先将黄连、白芍加水煮取浓汁约 150ml，去渣备用；鸡蛋去清留黄备用；将阿胶加水 50ml，隔水蒸化，倒入药汁，用慢火煎膏，将成时放入蛋黄拌匀即可。每日 1 次，晚睡前服食，10 天为 1 个疗程。

方解：方中黄连降心火而除烦、白芍养血敛阴、阿胶补血润燥、鸡子黄滋阴润燥。四者合用，标本共治，具有养阴清火、交通心肾之功。适用于心肾不交之脏躁。

附 录

附录 1 常用食物一般营养成分表（食部 100g）

说明：

1. 表中所列"食部"是指分析测试工作者按照居民通常的加工、烹调方法和饮食习惯，把从市场上购来的食物样品（简称市品）去掉不可食用的部分之后所剩余的可食部分，简称食部。

2. 表中"—"表示未测定或没有确定的数值。

谷类及其制品

食物名称	食部(%)	能量(KJ)	能量(kcal)	水分(g)	蛋白质(g)	脂肪(g)	膳食纤维(g)	碳水化合物(g)	灰分(g)	胡萝卜素(μg)	视黄醇当量(μg)	硫胺素(mg)	核黄素(mg)	尼克酸(mg)	维生素E(mg)	钾(mg)	钠(mg)	钙(mg)	镁(mg)	铁(mg)	锰(mg)	锌(mg)	铜(mg)	磷(mg)	硒(μg)
大麦(元麦)	100	1284	307	13.1	10.2	1.4	9.9	63.4	2.0	—	—	0.43	0.14	3.9	1.23	49	—	66	158	6.4	1.23	4.36	0.63	381	9.80
稻米(粳,标一)	100	1435	343	13.7	7.7	0.6	0.6	76.3	0.6	—	—	0.16	0.08	1.3	1.01	97	2.4	11	34	1.1	1.36	1.45	0.19	121	2.50
稻米(早籼,标一)	100	1469	351	12.3	8.8	1.0	0.4	76.8	0.7	—	—	0.16	0.05	2.0	—	124	1.9	10	57	1.2	1.21	1.59	0.23	141	2.05
稻米(晚籼,标一)	100	1443	345	13.5	7.9	0.7	0.5	76.8	0.6	—	—	0.17	0.05	1.7	0.22	112	1.5	9	53	1.2	1.11	1.52	0.16	140	2.83

续表

食物名称	食部 (%)	能量 (KJ)	能量 (kcal)	水分 (g)	蛋白质 (g)	脂肪 (g)	膳食纤维 (g)	碳水化合物 (g)	灰分 (g)	胡萝卜素 (μg)	视黄醇当量 (μg)	硫胺素 (mg)	核黄素 (mg)	尼克酸 (mg)	维生素E (mg)	钾 (mg)	钠 (mg)	钙 (mg)	镁 (mg)	铁 (mg)	锰 (mg)	锌 (mg)	铜 (mg)	磷 (mg)	硒 (μg)
方便面	100	1975	472	3.6	9.5	21.1	0.7	60.9	4.2	-	-	0.12	0.06	0.9	2.28	134	1144.0	25	38	4.1	0.79	1.06	0.29	80	10.49
高粱米	100	1469	351	10.3	10.4	3.1	4.3	70.4	1.5	-	-	0.29	0.10	1.6	1.88	281	6.3	22	129	6.3	1.22	1.64	0.53	329	2.83
挂面（标准粉）	100	1439	344	12.4	10.1	0.7	1.6	74.4	0.8	-	-	0.19	0.04	2.5	1.11	157	15.0	14	51	3.5	1.28	1.22	0.44	153	9.90
苦荞麦粉	100	1272	304	19.3	9.7	2.7	5.8	60.2	2.3	-	-	0.32	0.21	1.5	1.73	320	2.3	39	94	4.4	1.31	2.02	0.89	244	5.57
油面筋	100	2050	490	7.1	26.9	25.1	1.3	39.1	0.5	-	-	0.03	0.05	2.2	7.18	45	29.5	29	40	2.5	1.28	2.29	0.50	98	22.80
糯米（粳）	100	1435	343	13.8	7.9	0.8	0.7	76.0	0.8	-	-	0.20	0.05	1.7	0.08	125	2.8	21	42	1.9	1.56	1.77	0.24	94	3.30
荞麦	100	1356	324	13.0	9.3	2.3	6.5	66.5	2.4	20	3	0.28	0.16	2.2	4.40	401	4.7	47	258	6.2	2.04	3.62	0.56	297	2.45
小麦（龙麦）	100	1473	352	-	12.0	-	10.2	76.1	1.7	-	-	0.48	0.14	-	1.91	-	107.4	-	-	5.9	3.49	3.51	0.34	436	4.05
小麦粉（富强粉）	100	1464	350	12.7	10.3	1.1	0.6	75.2	0.7	-	-	0.17	0.06	2.0	0.73	128	2.7	27	32	2.7	0.77	0.97	0.26	114	6.88
小米	100	1498	358	11.6	9.0	3.1	1.6	73.5	1.2	100	17	0.33	0.10	1.5	3.63	284	4.3	41	107	5.1	0.89	1.87	0.54	299	4.74
燕麦片	100	1536	367	9.2	15.0	6.7	5.3	61.6	2.2	-	-	0.30	0.13	1.2	3.07	214	3.7	186	177	7.0	3.36	2.59	0.45	291	4.31
油条	100	1615	386	21.8	6.9	17.6	0.9	50.1	2.7	-	-	0.01	0.07	0.7	3.19	227	585.2	6	19	1.0	0.52	0.75	0.19	77	8.60
玉米（黄）（包谷）	100	1402	335	13.2	8.7	3.8	6.4	66.6	1.3	100	17	0.21	0.13	2.5	3.89	300	3.3	14	96	2.4	0.48	1.70	0.25	218	3.52
玉米面（黄）	100	1423	340	12.1	8.1	3.3	5.6	69.6	1.3	40	7	0.26	0.09	2.3	3.80	249	2.3	22	84	3.2	0.47	1.42	0.35	196	2.49

干豆类及其制品

食物名称	食部 (%)	能量 (KJ)	能量 (kcal)	水分 (g)	蛋白质 (g)	脂肪 (g)	膳食纤维 (g)	碳水化合物 (g)	灰分 (g)	胡萝卜素 (μg)	视黄醇当量 (μg)	硫胺素 (mg)	核黄素 (mg)	尼克酸 (mg)	维生素E (mg)	钾 (mg)	钠 (mg)	钙 (mg)	镁 (mg)	铁 (mg)	锰 (mg)	锌 (mg)	铜 (mg)	磷 (mg)	硒 (μg)
扁豆	100	1364	326	9.9	25.3	0.4	6.5	55.4	2.5	30	5	0.26	0.45	2.6	1.86	439	2.3	137	92	19.2	1.19	1.90	1.27	218	32.0
蚕豆(去皮)	93	1431	342	11.3	25.4	1.6	2.5	56.4	2.8	300	50	0.20	0.20	2.5	6.68	801	2.2	54	94	2.5	0.96	3.32	1.17	181	4.83
豆腐	100	339	81	82.8	8.1	3.7	0.4	3.8	1.2	–	–	0.04	0.03	0.2	2.71	125	7.2	164	27	1.9	0.47	1.11	0.27	119	2.30
豆腐干	100	586	140	65.2	16.2	3.6	0.8	10.7	3.5	–	–	0.03	0.07	0.3	–	140	76.5	308	102	4.9	1.31	1.76	0.77	273	0.02
豆浆	100	54	13	96.4	1.8	0.7	1.1	0	0.2	90	15	0.02	0.02	0.1	0.80	48	3.0	10	9	0.5	0.09	0.24	0.07	30	0.14
腐竹	100	1920	459	7.9	44.6	21.7	1.0	21.63	3.5	–	–	0.13	0.07	0.8	27.84	553	26.5	77	71	16.5	2.55	3.69	1.31	284	6.65
黑豆(黑大豆)	100	1594	381	9.9	36.1	15.9	10.2	23.3	4.6	30	5	0.20	0.33	2.0	17.36	1377	3.0	224	243	7.0	2.83	4.18	1.56	500	6.79
黄豆(大豆)	100	1502	359	10.2	35.1	16.0	15.5	18.6	4.6	220	37	0.41	0.20	2.1	18.90	1503	2.2	191	199	3.2	2.26	3.34	1.35	465	6.16
豇豆	100	1347	322	10.9	19.3	1.2	7.1	58.5	3.0	60	10	0.16	0.08	1.9	8.61	737	6.8	40	36	7.1	1.07	3.04	2.10	344	5.74
绿豆	100	1322	316	12.3	21.6	0.8	6.4	55.6	3.3	130	22	0.25	0.11	2.0	10.95	787	3.2	81	125	6.5	1.11	2.18	1.08	337	4.28
干张(百叶)	100	1088	260	52.0	24.5	16.0	1.0	4.5	2.0	30	5	0.04	0.05	0.2	23.38	94	20.6	313	80	6.4	1.96	2.52	0.46	309	1.75
素鸡	100	803	192	64.3	16.5	12.5	0.9	3.3	2.5	60	10	0.02	0.03	0.4	17.80	42	373.8	319	61	5.3	1.12	1.74	0.27	180	6.73
豌豆	96	1331	318	12.8	23.0	1.0	6.0	54.3	2.9	280	47	0.29	–	–	1.97	610	4.2	195	83	5.9	1.55	2.29	1.26	175	41.80
油豆腐	100	1021	244	58.8	17.0	17.6	0.6	4.3	1.7	30	5	0.05	0.04	0.3	24.70	158	32.5	147	72	5.2	1.38	2.03	0.30	238	0.63

鲜豆类

食物名称	食部(%)	能量(KJ)	能量(kcal)	水分(g)	蛋白质(g)	脂肪(g)	膳食纤维(g)	碳水化合物(g)	灰分(g)	胡萝卜素(μg)	视黄醇当量(μg)	硫胺素(mg)	核黄素(mg)	尼克酸(mg)	维生素C(mg)	维生素E(mg)	钾(mg)	钠(mg)	钙(mg)	镁(mg)	铁(mg)	锰(mg)	锌(mg)	铜(mg)	磷(mg)	硒(μg)
扁豆(鲜)	91	155	37	88.3	2.7	0.2	2.1	6.1	0.6	150	25	0.04	0.07	0.9	13	0.24	178	3.8	38	34	1.9	0.34	0.72	0.12	54	0.94
蚕豆(鲜)	31	435	104	70.2	8.8	0.4	3.1	16.4	1.1	310	52	0.37	0.10	1.5	16	0.83	391	4.0	16	46	3.5	0.55	1.37	0.39	200	2.02
刀豆(鲜)	92	146	35	89.0	3.1	0.2	1.8	5.3	0.6	220	37	0.05	0.07	1.0	15	0.31	209	5.9	48	28	3.2	0.45	0.84	0.09	57	0.88
豇豆(鲜)	97	121	29	90.3	2.9	0.3	2.3	3.6	0.6	250	42	0.07	0.09	1.4	19	4.39	112	2.2	27	31	0.5	0.37	0.54	0.14	63	0.74
绿豆芽(鲜)	100	75	18	94.6	2.1	0.1	0.8	2.1	0.3	20	3	0.05	0.06	0.5	6	0.19	68	4.4	9	18	0.6	0.10	0.35	0.10	37	0.50
毛豆(青豆,鲜)	53	515	123	69.6	13.1	5.0	4.0	6.5	1.8	130	22	0.15	0.07	1.4	27	2.44	478	3.9	135	70	3.5	1.20	1.73	0.54	188	2.48
豌豆(鲜)	42	439	105	70.2	7.4	0.3	3.0	18.2	0.9	220	37	0.43	0.09	2.3	14	1.21	332	1.2	21	43	1.7	0.65	1.29	0.22	127	1.74

根茎类

食物名称	食部(%)	能量(KJ)	能量(kcal)	水分(g)	蛋白质(g)	脂肪(g)	膳食纤维(g)	碳水化合物(g)	灰分(g)	胡萝卜素(μg)	视黄醇当量(μg)	硫胺素(mg)	核黄素(mg)	尼克酸(mg)	维生素C(mg)	维生素E(mg)	钾(mg)	钠(mg)	钙(mg)	镁(mg)	铁(mg)	锰(mg)	锌(mg)	铜(mg)	磷(mg)	硒(μg)
芋艿(马蹄,地栗,山芋)	78	247	59	83.6	1.2	0.2	1.1	13.1	0.8	20	3	0.02	0.02	0.7	7	0.65	306	15.7	4	12	0.6	0.11	0.34	0.07	44	0.07
甘薯(白心,红皮)	86	435	104	72.6	1.4	0.2	1.0	24.2	0.6	220	37	0.07	0.04	0.6	24	0.43	174	58.2	24	17	0.8	0.21	0.22	0.16	46	0.63
胡萝卜	96	155	37	89.2	1.0	0.2	1.1	7.7	0.8	4130	688	0.04	0.03	0.6	13	0.41	190	71.4	32	14	1.0	0.24	0.23	0.08	27	0.63
姜	95	172	41	87.0	1.3	0.6	2.7	7.6	0.8	170	28	0.02	0.03	0.8	4	–	295	14.9	27	44	1.4	3.20	0.34	0.14	25	0.56
萝卜	94	84	20	93.9	0.8	0.1	0.6	4.0	0.6	20	3	0.03	0.06	0.6	18	1.00	178	60.0	56	11	0.3	0.09	0.13	0.03	34	–
马铃薯	94	318	76	79.8	2.0	0.2	0.7	16.5	0.8	30	5	0.08	0.04	1.1	27	0.34	343	2.7	8	23	0.8	0.14	0.37	0.12	40	0.78
藕	88	293	70	80.5	1.9	0.2	1.2	15.2	1.0	3	1	0.09	0.03	0.3	44	0.73	243	44.2	39	19	1.4	1.30	0.23	0.11	58	0.39
春笋	66	84	20	91.4	2.4	0.1	2.8	2.3	1.0	30	5	0.05	0.04	0.4	5	–	300	6.0	8	8	2.4	0.78	0.43	0.15	36	0.66

嫩茎、叶、苔花类

食物名称	食部(%)	能量(KJ)	能量(kcal)	水分(g)	蛋白质(g)	脂肪(g)	膳食纤维(g)	碳水化合物(g)	灰分(g)	胡萝卜素(μg)	视黄醇当量(μg)	硫胺素(mg)	核黄素(mg)	尼克酸(mg)	维生素C(mg)	维生素E(mg)	钾(mg)	钠(mg)	钙(mg)	镁(mg)	铁(mg)	锰(mg)	锌(mg)	铜(mg)	磷(mg)	硒(μg)
菜花(花椰菜)	82	100	24	92.4	2.1	0.2	1.2	3.4	0.7	30	5	0.03	0.08	0.6	61	0.43	200	31.6	23	18	1.1	0.17	0.38	0.05	47	0.73
大白菜(青口白)	83	63	15	95.1	1.4	0.1	0.9	2.1	0.4	80	13	0.03	0.04	0.4	28	0.36	90	48.4	35	9	0.6	0.16	0.61	0.04	28	0.39
大蒜(蒜头)	85	527	126	66.6	4.5	0.2	1.1	26.5	1.1	30	5	0.04	0.06	0.6	7	1.07	302	19.6	39	21	1.2	0.29	0.88	0.22	117	3.09
菱白	74	96	23	92.2	1.2	0.2	1.9	4.0	0.5	30	5	0.02	0.03	0.5	5	0.99	209	5.8	4	8	0.4	0.49	0.33	0.06	36	0.45
韭菜	90	109	26	91.8	2.4	0.4	1.4	3.2	0.8	1410	235	0.02	0.09	0.8	24	0.96	247	8.1	42	25	1.6	0.43	0.43	0.08	38	1.38
芦笋	90	75	18	93.0	1.4	0.1	1.9	3.0	0.6	100	17	0.04	0.05	0.7	45	–	213	3.1	10	10	1.4	0.17	0.41	0.07	42	0.21
芹菜(白茎)	66	59	14	94.2	0.8	0.1	1.4	2.5	1.0	60	10	0.01	0.08	0.4	12	2.21	154	73.8	48	10	0.8	0.17	0.46	0.09	103	–
莴苣(笋)	62	59	14	95.5	1.0	0.1	0.6	2.2	0.6	150	25	0.02	0.02	0.5	4	0.19	212	36.5	23	19	0.9	0.19	0.33	0.07	48	0.54
小白菜(青菜、白菜)	81	63	15	94.5	1.5	0.3	1.1	1.6	1.0	1680	280	0.02	0.09	0.7	28	0.70	178	73.5	90	18	1.9	0.27	0.51	0.08	36	1.17
油菜	87	96	23	92.9	1.8	0.5	1.1	2.7	1.0	620	103	0.04	0.11	0.7	36	0.88	210	55.8	108	22	1.2	0.23	0.33	0.06	39	0.79
菠菜(赤根菜)	89	100	24	91.2	2.6	0.3	1.7	4.5	1.4	2920	–	0.04	0.11	0.6	32	1.74	311	85.2	66	58	2.9	0.66	0.85	0.10	47	0.97

瓜类、茄果类

食物名称	食部 (%)	能量 (KJ)	能量 (kcal)	水分 (g)	蛋白质 (g)	脂肪 (g)	膳食纤维 (g)	碳水化合物 (g)	灰分 (g)	胡萝卜素 (µg)	视黄醇当量 (µg)	硫胺素 (mg)	核黄素 (mg)	尼克酸 (mg)	维生素C (mg)	维生素E (mg)	钾 (mg)	钠 (mg)	钙 (mg)	镁 (mg)	铁 (mg)	锰 (mg)	锌 (mg)	铜 (mg)	磷 (mg)	硒 (µg)
冬瓜	80	46	11	96.6	0.4	0.2	0.7	1.9	0.2	80	13	0.01	0.01	0.3	18	0.08	78	1.8	19	8	0.2	0.03	0.07	0.07	12	0.22
黄瓜(胡瓜)	92	63	15	95.8	0.8	0.2	0.5	2.4	0.3	90	15	0.02	0.01	–	12	–	190	26.7	4	19	–	0.01	0.13	0.01	19	1.10
葫芦	87	59	14	95.3	0.7	0.1	0.8	2.7	0.4	40	7	0.02	0.03	1.4	–	–	480	36.3	114	80	8.0	1.64	2.80	0.56	187	1.70
丝瓜	83	84	20	94.3	1.0	0.2	0.6	3.6	0.3	90	15	0.02	0.04	0.4	5	0.22	115	2.6	14	11	0.4	0.06	0.21	0.06	29	0.86
西瓜	59	142	34	91.2	0.5	微	0.2	7.9	0.2	80	13	0.02	0.04	0.4	7	0.03	79	4.2	10	11	0.5	0.05	0.10	0.02	13	0.08
番茄(西红柿)	97	79	19	94.4	0.9	0.2	0.5	3.5	0.5	550	92	0.03	0.03	0.6	19	0.57	163	5.0	10	9	0.4	0.08	0.13	0.06	2	0.15
辣椒(尖椒、青椒)	84	96	23	91.9	1.4	0.3	2.1	3.7	0.6	340	57	0.03	0.04	0.5	62	0.88	209	2.2	15	15	0.7	0.14	0.22	0.11	3	0.62
茄子	93	88	21	93.4	1.1	0.2	1.3	3.6	0.4	50	8	0.02	0.04	0.6	5	1.13	142	5.4	24	13	0.5	0.13	0.23	0.10	2	0.48

咸菜、菌藻类

食物名称	食部 (%)	能量 (KJ)	能量 (kcal)	水分 (g)	蛋白质 (g)	脂肪 (g)	膳食纤维 (g)	碳水化合物 (g)	灰分 (g)	胡萝卜素 (µg)	视黄醇当量 (µg)	硫胺素 (mg)	核黄素 (mg)	尼克酸 (mg)	维生素C (mg)	维生素E (mg)	钾 (mg)	钠 (mg)	钙 (mg)	镁 (mg)	铁 (mg)	锰 (mg)	锌 (mg)	铜 (mg)	磷 (mg)	硒 (µg)
大头菜(酱)	100	151	36	74.8	2.4	0.3	2.4	6.0	14.1	–	–	0.03	0.08	0.8	5	0.16	286	4623.7	77	57	6.7	0.57	0.78	0.14	41	1.40
萝卜干	100	251	60	67.7	3.3	0.2	3.4	11.2	14.2	–	–	0.04	0.09	0.9	17	–	508	4203.0	53	44	3.4	0.87	1.27	0.25	65	–
乳黄瓜(嫩黄瓜)	100	134	32	81.3	1.7	0.3	1.8	5.6	9.3	–	–	0.03	0.03	0.3	7	0.21	220	3087.1	44	33	3.1	0.24	0.55	0.29	21	1.57
榨菜	100	121	29	75.0	2.2	0.3	2.1	4.4	16.0	490	83	0.03	0.06	0.5	2	–	363	4252.6	155	54	3.9	0.35	0.63	0.14	41	1.93
海带(干)	98	322	77	70.5	1.8	0.1	6.1	17.3	4.2	240	40	0.01	0.10	0.8	–	0.85	461	327.4	348	129	4.7	1.14	0.65	0.14	52	5.84
金针菇	100	109	26	90.2	2.4	0.4	2.7	3.3	1.0	30	5	0.15	0.19	4.1	2	1.14	195	4.3	–	17	1.4	0.10	0.39	0.14	97	0.28
香菇(香蕈、冬菇)	95	883	211	12.3	20.0	1.2	31.6	30.1	4.8	20	3	0.19	1.26	20.5	5	0.66	464	11.2	83	147	10.5	5.47	8.57	1.03	258	6.42
银耳(白木耳)	96	837	200	14.6	10.0	1.4	30.4	36.9	6.7	50	8	0.05	0.25	5.3	–	1.26	1588	82.1	36	54	4.1	0.17	3.03	0.08	369	2.95
紫菜	100	866	207	12.7	26.7	1.1	21.6	22.5	15.4	1370	228	0.27	1.02	7.3	2	1.82	1796	710.5	264	105	54.9	4.43	2.47	1.68	350	7.32

鲜果及干果类

食物名称	食部(%)	能量(KJ)	能量(kcal)	水分(g)	蛋白质(g)	脂肪(g)	膳食纤维(g)	碳水化合物(g)	灰分(g)	胡萝卜素(μg)	视黄醇当量(μg)	硫胺素(mg)	核黄素(mg)	尼克酸(mg)	维生素C(mg)	维生素E(mg)	钾(mg)	钠(mg)	钙(mg)	镁(mg)	铁(mg)	锰(mg)	锌(mg)	铜(mg)	磷(mg)	硒(μg)
菠萝	68	172	41	88.4	0.5	0.1	1.3	9.5	0.2	200	33	0.04	0.02	0.2	18	–	113	0.8	12	8	0.6	1.04	0.14	0.07	9	0.24
草莓	97	126	30	91.3	1.0	0.2	1.1	6.0	0.4	30	5	0.02	0.03	0.3	47	0.71	131	4.2	18	12	1.8	0.49	0.14	0.04	27	0.70
柑	77	213	51	86.9	0.7	0.2	0.4	11.5	0.3	890	148	0.08	0.04	0.4	28	0.92	154	1.4	35	11	0.2	0.14	0.08	0.04	18	0.30
桂圆(鲜)	50	293	70	81.4	1.2	0.1	0.4	16.2	0.7	20	3	0.01	0.14	1.3	43	–	248	3.9	6	10	0.2	0.07	0.40	0.10	30	0.83
红果	100	636	152	11.1	4.3	2.2	49.7	28.7	4.0	60	10	0.02	0.18	0.7	2	0.47	440	9.9	144	–	0.4	0.57	0.61	0.41	440	2.70
橘(蜜橘)	76	176	42	88.2	0.8	0.4	1.4	8.9	0.3	1660	277	0.05	0.04	0.2	19	0.45	177	1.3	19	16	0.2	0.05	1.10	0.07	18	0.45
梨(鸭梨)	82	180	43	88.3	0.2	0.2	1.1	10.0	0.2	10	2	0.03	0.01	0.3	4	0.19	85	0.6	5	10	0.3	0.03	0.06	0.08	6	0.18
枇杷	62	163	39	89.3	0.8	0.2	0.8	8.5	0.4	700	117	0.01	0.03	0.3	8	0.24	122	4.0	17	10	1.1	0.34	0.19	0.06	8	0.72
苹果	76	218	52	85.9	0.2	0.2	1.2	12.3	0.2	20	3	0.06	0.02	0.2	4	2.12	119	1.6	4	4	0.6	0.03	0.19	0.06	12	0.12
葡萄	86	180	43	88.7	0.5	0.2	0.4	9.9	0.3	50	8	0.04	0.02	0.1	–	0.44	67	12.8	9	5	1.6	0.05	0.16	0.12	12	0.16
柿	87	297	71	80.6	0.4	0.1	1.4	17.1	0.4	120	20	0.02	0.02	4.8	7	32.68	159	28.1	622	322	42.5	3.81	6.15	1.57	486	0.24
桃	86	201	48	86.4	0.9	0.1	1.3	10.9	0.4	20	3	0.01	0.02	0.9	–	–	84	3.8	435	96	6.6	0.86	0.68	0.34	95	1.30
香蕉	59	381	91	75.8	1.4	0.2	1.2	20.8	0.6	60	10	0.02	0.02	0.1	2	1.82	212	5.5	67	17	0.1	0.17	1.42	0.01	18	0.67
杏	91	151	36	89.4	0.9	0.1	1.3	7.8	0.5	450	75	0.02	0.03	0.4	13	–	1040	529.3	253	57	11.0	0.09	2.10	0.04	21	3.55
枣(鲜)	87	510	122	67.4	0.3	1.1	1.9	28.6	0.7	240	40	0.06	0.09	0.9	243	0.78	375	1.2	22	25	1.2	0.32	1.52	0.06	23	0.80

坚果类

食物名称	食部(%)	能量(KJ)	能量(kcal)	水分(g)	蛋白质(g)	脂肪(g)	膳食纤维(g)	碳水化合物(g)	灰分(g)	胡萝卜素(μg)	视黄醇当量(μg)	硫胺素(mg)	核黄素(mg)	尼克酸(mg)	维生素C(mg)	维生素E(mg)	钾(mg)	钠(mg)	钙(mg)	镁(mg)	铁(mg)	锰(mg)	锌(mg)	铜(mg)	磷(mg)	硒(μg)
核桃(干)	43	2623	627	5.2	14.9	58.8	9.5	9.6	2.0	30	5	0.15	0.14	0.9	1	43.21	385	6.4	56	131	2.7	3.44	2.17	1.17	294	4.62
花生仁(生)	100	2356	563	6.9	25.0	44.3	5.5	16.0	2.3	30	5	0.72	0.13	17.9	2	18.09	587	3.6	39	178	2.1	1.25	2.50	0.95	324	3.94
莲子(干)	100	1439	344	9.5	17.2	2.0	3.0	64.2	4.1	–	–	0.16	0.08	4.2	5	2.71	846	5.1	97	242	3.6	8.23	2.78	1.33	550	3.36
山核桃(干)	24	2515	601	2.2	18.0	50.4	7.4	18.8	3.2	30	5	0.16	0.09	0.5	–	65.55	237	250.7	57	306	6.8	8.16	6.42	2.14	521	0.87
西瓜子(炒)	43	2397	573	4.3	32.7	44.8	4.5	9.7	4.0	–	–	0.04	0.08	3.4	–	1.23	612	187.7	28	448	8.2	1.82	6.76	1.82	765	23.44

畜肉类

食物名称	食部(%)	能量(KJ)	能量(kcal)	水分(g)	蛋白质(g)	脂肪(g)	碳水化合物(g)	灰分(g)	维生素A(μg)	视黄醇当量(μg)	硫胺素(mg)	核黄素(mg)	尼克酸(mg)	维生素C(mg)	维生素E(mg)	钾(mg)	钠(mg)	钙(mg)	镁(mg)	铁(mg)	锰(mg)	锌(mg)	铜(mg)	磷(mg)	硒(μg)
叉烧肉	100	1167	279	49.2	23.8	16.9	7.9	2.2	16	16	0.66	0.23	7.0	–	0.68	430	818.8	8	28	2.6	0.20	2.42	0.10	218	8.41
狗肉	80	485	116	76.0	16.8	4.6	1.8	0.8	157	157	0.34	0.20	3.5	–	1.40	140	47.4	52	14	2.9	0.13	3.18	0.14	107	14.75
酱牛肉	100	1029	246	50.7	31.4	11.9	3.2	2.8	11	11	0.05	0.22	4.4	–	1.25	148	869.2	20	27	4.0	0.25	7.12	0.14	178	4.35
驴肉（瘦）	100	485	116	73.8	21.5	3.2	0.4	1.1	72	72	0.03	0.16	2.5	–	2.76	325	46.9	2	7	4.3	–	4.26	0.23	178	6.10
牛肉（瘦）	100	444	106	75.2	20.2	2.3	1.2	1.1	6	6	0.07	0.13	6.3	–	0.35	284	53.6	9	21	2.8	0.04	3.71	0.16	172	10.55
羊肉（瘦）	90	494	118	74.2	20.5	3.9	0.2	1.2	11	11	0.15	0.16	5.2	–	0.31	403	69.4	9	22	3.9	0.03	6.06	0.12	196	7.18
猪肉（腿）	100	795	190	67.6	17.9	12.8	0.8	0.9	3	3	0.53	0.24	4.9	–	0.30	295	63.0	6	25	0.9	0.04	2.18	0.14	185	13.40

禽肉类及其制品

食物名称	食部(%)	能量(KJ)	能量(kcal)	水分(g)	蛋白质(g)	脂肪(g)	膳食纤维(g)	碳水化合物(g)	维生素A(μg)	视黄醇当量(μg)	硫胺素(mg)	核黄素(mg)	尼克酸(mg)	维生素C(mg)	维生素E(mg)	钾(mg)	钠(mg)	钙(mg)	镁(mg)	铁(mg)	锰(mg)	锌(mg)	铜(mg)	磷(mg)	硒(μg)
北京烤鸭	80	1824	436	38.2	16.6	38.4	6.0	0.8	36	36	0.04	0.32	4.5	–	0.97	83.0	35	13	2.4	–	1.25	0.12	175	10.32
鹅	63	1025	245	62.9	17.9	19.9	0	0.8	42	42	0.07	0.23	4.9	–	0.22	232	58.8	4	18	3.8	0.04	1.36	0.43	144	17.68
鸽	42	841	201	66.6	16.5	14.2	1.7	1.0	53	53	0.06	0.20	6.9	–	0.99	334	63.6	30	27	3.8	0.05	0.82	0.24	136	11.08
鸡	66	699	167	69.0	19.3	9.4	1.3	1.0	48	48	0.05	0.09	5.6	–	0.67	251	63.3	9	19	1.4	0.03	1.09	0.07	156	11.75
鸭	68	1004	240	63.9	15.5	19.7	0.2	0.7	52	52	0.08	0.22	4.2	–	0.27	191	69.0	6	14	2.2	0.06	1.33	0.21	122	12.25

乳类、婴儿配方食品、蛋类及其制品

食物名称	食部 (%)	能量 (KJ)	(kcal)	水分 (g)	蛋白质 (g)	脂肪 (g)	碳水化合物 (g)	灰分 (g)	维生素A (μg)	视黄醇当量 (μg)	硫胺素 (mg)	核黄素 (mg)	尼克酸 (mg)	维生素C (mg)	维生素E (mg)	钾 (mg)	钠 (mg)	钙 (mg)	镁 (mg)	铁 (mg)	锰 (mg)	锌 (mg)	铜 (mg)	磷 (mg)	硒 (μg)
牛乳	100	226	54	89.8	3.0	3.2	3.4	0.6	24	24	0.03	0.14	0.1	1	0.21	109	37.2	104	11	0.3	0.03	0.42	0.02	73	1.94
牛乳粉(全脂)	100	2000	478	2.3	20.1	21.2	51.7	4.7	141	141	0.11	0.73	0.9	4	0.48	449	260.1	676	79	1.2	0.09	3.14	0.09	469	11.80
酸奶	100	301	72	84.7	2.5	2.7	9.3	0.8	26	26	0.03	0.15	0.2	1	0.12	150	39.8	118	12	0.4	0.02	0.53	0.03	85	1.71
乳儿糕	100	1572	365	10.3	11.7	2.7	73.5	1.2	-	-	0.27	0.07	2.0	1	-	232	122.6	143	66	3.4	0.97	1.50	0.18	272	3.20
婴儿配方鲜奶	100	338	81	87.0	1.7	6.0	5.0	0.4	60	60	0.03	0.04	0.7	6	0.60	93	29.0	48	4	1.0	4.00	0.35	-	33	-
鹌鹑蛋	86	669	160	73.0	12.8	11.1	2.1	1.0	337	337	0.11	0.49	0.1	-	3.08	138	106.6	47	11	3.2	0.04	1.61	0.09	180	25.48
鹅蛋	87	820	196	69.3	11.1	15.6	2.8	1.2	192	192	0.08	0.30	0.4	-	4.50	74	90.6	34	12	4.1	0.04	1.43	0.09	130	27.24
鸡蛋	88	653	156	73.8	12.8	11.1	1.3	1.0	194	194	0.13	0.32	0.2	-	2.29	121	125.7	44	11	2.3	0.04	1.01	0.07	182	14.98
鸭蛋	87	753	180	70.3	12.6	13.0	3.1	1.0	261	261	0.17	0.35	0.2	-	4.98	135	106.0	62	13	2.9	0.04	1.67	0.11	226	15.68

鱼类

食物名称	食部 (%)	能量 (KJ)	(kcal)	水分 (g)	蛋白质 (g)	脂肪 (g)	碳水化合物 (g)	灰分 (g)	维生素A (μg)	视黄醇当量 (μg)	硫胺素 (mg)	核黄素 (mg)	尼克酸 (mg)	维生素C (mg)	维生素E (mg)	钾 (mg)	钠 (mg)	钙 (mg)	镁 (mg)	铁 (mg)	锰 (mg)	锌 (mg)	铜 (mg)	磷 (mg)	硒 (μg)
草鱼	58	469	112	77.3	16.6	5.2	0	1.1	11	11	0.04	0.11	2.8	-	2.03	312	46.0	38	31	0.8	0.05	0.87	0.05	203	6.66
大黄鱼(大黄花鱼)	66	402	96	77.7	17.7	2.5	0.8	1.3	10	10	0.03	0.10	1.9	-	1.13	260	120.3	53	39	0.7	0.02	0.58	0.04	174	42.57
带鱼	76	531	127	73.3	17.7	4.9	3.1	1.0	29	29	0.02	0.06	2.8	-	0.82	280	150.1	28	43	1.2	0.17	0.70	0.08	191	36.57
黄鱼(鳍鱼)	67	372	89	78.0	18.0	1.4	1.2	1.4	50	50	0.06	0.98	3.7	-	1.34	263	70.2	42	18	2.5	2.22	1.97	0.05	206	34.56
鲢鱼	61	427	102	77.8	17.8	3.6	0	1.1	20	20	0.03	0.07	2.5	-	1.23	277	57.5	53	23	1.4	0.09	1.17	0.06	190	15.68
鲤鱼	54	456	109	76.7	17.6	4.1	0.5	1.1	25	25	0.03	0.09	2.7	-	1.27	334	53.7	50	33	1.0	0.05	2.08	0.06	204	15.38
泥鳅	60	402	96	76.6	17.9	2.0	1.7	1.8	14	14	0.10	0.33	6.2	-	0.79	282	74.8	299	28	2.9	0.47	2.76	0.09	302	35.30
小黄鱼(小黄花鱼)	63	414	99	77.9	17.9	3.0	0.1	1.1	-	-	0.04	0.04	2.3	-	1.19	228	103.0	78	28	0.9	0.05	0.94	0.04	188	55.20
胖头鱼(花鲢鱼)	61	418	100	76.5	15.3	2.2	4.7	1.3	34	34	0.04	0.11	2.8	-	2.65	229	60.6	82	26	0.8	0.08	0.76	0.07	180	19.47
墨鱼	69	343	82	79.2	15.2	0.9	3.4	1.3	-	-	0.02	0.04	1.8	-	1.49	400	165.5	15	39	1.0	0.10	1.34	0.69	165	37.52

虾蟹、油脂类

食物名称	食部(%)	能量(KJ)	能量(kcal)	水分(g)	蛋白质(g)	脂肪(g)	碳水化合物(g)	灰分(g)	维生素A(μg)	视黄醇当量(μg)	硫胺素(mg)	核黄素(mg)	尼克酸(mg)	维生素E(mg)	钾(mg)	钠(mg)	钙(mg)	镁(mg)	铁(mg)	锰(mg)	锌(mg)	铜(mg)	磷(mg)	硒(μg)
对虾	61	389	93	76.5	18.6	0.8	2.8	1.3	15	15	0.01	0.07	1.7	0.62	215	165.2	62	43	1.5	0.12	2.38	0.34	228	33.72
河虾	86	351	84	78.1	16.4	2.4	0	3.9	48	48	0.04	0.03	-	5.33	329	133.8	325	60	4.0	0.27	2.24	0.64	186	29.65
蟹(河蟹)	42	431	103	75.8	17.5	2.6	2.3	1.8	389	389	0.06	0.28	1.7	6.09	181	193.5	126	23	2.9	0.42	3.68	2.97	182	56.72
蟹(梭子蟹)	49	397	95	77.5	15.9	3.1	0.9	2.6	121	121	0.03	0.30	1.9	4.56	208	481.4	280	65	2.5	0.26	5.50	1.25	152	90.96
茶油	100	3761	899	0.1	-	99.9	0	-	-	-	微	微	-	27.90	2	0.7	5	2	1.1	1.17	0.34	0.03	8	2.80
花生油	100	3761	899	0.1	-	99.9	0	0.1	-	-	-	微	微	42.06	1	3.5	12	2	2.9	0.33	8.48	0.15	15	2.29
玉米油	100	3745	895	0.2	-	99.2	0.5	0.1	-	-	-	-	-	51.94	2	1.4	1	3	1.4	0.04	0.26	0.23	18	3.86

糕点小吃类

食物名称	食部(%)	能量(KJ)	能量(kcal)	水分(g)	蛋白质(g)	脂肪(g)	膳食纤维(g)	碳水化合物(g)	灰分(g)	维生素A(μg)	视黄醇当量(μg)	硫胺素(mg)	核黄素(mg)	尼克酸(mg)	胡萝卜素(μg)	维生素E(mg)	钾(mg)	钠(mg)	钙(mg)	镁(mg)	铁(mg)	锰(mg)	锌(mg)	铜(mg)	磷(mg)	硒(μg)
饼干	100	1812	433	5.7	9.0	12.7	1.1	70.6	0.9	24	37	0.08	0.04	4.7	80	4.57	85	204.1	73	50	1.9	0.87	0.91	0.23	88	12.47
蛋糕	100	1452	347	18.6	8.6	5.1	0.4	66.7	0.6	54	86	0.09	0.09	0.8	190	2.80	77	67.8	39	24	2.5	1.00	1.01	1.21	130	14.07
开口笑(麻团)	100	2142	512	5.3	8.4	30.0	3.1	52.2	1.0	-	12	0.05	0.06	5.9	70	27.79	143	68.2	39	81	4.4	0.76	0.52	0.19	133	11.95
面包	100	1305	312	27.4	8.3	5.1	0.5	58.1	0.6	-	-	0.03	0.06	1.7	-	1.66	88	230.4	49	31	2.0	0.37	0.75	0.24	107	3.15
月饼(枣泥)	100	1774	424	11.7	7.1	15.7	1.4	63.5	0.6	8	8	0.11	0.05	2.7	50	1.49	178	24.3	66	23	2.8	0.36	0.81	0.18	62	2.43

酒类

食物名称	酒精容量(%)	重量(%)	能量(KJ)	热量(kcal)	蛋白质(g)	灰分(g)	硫胺素(mg)	核黄素(mg)	尼克酸(mg)	钾(mg)	钠(mg)	钙(mg)	镁(mg)	铁(mg)	锰(mg)	锌(mg)	铜(mg)	磷(mg)	硒(μg)
二锅头(58°)	58.0	50.1	1473	352	-	0.2	0.05	-	-	-	0.5	1	1	0.1	-	0.04	0.02	-	-
白葡萄酒(11°)	11.0	8.8	259	62	0.1	0.1	0.01	-	-	12	2.8	23	4	-	0.01	-	0.03	1	0.06
黄酒(加饭酒)	-	-	130	-	1.6	-	0.01	0.10	-	2	1.5	12	30	0.1	0.03	0.33	0.03	29	1.20
啤酒	5.5	4.4	130	31	-	-	-	0.05	1.2	14	8.3	4	10	0.1	0.01	0.21	0.01	24	0.42

糖及其制品

食物名称	食部(%)	能量(KJ)	能量(kcal)	水分(g)	蛋白质(g)	脂肪(g)	膳食纤维(g)	碳水化合物(g)	灰分(g)	胡萝卜素(µg)	视黄醇当量(µg)	硫胺素(mg)	核黄素(mg)	尼克酸(mg)	维生素C(mg)	维生素E(mg)	钾(mg)	钠(mg)	钙(mg)	镁(mg)	铁(mg)	锰(mg)	锌(mg)	铜(mg)	磷(mg)	硒(µg)
冰糖	100	1661	397	0.6	—	—	—	99.3	0.1	—	—	0.03	0.03	—	—	—	1	2.7	23	2	1.4	—	0.21	0.03	—	—
红糖	100	1628	389	1.9	0.7	—	—	96.1	0.8	—	—	0.01	—	0.3	—	—	240	18.3	157	54	2.2	0.27	0.35	0.15	11	4.20
巧克力	100	2452	586	1.0	4.3	40.1	1.5	51.9	1.2	—	—	0.06	0.08	1.4	3	1.62	254	111.8	111	56	1.7	0.61	1.02	0.23	114	1.20
白糖（绵白糖）	100	1657	396	0.9	0.1	—	—	98.9	0.1	—	—	微	—	0.2	—	—	2	2.0	6	2	0.2	0.08	0.07	0.02	3	0.38

淀粉类及其制品

食物名称	食部(%)	能量(KJ)	能量(kcal)	水分(g)	蛋白质(g)	脂肪(g)	膳食纤维(g)	碳水化合物(g)	灰分(g)	硫胺素(mg)	核黄素(mg)	尼克酸(mg)	钾(mg)	钠(mg)	钙(mg)	镁(mg)	铁(mg)	锰(mg)	锌(mg)	铜(mg)	磷(mg)	硒(µg)
粉丝	100	1402	335	15.0	0.8	0.2	1.1	82.6	0.3	0.03	0.02	0.4	18	9.3	31	11	6.4	0.15	0.27	0.05	16	3.39
凉粉	100	155	37	90.5	0.2	0.3	0.6	8.3	0.1	0.02	0.01	0.2	5	2.8	9	3	1.3	0.01	0.24	0.06	1	0.73
藕粉	100	1556	372	6.4	0.2	0.2	0.1	92.9	0.4	0.01	0.01	0.4	35	10.8	8	2	17.9	0.28	0.15	0.22	9	2.10

调味品类

食物名称	食部(%)	能量(KJ)	能量(kcal)	水分(g)	蛋白质(g)	脂肪(g)	膳食纤维(g)	碳水化合物(g)	灰分(g)	胡萝卜素(µg)	视黄醇当量(µg)	硫胺素(mg)	核黄素(mg)	尼克酸(mg)	维生素E(mg)	钾(mg)	钠(mg)	钙(mg)	镁(mg)	铁(mg)	锰(mg)	锌(mg)	铜(mg)	磷(mg)	硒(µg)
醋	100	130	31	90.6	2.1	0.3	—	4.9	2.1	—	—	0.03	0.05	1.4	—	351	262.1	17	13	6.0	2.97	1.25	0.04	96	2.43
花椒	100	1079	258	11.0	6.7	8.9	28.7	6.9	6.9	23	0.12	—	0.43	1.6	2.47	204	47.4	639	111	8.4	3.33	1.90	1.02	69	1.96
茴香（籽）	100	1050	251	8.9	14.5	11.8	33.9	21.6	9.3	320	53	0.04	0.36	7.1	0.70	1104	79.6	751	336	0.9	3.14	3.46	1.76	336	1.98
酱油	100	264	63	67.3	5.6	0.1	0.2	9.9	16.9	—	3123	0.05	0.13	1.7	15.33	337	5757.0	66	156	8.6	1.11	1.17	0.06	204	1.39
辣椒粉	100	849	203	9.4	15.2	9.5	43.5	14.2	8.2	18740	—	0.01	0.82	7.6	15.33	1358	100.0	146	223	20.7	1.46	1.52	0.95	374	8.00
味精	100	1121	268	0.2	40.1	0.2	—	26.5	33.0	—	—	0.08	—	0.3	—	4	21053.0	100	7	1.2	0.67	0.31	0.12	4	0.98
盐	100	0	0	0.1	—	—	—	0	99.9	—	—	—	—	—	—	14	25127.2	22	2	1.0	0.29	0.24	0.14	—	1.00

杂类

食物名称	食部 (%)	能量 (KJ)	能量 (kcal)	水分 (g)	蛋白质 (g)	脂肪 (g)	膳食纤维 (g)	碳水化合物 (g)	灰分 (g)	胡萝卜素 (μg)	视黄醇当量 (μg)	硫胺素 (mg)	核黄素 (mg)	尼克酸 (mg)	维生素E (mg)	钾 (mg)	钠 (mg)	钙 (mg)	镁 (mg)	铁 (mg)	锰 (mg)	锌 (mg)	铜 (mg)	磷 (mg)	硒 (μg)
甲鱼	70	494	118	75.0	17.8	4.3	-	2.1	0.8	139	139	0.07	0.14	3.3	1.88	196	96.9	70	15	2.8	0.05	2.31	0.12	114	15.19
蛇	78	381	91	78.5	15.7	1.7	-	3.3	0.8	23	23	0.05	0.40	3.5	0.93	153	98.6	49	27	8.9	0.36	2.92	0.43	13	6.06
芝麻(黑)(黑芝麻)	100	2222	531	5.7	19.1	46.1	14.0	10.0	5.1	-	-	0.66	0.25	5.9	50.40	358	8.3	780	290	22.7	17.85	6.13	1.77	516	4.70

（吴翠珍　赵清霞）

附录2 食物中维生素 B$_6$、泛酸、叶酸、维生素 B$_{12}$ 含量（食部 100g）

食物名称	维生素 B$_6$（mg）	泛酸（mg）	叶酸（μg）	维生素 B$_{12}$（μg）	食物名称	维生素 B$_6$（mg）	泛酸（mg）	叶酸（μg）	维生素 B$_{12}$（μg）
大米	0.11	0.22	3.6	0	芝麻		0.38		0
小麦	0.44	1.2	49.0	0	白菜	0.15	0.21	46.1	0
玉米	0.40	0.64	26.5	0	胡萝卜	0.25	0.18	0.18	0
马铃薯	0.19	0.46	7.2	0	芹菜	0.16	0.43	0.43	0
白薯	0.27	0.80	52.0	0	黄瓜	0.04	0.24	6.0	0
菜豆		0.65	180.0	0	茄子	0.09	0.23	1.57	0
绿豆	0.47	2.5	121.0	0	莴苣	0.20	0.36	88.8	0
豌豆	0.13	2.2	59.3	0	芥菜	0.16	0.21	167.0	0
黄豆	0.82	1.6	210.0	0	菠菜	0.43	0.31	20.9	0
花生		2.8	124.0	0	葱头	0.22	0.17	20.7	0
胡桃	0.96	0.97	77.0	0	青椒	0.27	0.23	15.8	0
西葫芦	0.11		9.3	0	星鲨		0.86	3.2	1.8
萝卜	0.06	0.18	7.9	0	鳗鱼	0.23	0.14	0.14	1.0
香菌	0.53	2.1	30.0	0	比目鱼			1.7	5.0
鲜豌豆	0.15	0.82	25.0	0	鲽鱼	0.16	0.90	0.90	0.90
西红柿	0.08	0.31	6.3	0	鲱鱼	0.22	0.93		10.0
鲜白薯叶	0.21		88.4	0	牡蛎	0.06	0.35	9.6	20.9
苹果	0.03	0.10	2.0	0	梭鱼	0.38	0.72	13.0	8.6
香蕉	0.32	0.31	9.7	0	对虾	0.17	0.21	1.8	1.0
葡萄	0.09	0.05	5.2	0	大麻哈鱼	0.34	1.0	0.5	3.5
橘子	0.04			0	沙丁鱼	0.67	1.0	2.5	14.0
西瓜	0.05	0.30	0.6	0	海鲷	0.34	1.0	0.5	3.5
梭子鱼	0.15		11.9	1.8	金枪鱼	0.92	0.65	3.2	3.0
鲤鱼	0.19	0.15		1.5	鲭鱼	0.28		36.5	2.4
蛤蜊	0.15		11.9	1.8	牛奶	0.04	0.30	0.60	0.40
鳕鱼	0.20	0.14	6.7	0.5	羊奶	0.05	0.30		0.10
海蟹	0.17		13.8	5.6	人奶	0.01	0.21	0.20	0.03

（赵清霞 吴翠珍）

附录 3　食物中碘含量（μg/100g 食部）

食物名称	碘含量	食物名称	碘含量	食物名称	碘含量
小麦粉	2.9	开心果	10.3	茄汁沙丁鱼（罐头）	22.0
大米	2.3	松子仁	12.3	虾皮	264.5
糯米（紫）	3.8	榛子仁	6.3	虾米（海米）	82.5
小米	3.7	花生米	2.7	虾酱	21.0
马铃薯	1.2	猪肉（瘦）	1.7	杏仁露（露露）	5.3
黄豆	9.7	猪肘（酱）	12.3	草莓汁（蓝源）	61.9
豆腐	7.7	午餐肉（罐头）	1.3	海藻饮料	184.5
豆腐干	46.2	肉松	37.7	酱油	2.4
芸豆	4.7	猪肝（卤）	16.4	米醋	2.1
赤小豆	7.8	小香肠（广式）	91.6	牛肉辣酱	32.5
胡萝卜（脱水）	7.2	牛肉（瘦）	10.4	黄酱	19.8
扁豆	2.2	牛肉（酱）	1.2	甜面酱	9.6
豌豆	0.9	羊肉（瘦）	7.7	鱼香海带酱	295.6
茄子	1.1	羊肝（卤）	19.1	芥末酱	55.9
番茄	2.5	鸡肉	12.4	鸡精粉	26.7
青椒	9.6	鸡肝	1.3	花椒粉	13.7
黄瓜	0.2	消毒牛奶	1.9	白胡椒粉	8.2
西葫芦	0.4	酸奶	0.9	生姜粉	133.5
洋葱	1.2	方便面	8.4	八宝菜	3.8
小白菜	10.0	鸡蛋	27.2	杏仁咸菜	274.5
菠菜（脱水）	24.0	碘蛋	329.6	芝麻海带丝	641.7
芹菜	0.7	三高蛋（Z_n，S_n，I）	53.7	甲鱼蛋	19.2
香菜	1.5	鸭蛋	5.0	草鱼	6.4
藕	2.4	松花蛋（鸭蛋）	6.8		
海带（鲜）	113.9	鹌鹑蛋	37.6		
海带（干）	36240.0	黄花鱼（小）	5.8		
紫菜	4323.0	鲤鱼（鲤拐子）	4.7		
梨	0.7	青鱼	6.5		
柿	6.3	鲳鱼	7.7		
橙	0.9	带鱼（刀鱼）	5.5		
橘	5.3	巴鱼	3.5		
菠萝	4.1	巴鱼（咸）	7.8		
香蕉	2.5	马哈鱼（咸）	6.7		
核桃	10.4	海杂鱼（咸）	295.9		

（赵清霞　吴翠珍）

附录4　治疗食品制作方法

为了方便患者的需要，一般将食物加工成食品，使用方便。常用的食品种类有酒类、饮料、蜜膏、汤类、粥食、羹类、菜肴、米面食品等。

一、酒的制作方法

1. 冷浸法　把原料浸泡在一定浓度的白酒中，经常摇动，储存1个月即可饮用。

2. 热浸法　先以原料和酒同煎一定时间，然后再放冷，贮存。这是一种比较古老的药酒、食用酒制作方法。这种方法既能加快浸取速度，又能使一些成分容易浸出。制酒时要注意安全，可采用隔水煎炖的间接加热方法。

3. 药米同酿法　把药料细粉或药汁与米同煮后，再加酒曲，经过发酵制成。
孕妇、小儿、肝炎患者忌用酒剂。

枸杞子酒
【来源】《太平圣惠方》
【配方】干枸杞子200g，白酒50ml。
【制法】干枸杞子洗净，剪碎，放入瓶中，加入白酒，瓶口密封。每日摇1次，浸泡1个月以后开始饮用。
【服法】每日1~2次，每次10ml。
【功效】补益肝肾。
【应用】肝肾虚损所致的目暗视弱、迎风流泪等，并可长肌肉、益面色。
【注意事项】外邪实热、脾虚有湿及泄泻者忌服。

二、饮料的制作方法

鲜汁、饮和露均为古代常用的饮料。

1. 鲜汁　原料多为汁液丰富的植物果实、茎、叶或根，捣烂后压榨取汁。鲜汁一般现用现取，不宜存贮。其饮用量和服用方法较为灵活，可按病情而定。

2. 饮　原料多为质地轻薄或具有芳香挥发性成分的植物，一般为植物的花、叶、果实、皮、茎枝。一般经沸水冲泡温浸而成，如沏茶一般，不宜煎煮。饮用时一般不定量、不定时。

3. 露　大多是植物叶或花上的露水。元代以后出现了蒸馏制酒法，以后逐渐出现了"露剂"。这里所指的露是用自然界的花、果或其他材料经蒸馏而得到的一种液体。

五汁饮
【来源】《温病条辨》
【配方】鸭梨500g，藕500g，芦根100g，麦冬50g，荸荠500g。
【制法】将鸭梨、荸荠去皮，与藕、芦根、麦冬一起切碎，用压榨机压榨取汁。
【服法】随意饮用。

【功效】养阴清热。

【应用】五汁饮中鸭梨、荸荠、芦根、鲜藕均为清热之品，麦冬清热养阴。诸味相配，共成养阴清热之品。本方原用于太阴温病，临床上凡见发热、口渴、咽干、烦躁等症即可食用。

三、蜜膏的制作方法

蜜膏是由汁液经过煎熬浓缩，再调入蜂蜜而成的稠膏。汁液一般为鲜果汁、鲜药汁。蜂蜜有滋补的作用，所以也有人称蜜膏为"膏滋"。

蜜膏中的蜂蜜不仅有调味作用，而且有滋润和补益的功效。此外，蜂蜜还具有一定的防腐作用，易于保存。

蜜膏服用方便，可直接食用或用热水冲化饮服。

桑椹蜜膏

【来源】民间方

【配方】鲜桑椹1000g，蜂蜜适量。

【制法】鲜桑椹榨汁后放入锅内，用小火加热浓缩，稠黏后再加入1倍的蜂蜜，调匀成膏状即可。

【服法】每次1汤匙，以沸水冲化饮用，每日2次。

【功效】养血滋阴，乌发延年。

【应用】老年体衰所致的腰膝酸软、失眠盗汗、耳聋眼花、头发花白等症。

四、汤的制作方法

汤是用少量食物或中药，加入较多量的水或另外精制好的汤汁，烹制成以汤汁为主的一类菜式。汤一般是用水作为溶剂制成，在条件具备的地方则多用精制的汤汁。

制作汤必须选用新鲜、无腥膻气味的原料，水应一次加足，中途不宜再添加冷水。恰当掌握火力与加热时间，在火候的掌握上应选用旺火煮沸，再改用中、小火加热至汤成。蔬菜制汤时间宜短，动物原料制汤时间宜长。

汤的制作简便，加减灵活，易消化吸收，所以应用相当广泛。

如果用名贵原料制作汤菜时，可采用蒸和隔水炖的方法，以保护原料，提高效用。

当归生姜羊肉汤

【来源】《金匮要略》

【配方】当归20g，生姜30g，羊肉500g，黄酒、食盐各适量。

【制法】当归、生姜冲洗干净，用清水浸软，切片备用。羊肉剔去筋膜，放入冷水锅中煮，去除血水后，加入生姜、当归、黄酒、食盐，改用小火继续炖煮，至羊肉熟烂即成。食用时挑去当归和生姜。

【服法】经常食用。

【功效】温中补虚，祛寒止痛。

【应用】产后血虚，腹中冷痛，寒疝腹痛以及虚劳不足。

五、粥的制作方法

粥是用较多量的水加入米或面，或在此基础上再加入其他食物或中药，煮至汤汁稠浓、水米交融的一类半流质食品。其中以米为基础制成的又称稀饭，以面为基础制成的又称糊。

粥一般分为普通粥和花色粥两类。普通粥是指单用米或面煮成的粥；花色粥则是在普通粥用料的基础上，加入各种不同的配料（如松花蛋、瘦肉、蔬菜等）制成，其品种多，咸、甜口味均有，丰富多彩，具有补益脾胃的功效。

粥的特点是制作简便，加减灵活，容易吸收，适应面广，老少皆宜。

莲实粥

【来源】《太平圣惠方》

【配方】莲子 20g，粳米 100g。

【制法】莲子、粳米分别用清水浸泡，淘洗干净，放入锅中，加清水。先用旺火烧沸，再改用小火煮至熟烂稠厚即成。

【服法】经常食用。

【功效】养心健脾益肾。

【应用】适用于失眠健忘，或纳呆食少、腹泻，或带下、遗尿等。

六、羹的制作方法

羹的原料有两类，一类是肉、蛋、奶等，以此类为多；另一类是以植物性原料为主料。羹是在原料中加水烹制成汤汁稠厚的一类菜式，如肉羹、蛋羹、菜羹。

羹的制作一般采用煮、炖、煨、熬等方法，其加热时间比制汤要长。制羹用的原料多需细切，如细丁、细丝、碎粒等。动物性原料在制羹前应剔净骨、刺，果品原料应剔去皮核。

羊肾苁蓉羹

【来源】《太平圣惠方》

【配方】羊肾 1 对，肉苁蓉 30g，黄酒、葱白、生姜、食盐各适量。

【制作】羊肾外膜切开，冲洗干净，切碎备用。肉苁蓉用黄酒浸泡一宿，刮去皱皮，细切备用。羊肾、肉苁蓉放入锅中，加清水、黄酒、葱白、生姜、食盐，煮至熟烂即成。

【服法】空腹进食。

【功效】本方补益之力较强，阳气阴精并补。

【应用】本品为治疗肾虚精亏的常用方，诸肾虚证皆可选用。

七、菜肴的制作工艺

菜肴是用肉类、蔬菜、水产品、果品等原料，经过切制、搭配和烹调加工制作成的一类食品。

　　我国菜肴品种丰富，流派众多，制作精良，具有选料讲究、刀工精细、配料合理、烹法多样、五味调和、工于火候、精于盛器、讲究食疗等特点。菜肴成品以色、香、味、形、器及食疗俱佳著称于世。

　　我国素有"烹饪王国"之称。在众多的风味流派当中，尤以川菜、鲁菜、苏菜、粤菜最为盛名，号称四大菜系或四大风味。此外，在四大菜系基础上再加湘菜、浙菜、皖菜、闽菜，称为八大菜系。在八大菜系基础上再加泸菜、京菜，称为十大菜系。

　　菜肴的烹调方法多达几十种，如炒、爆、熘、炸、炖、焖、煨、烧、扒、煮、氽、煎、烩、蒸、贴等。其中有的烹调方法又可进一步分为若干种，如炒有滑炒、煸炒、熟炒、干炒，炸有清炸、软炸、干炸、酥炸、卷包炸、特殊炸等，熘有脆熘、滑熘和软熘三种，如此等等，内容丰富。学习和熟练掌握这些烹饪方法是制作营养保健菜肴的前提。

　　菜肴的调味是决定菜肴风味质量的又一关键因素。味可分为基本味和复合味两大类。基本味是指单一的味，主要有咸、甜、酸、辣、苦、鲜及香味。复合味是由两种或两种以上的基本味混合而成，主要有酸甜、甜咸、鲜咸、辣咸、香咸等味。各种味都有与其相应的调味品。调味的实施包括原料加热前的调味、原料加热过程中的调味及原料加热后的调味，称之为调味的三阶段。

　　营养菜肴的制作在充分考虑营养食疗作用的基础上，还应突出菜肴的色、香、味、形，尽量做到营养疗效与色、香、味、形的统一，以保证菜肴质量的完美和谐。

韭菜炒胡桃仁

【来源】《方脉正宗》

【配方】韭菜 200g，胡桃仁 50g，麻油、食盐各适量。

【制法】胡桃仁开水浸泡去皮，沥干备用。韭菜择洗干净，切成寸段备用。麻油倒入炒锅，烧至七成熟时加入胡桃仁，炸至焦黄，再加入韭菜、食盐，翻炒至熟。

【服法】佐餐食用。

【功效】补肾助阳，温暖腰膝。

【应用】适用于肾阳虚所致的腰膝冷痛、遗精梦泄、阳痿等症。

八、米面食品的制作方法

米面食品又称面点、点心、糕点等，是以米、面为原料制成的一类食品，包括包子、面条、饼、馄饨、水饺、糕、粉、汤圆、馒头等。既可作主食，又可作小吃和点心。

我国的米面食品品种繁多，主要的分类方法如下：

1. 按原料分类　分为麦类制品、米类制品。

2. 按熟制方法分类　分为蒸、炸、煮、烙、烤、煎等制品。

3. 按形态分类　可分为饭、粥、包、饼、饺、面、糕、团、粉等。

4. 按馅心分类　分为荤馅类和素馅类。

5. 按口味分类　分为甜、咸和甜咸味制品等。

如果在米面食品中加入药物，可将药物研粉掺入，或先用中药煮取汤汁，再用汤汁和面或煮面食。

益脾饼

【来源】《医学衷中参西录》

【配方】白术 30g，干姜 6g，鸡内金 15g，熟枣肉 250g，面粉适量。

【制法】白术、干姜、鸡内金研成粉，枣肉捣成泥，再加入面粉、冷水和面，做成小薄饼，烙熟即可食用。

【服法】经常食用。

【功效】健脾益气，消食止泻。

【应用】适用于食少纳呆、消化不良、大便泄泻、完谷不化等症。

（周 俭 赵清霞）

附录5 膳食营养成分计算与评价

1. 目的与要求 通过本实验掌握膳食计算的步骤、方法，了解不同人群或患者的饮食情况及膳食中平均每日（每人）摄取的热能和各种营养素是否符合我国规定的供给量标准，并提出改进意见，以保证人体健康。

2. 计算方法与评价

（1）资料收集 一般有三种方法，即询问法、称重法和记账法。

在了解某一患者的饮食情况时，应采用询问法或称重法，得到5~7日的膳食摄入量，然后进行计算；大规模调查时常用记账法，资料来源是根据调查伙食单位一定时间内详细的伙食消费账目和就餐人数。

①调查某一糖尿病患者一天的膳食食谱，计算其所提供的热能与营养素含量（将结果填入附表5-1），并加以讨论及评价。

患者：张某 47岁 女 职业：教师 身高：163.00cm 体重：60kg

一日食谱（均为可食部）

稻米（标一）50g	猪瘦肉90g	大白菜100g
馒头（富强粉）60g	豆腐皮80g	芹菜80g
小米60g	带鱼50g	油菜100g
玉米面（黄）50g	鸡蛋50g	西红柿100g
牛奶（强化维生素A、D）250ml	苹果（国光）150g	花生油15g

②调查某大学学生食堂用餐情况，计算其所提供的热能与营养素含量，并加以讨论，提出改进意见。

主食：馒头 大米饭 肉烧饼 面包 小米粥

副食：芹菜炒肉 菠菜鸡蛋汤 土豆炒辣椒 豆腐炖白菜 炒胡萝卜（红） 炒绿豆芽 清蒸带鱼

根据7天伙食账目结算，平均每人每天食物消费量（均为可食部）如下：

面粉（富强粉）200g	大米（标二）200g	小米（黄）50g	带鱼50g
猪肉（腿）100g	豆腐100g	鸡蛋50g	辣椒50g
大白菜100g	土豆100g	菠菜50g	芹菜80g
胡萝卜（红）50g	绿豆芽80g	植物油（花生油）20g	

（2）营养计算与评价 将计算结果填入表5-1、5-2、5-3、5-4。

①查食物成分表，计算出每日（每人）摄入的热能和各种营养素的含量。

②平均每日（每人）热能与营养素的摄取量是否达到供给量标准？

③热能来源百分比是否合适？

④蛋白质来源分配如何？

⑤有关改进膳食与增进营养的建议。

附表 5-1　一日食物营养素计算表

编号：　　　　　　单位：　　　　　　姓名：　　　　　　年　月　日

食物名称	重量（g）	蛋白质（g）	脂类（g）	碳水化合物（g）	热能（kJ）	钙（mg）	磷（mg）	铁（mg）	视黄醇（μg）	硫胺素（mg）	核黄素（mg）	尼克酸（mg）	维生素C（mg）

附表 5-2　膳食评价表

各种营养素	蛋白质（g）	脂类（g）	碳水化合物（g）	热能（kJ）	钙（mg）	磷（mg）	铁（mg）	视黄醇（μg）	硫胺素（mg）	核黄素（mg）	尼克酸（mg）	维生素C（mg）
每日供给量												
平均每日摄入量												
摄入量/供给量（%）												

附表 5-3　热能来源分配

营养素	摄入量（g）	产热能（kJ）	百分比（%）
蛋白质			
脂类			
碳水化合物			
总计			

附表 5-4　蛋白质来源

类别	重量（g）	百分比（%）
总蛋白质		
动物蛋白质		
豆类蛋白质		
其他蛋白质		

（吴翠珍　赵清霞）

附录6 常见食物性味及功用

一、温性食物

品名	性味	功用	宜忌
糯米	甘，温	补中益气，暖脾胃	宜：脾胃气虚，胃寒疼痛，气短多汗 忌：热证及脾不健运者
高粱	甘，温	温中健脾，涩肠止泻	宜：脾胃虚弱，便溏腹泻 忌：湿热中满腹胀
饴糖	甘，温	益气缓急，润肺止咳	宜：虚寒腹痛，乏力纳少，肺虚咳喘 忌：湿热内郁、中满吐逆者，痰热咳嗽
鸡肉	甘，温	健脾补虚，益气养血	宜：体虚，气血不足，阳虚畏寒，纳呆 忌：实热证，痼疾忌公鸡肉
鹿肉	甘，温	壮阳益精，补血益气	宜：气血不足，阳气衰弱 忌：各种火热病症，儿童、青少年慎食
牛肉	甘，温	补中益气，健脾养胃	宜：脾胃虚弱，气血亏虚 忌：是发物，痼疾和疮疥痒疹等皮肤病
羊肉	甘，温	益气补虚，温肾助阳	宜：阳虚畏寒，气血不足 忌：外感时邪，阴虚火旺，疮疡疖肿
牛乳	甘，微温	补虚生津，益肺养胃	宜：气血不足；阴虚劳损，日常进补 忌：酸牛奶不宜多饮
鲫鱼	甘，温	健脾益气，利尿消肿	宜：水肿，腹水，缺乳 忌：便秘，皮肤瘙痒，痘疹
鲤鱼	甘，微温	健脾开胃，利水消肿	宜忌同鲫鱼
海参	甘、咸，平	养血润燥，补肾益精	宜：精血亏损，浮肿，阳痿，遗精 忌：痰湿内盛，便溏，腹泻
虾	甘，温	补肾壮阳，通乳，托毒	宜：阳虚，缺乳，宫寒不孕，寒性脓疡 忌：热证，各种皮肤病，易复发的痼疾
蛇肉	甘、咸，温	祛风，活络，定惊	宜：风湿痹痛，肢体麻木
桂圆肉	甘，温	补益心脾，养血安神	宜：气血不足，心脾两虚，失眠，健忘 忌：痰火，湿滞，中满气壅，疔疹，妊娠
大枣	甘，温	补中益气，养血安神	宜：中气不足，气血两虚，乏力，面色萎黄 忌：湿盛脘腹胀满，热盛
荔枝	甘、酸，微温	养血填精，益气补心	宜：久病体弱，呃逆，腹泻 忌：血证，素体热盛及阴虚火旺者

续表

品名	性味	功用	宜　忌
山楂	酸、甘，微温	消食化积，散瘀行滞	宜：食滞，泻痢，瘀血内积 忌：脾胃虚弱，龋齿
胡桃仁	甘，温	补肾温肺，润肠通便	宜：虚寒喘咳，肾虚腰痛，肠燥便秘 忌：痰热咳嗽，阴虚火旺，便溏
栗子	甘，温	健脾养胃，补肾强筋	宜：肾虚腰膝无力，脾虚泄泻，口腔溃疡 忌：痞满，疳积，食滞
杨梅	甘、酸，温	生津解渴，和胃消食	宜：伤暑口渴，腹胀，吐泻 忌：痰热
桃子	甘、酸，温	生津润肠，活血消积	宜：便秘 忌：痈肿，疮疖
杏子	甘、酸，温	润肺定喘，生津止渴	宜：咳嗽，口渴 忌：痈疖，膈上有热者
大葱	辛，温	散寒解表，通阳	宜：外感风寒，头痛鼻塞，皮肤麻痹不仁 忌：狐臭者
韭菜	辛，温	温中行气，温肾	宜：呕吐呃逆，便秘，阳痿 忌：阴虚内热，胃热，目疾，疮疡
南瓜	甘，温	补中益气，除湿解毒	宜：消渴，肺痈，咳喘，腹水 忌：气滞湿阻，腹胀，纳差
生姜	辛，温	发散风寒，温中止呕	宜：风寒感冒，胃寒腹痛，呕吐，解鱼蟹毒 忌：热证，阴虚发热
芫荽	辛，温	发表透疹，芳香开胃	宜：麻疹不透，外感风寒，消化不良 忌：皮肤疾患
小茴香	辛，温	祛寒止痛，理气和胃	宜：下腹冷痛，胃寒胀痛，呕吐等 忌：阴虚火旺，胃有热者
食醋	酸、苦，温	散瘀止血，解毒，消食	宜：胃酸过少，过食鱼腥，瓜果中毒 忌：胃酸过多，外感风寒，筋脉拘急
红糖	甘，温	补血，活血，散寒	宜：虚寒腹痛，产后恶露未尽 忌：糖尿病，龋齿

二、热性食物

品名	性味	功用	宜　忌
狗肉	甘，咸，热	补中益气，温肾壮阳	宜：脾肾阳虚，腰膝酸软，形寒肢软 忌：热证，阴虚，出血性疾病，妊娠

续表

品名	性味	功用	宜　忌
辣椒	辛，热	温中散寒，健脾消食	宜：寒凝腹痛吐泻，纳少，风寒湿痹 忌：热证，阴虚火旺，目疾，疖肿，痔疮，一切血证，妊娠
大蒜	辛，热	温中消食，解毒	宜：外感疫毒，风寒，痢疾，食欲不振 忌：阴虚火旺者
胡椒	辛，热	温中下气，消痰，解毒	宜：虚寒胃痛，肺寒痰多，肉积不化 忌：阴虚内热，血证，痔疮，妊娠
花椒	辛，温	温中散寒，止痛，杀虫	宜：虚寒腹痛，蛔虫腹痛 忌：阴虚火旺，妊娠
桂皮	辛，甘	温中补阳，散寒止痛	宜：脘腹寒痛 忌：热证，阴虚内热，咽痛，妊娠
白酒	辛，热，甘，苦	通脉，御寒，行药势	宜：气滞，血瘀，风寒湿痹 忌：热证，阴虚内热，血证

三、凉性食物

品名	性味	功用	宜　忌
大麦	甘、咸，凉	和胃，消积，利水	宜：小便淋漓疼痛，消化不良 忌：哺乳妇女忌麦芽
小麦	甘，凉	养心益肾，健脾和胃	宜：失眠健忘，虚热盗汗
小米	甘，凉	和中益肾，除湿热	宜：脾胃虚热，失眠，产后
蚌肉	甘，凉	清热滋阴，明目	宜：阴虚目暗，痔疮，崩漏 忌：脾阳虚，妊娠
兔肉	甘，凉	补中益气，滋阴凉血	宜：乏力，消渴，阴虚失眠 忌：素体虚寒者少食之
柠檬	酸，凉	生津止渴，祛暑，安胎	宜：热病口渴，中暑，妊娠恶阻，高血压 忌：风寒表证，溃疡病
枇杷	甘、酸，凉	润肺，止渴，下气	宜：热病口渴，干咳 忌：脾虚便溏
芒果	甘、酸，凉	止渴生津，消食，止咳	宜：热病口渴，干咳 忌：热病后期，饱食后
李子	甘、酸，凉	疏肝解郁，生津止渴	宜：消渴引饮，阴虚发热 忌：脾胃虚弱者

续表

品名	性味	功　用	宜　忌
罗汉果	甘、凉	清肺润肠	宜：燥咳，便秘，百日咳 忌：风寒痰湿咳嗽
萝卜	甘，辛，凉	消食下气，清热化痰	宜：食积气胀，咳嗽痰多，口渴，解酒 忌：脾胃虚寒，忌与人参等温补药同服
油菜	辛，凉	散血，消肿	宜：劳伤吐血 忌：疮疖，目疾，狐臭，产后
丝瓜	甘，凉	清热解毒，凉血通络	宜：胸胁疼痛，乳痈，筋脉挛急 忌：脾胃虚寒
菠菜	甘，凉	养血止血，润燥止渴	宜：血虚头晕，两目干涩，便秘，痔瘘便血 忌：脾虚泄泻，泌尿系结石
芹菜	甘、苦，凉	清热凉血，平肝息风	宜：肝阳上亢，头痛头晕，烦躁，失眠 忌：消化不良
茄子	甘，凉	清热，活血，通络	宜：疮疡肿毒，便秘，风湿痹证 忌：虚寒腹泻
黄花菜	甘，凉	养血平肝，利水消肿	宜：头晕，水肿，各种血证，缺乳 忌：不宜生食
豆腐	甘，凉	益气生津，清热解毒	宜：脾胃虚弱，消渴
茶叶	苦，甘，凉	清热利尿，消食	宜：小便不利，烦渴，暑热，小便短赤 忌：脾胃虚寒，便溏

四、寒性食物

品名	性味	功　用	宜　忌
豇豆	甘，微寒	健脾和胃，补肾	宜：脾胃虚弱，吐泻下痢，遗精带下 忌：气滞便秘
梨	甘、酸，寒	清热生津，止咳消痰	宜：肺热咳嗽，醉酒，热病津伤便秘 忌：脾虚便溏，寒咳，胃寒呕吐，产后
柿子	甘、涩，寒	清热润肺，止渴	宜：咳血，溃疡病出血，尿血，痔疮便血 忌：外感咳嗽，痰湿内盛，勿与蟹、酒同食
柑	甘，微寒	生津止渴，醒酒，利尿	宜：热病口渴，咳嗽多痰，便秘，醉酒
柚	甘、酸，寒	健胃消食，生津，解酒	宜：口渴，食滞，消化不良，伤酒 忌：风寒感冒，痰喘，脾胃虚寒

续表

品名	性味	功用	宜　忌
橙	甘、酸，微寒	宽胸止呕，解酒，利水	宜：热病呕吐，二便不利，伤酒 忌：脾阳虚者不可多食
香蕉	甘，寒	清肺润肠，解毒	宜：热病伤津，溃疡病，痔疮，习惯性便秘 忌：便溏，慢性肠炎
桑椹	甘，寒	滋阴补血，生津润肠	宜：阴血虚之眩晕，失眠，须发早白，血虚肠燥便秘 忌：脾虚便溏
甘蔗	甘，微寒	清热和胃，生津润燥	宜：热病口渴，大便燥结，血证，伤酒，燥咳，呕吐反胃，妊娠恶阻 忌：脾虚便溏者
西瓜	甘，寒	清热解暑，生津止渴	宜：中暑，高热烦渴，泌尿系感染，口舌生疮 忌：中寒带湿盛者，产后少吃
甜瓜	甘，寒	清热解暑，利尿	宜：发热口渴，燥咳，反胃呕吐 忌：腹胀，脾虚便溏，脚气病
荸荠	甘，寒	清热化痰，消积	宜：高血压，咽喉肿痛，胸腹胀热，便秘，口舌生疮，热咳，月经过多 忌：便溏，血虚者少吃
黄瓜	甘，微寒	清热利水，止渴	宜：热病烦渴，水肿 忌：脾胃虚寒者
冬瓜	甘，微寒	清热解毒，利水消痰	宜：水肿胀满，小便不利，消渴，暑热 忌：脾肾阳虚，久病滑泻
苦瓜	苦，寒	清热解毒，祛暑	宜：伤暑发热，热病口渴，目赤肿痛，热痢 忌：脾胃虚寒者不宜多吃
竹笋	甘，寒	利膈下气，清热痰，解油腻	宜：肥胖，食滞腹胀，伤酒，麻疹初起 忌：病后，产后，易复发疾病
莲藕	甘，寒	清热生津，凉血散瘀	宜：热病烦渴，热淋，出血证，熟食可健脾 忌：寒证忌用，脾胃虚弱者宜熟食
番茄	甘、酸，微寒	生津止渴，健脾消食	宜：热病发热，口干渴，食欲不振 忌：泌尿系结石，脾胃虚寒者不宜多吃
海带	咸，寒	软坚散结，利水	宜：瘿瘤，瘰疬结核，水肿 忌：脾胃虚寒者不可多吃
紫菜	甘、咸，寒	清热利尿，化痰软坚	宜：淋巴结核，肺脓疡，甲状腺肿大 忌：皮肤病，化脓性炎症

五、平性食物

品名	性味	功用	宜　忌
大豆	甘，平	健脾宽中，润燥消水	宜：诸虚劳损，便秘，消渴 忌：素体痰盛者
赤小豆	甘、平	利水消肿，解毒排脓	宜：水肿，小便不利，热毒痈疮 忌：不宜过食
黑豆	甘，平	益气止汗，利水活血	宜：水肿，多汗，肾虚腰痛，血虚目暗 忌：炒熟性温热，不易消化，不可多食
扁豆	甘，平	健脾和中，消暑化湿	宜：暑天吐泻水肿
玉米	甘，平	和中开胃，除湿利尿	宜：腹泻，水肿，小便不利，黄疸
粳米	甘，平	健脾和胃，除烦止渴	宜：脾胃虚弱，纳呆，泄泻，乏力
红薯	甘，平	补中和血，益气生津	宜：湿热黄疸，习惯性便秘 忌：中满腹胀，胃酸过多
豆浆	甘，平	补虚润燥	宜：纳呆，阴虚燥热，皮肤粗糙
猪肉	甘，平	补气养血，益精填髓	宜：体质虚弱，营养不良，肌肤干燥
鸭肉	甘、咸，平	滋阴养胃，利水消肿	宜：阴虚内热 忌：外感风寒，脾虚泄泻
鸡蛋	甘，平	滋阴养血，安神	宜：气血不足，失眠烦躁
鹅肉	甘，平	益气补虚，和胃止渴	宜：阴虚发热，胸闷 忌：湿热内蕴，高血压，疮疡
马肉	甘、酸，平	强腰脊，健筋骨	宜：腰腿酸痛乏力，痹证 忌：腹泻，皮肤病
鹌鹑	甘，平	健脾益气	宜：气血不足，营养不良，食欲不振
甲鱼	甘，凉	滋阴凉血，养筋填髓	宜：阴虚体弱，精气不足，癥瘕 忌：脾胃阳虚
燕窝	甘，平	养阴润燥，补中益气	宜：气阴两虚，肺虚咳喘，疳积
蜂蜜	甘，平	补脾润肺，润肠通便	宜：脾虚食少，肺虚燥咳，肠燥便秘 忌：湿热痰滞，胸腹痞满，便溏泄泻
白果	甘、苦、涩，平	收敛定喘，止带	宜：喘咳，痰多，白浊带下 忌：有小毒，多食宜引起中毒
橘子	甘、酸，平	开胃理气，止渴润肺	宜：食欲不振，恶心呕吐，妊娠恶阻 忌：风寒咳嗽，食多可化火生痰
葡萄	甘、酸，平	补益气血，健胃利尿	宜：痿痹，食欲不振，小便涩痛 忌：多食生内热，每次不宜食之过多
苹果	甘、酸，平	补心益气，生津和胃	宜：便秘，慢性腹泻，食欲不振

品名	性味	功用	宜　忌
菠萝	甘、酸，平	清暑解渴，消食利尿	宜：中暑发热烦渴，消化不良 忌：食之可能过敏
芝麻	甘，平	补益肝肾，养血通便	因：精血亏虚，须发早白，头晕，便秘 忌：脾虚便溏，腹泻
花生	甘，平	补脾润肺，养血和胃	宜：气血亏虚，脾胃失调，体弱便秘 忌：腹泻便溏，炒后性温，多食宜生热
莲子	甘、涩，平	补脾固涩，养心益肾	宜：脾虚泄泻，肾虚遗精，带下，崩漏等 忌：便秘，中满痞胀
山药	甘，平	健脾益气，补肺益肾	宜：脾虚便溏，肺虚咳喘，肾虚带下，消渴 忌：湿盛中满，肠胃积滞
土豆	甘，平	健脾益气	宜：食欲不振，体弱，便秘 忌：发芽、腐烂发青的土豆有毒，禁食
蘑菇	甘，平	健脾开胃，透疹	宜：食欲不振，久病体弱，麻疹不透 忌：注意不要误食有毒蘑菇
香菇	甘，平	益脾气，托痘疹	宜：脾胃虚弱，神疲乏力，麻疹不透，淋巴结核 忌：食滞胃痛，肠胃湿热
胡萝卜	甘，平	健脾和胃下气	宜：脘闷气胀，便秘，小儿痘疹 忌：忌与醋同食
白菜	甘，平	清热除烦，通便利肠	宜：口干渴，大便秘结
香椿	苦，辛，平	燥湿杀虫，健胃涩肠	宜：久泻，遗精，带下，崩漏，疳积 忌：易引发旧病，有宿疾者不宜食用
木耳	甘，平	润肺止咳，养胃生津	宜：气血不调，肢体疼麻，产后血虚 忌：脾虚便溏腹泻
银耳	甘，平	滋阴养胃，益气和血	宜：气阴虚弱，咳喘，口咽干燥，月经不调 忌：风寒咳嗽不调

（赵清霞）

主要参考书目

1. 何志谦．人类营养学．北京：人民卫生出版社，2000

2. 于志深，顾景范．特殊营养学．北京：科学出版社，1991

3. 陈仁惇．现代临床营养学．北京：人民军医出版社，1996

4. 黄承钰．医学营养学．北京：人民卫生出版社，2003

5. 张爱珍．医学营养学．第 2 版．北京：人民卫生出版社，2003

6. 中国营养学会．中国居民膳食营养素参考摄入量．北京：中国轻工业出版社，2002

7. 中国医学百科全书编辑委员会．营养性疾病，地方病学．上海：上海科学技术出版社，1992

8. 中国营养学会．中国居民膳食指南．拉萨：西藏人民出版社，2008

9. 中华人民共和国国家标准．饮用天然矿泉水标准．北京：中国标准出版社，1996

10. 杨月欣．中国食物成分表 2002，北京：北京大学医学出版社，2002

11. 吴翠珍．营养与食疗学．北京：中国中医药出版社，2005

12. 吴坤．营养与食品卫生学．北京：人民卫生出版社，2007

13. 吴坤．营养与食品卫生学实习指导．北京：人民卫生出版社，2000

14. 于康．临床营养治疗学．第 2 版．北京：中国协和医科大学出版社，2008

15. 顾景范，杜寿玢，郭长江．实用临床营养学．第 2 版．北京：科学出版社，2009

16. 李秀川．脂肪肝的营养治疗．肠外与肠内营养，2005，12（4）：239-241

17. 茅小燕，张爱珍．疾病与营养系列讲座——脂肪肝的营养治疗．中国全科医学，2005，8（7）：603-604

18. 顾景范，杜寿玢，查良锭，等．现代临床营养学．北京：科学出版社，2003

19. 蔡东联．实用营养师手册．上海：第二军医大学出版社，1998

20. 李清亚，张松．营养师手册．北京：人民军医出版社，2009

21. 李清亚．营养师手册．北京：人民军医出版社，2010

22. 蔡东联．实用营养学．北京：人民卫生出版社，2005

23. 陈炳清．营养与食品卫生学．北京：人民卫生出版社，2001

24. 张爱珍．临床营养学．北京：人民卫生出版社，2001

25. 王继东．应用营养学．北京：中国中医药出版社，2006

26. 王光慈．食品营养学．北京：中国农业出版社，2006

27. 李明秀．实用营养治疗学．北京：中国协和医科大学出版社，2000

28. 郭红卫．医学营养学．上海：复旦大学出版社，2002

29. 闻芝梅，陈君石．现代营养学．北京：人民卫生出版社，1999

30. 蔡东联．临床营养学．北京：人民军医出版社，2004

31. 张爱珍．临床营养学．第 2 版．北京：人民卫生出版社，2006

32. 葛可佑．中国营养科学全书．北京：人民卫生出版社，2004

33. 孙长颢．营养与食品卫生学．第 6 版．北京：人民卫生出版社，2007

34. 孙秀发．临床营养学．北京：科学出版社，2009

35. 陈孝平．外科学．第 2 版．北京：人民卫生出版社，2010

36. 葛可佑．中国营养师培训教材．北京：人民卫生出版社，2005

37. 焦广宇．临床营养学．北京：人民卫生出版社，2002

38. 燕风芝．烧伤后急性肝损伤及营养的重要性．创伤骨科参考资料，1984，(3)：4226

39. 燕风芝．烧伤患者的营养治疗．北京医学，1981，3（4）：232

40. 翁维健．中医饮食营养学．上海：上海科学技术出版社，1999

41. 赵付芝．胃肠病食疗补养．北京：人民军医出版社，2003

42. 倪世美，金国梁．中医食疗学．北京：中国中医药出版社，2004

43. 李淑媛．常见病的饮食营养调理．北京：北京大学医学出版社，2008

44. 郑金生，张同君．食疗本草译注．上海：上海古籍出版社，2007

45. 谭兴贵．中医药膳与食疗．北京：中国中医药出版社，2009

46. 刘言正．中医食疗养生学．成都：四川大学出版社，2007

47. 谢永新，李晓湘，王敬．百病饮食自疗．台湾：中华日报祥华文化股份有限公司，1991

48. 刘文俊．中医内科护理学．北京：学苑出版社，2005

49. 彭铭泉．中国药膳学．北京：人民卫生出版社，1983

50. 周仲瑛．中医内科学．北京：中国中医药出版社，2007

51. 雷载权，张廷模．实用食疗方精选．北京：中医古籍出版社，1998

52. 倪世美．中医食疗学．北京：中国中医药出版社，2006

53. 杨永良，张正浩．中医食疗学．北京：中国中医药出版社，2005

54. 刘继林．中医食疗学．济南：山东科学技术出版社，2009

55. 冷方南，王凤歧，王洪图．中华临床药膳食疗学．北京：人民卫生出版社，2000

56. 姜超．实用中医营养学．北京：解放军出版社，1985

57. 周俭．中医营养学．北京：北京大学医学出版社，2006